Terapia da Dignidade

Terapia da Dignidade

Finitude, legado e dignidade nos cuidados paliativos

Harvey Max Chochinov

Tradução: Idalina Lopes

Título do original em inglês: *Dignity therapy : final words for final days*
Copyright 2012 © Oxford University Press, USA.

PRODUÇÃO EDITORIAL: Lapz Editorial
TRADUÇÃO: Idalina Lopes
REVISÃO CIENTÍFICA: **Ana Carolina Kotinda Bennemann**
Médica pela Universidade Estadual de Londrina. Especialista em Cuidados Paliativos pelo Hospital Albert Einstein e em Dor pelo Hospital Sírio Libanês. Título de Medicina Paliativa pela Associação Médica Brasileira. Mestranda pelo Hospital de Câncer de Barretos (Oncologia – Terapia da Dignidade). Membro do GPQual (Grupo de Pesquisa em Cuidados Paliativos e Qualidade de Vida) do Hospital de Câncer de Barretos. Coordenadora da Equipe Interdisciplinar de Cuidados Paliativos Oncológicos do Hospital do Câncer de Londrina. Professora na Pós-graduação Multidisciplinar em Cuidados Paliativos na PUCPR/Londrina. Terapeuta da Dignidade pela Fundação Elisabeth Kübler-Ross e idealizadora da Capacitação em Terapia da Dignidade.
Mariamelia Santos
Profissional no Mercado Financeiro Internacional, formada em Administração na Fundação Getúlio Vargas e com MBA na COPPEAD. Sua dedicação aos Cuidados Paliativos começou quando seu filho caçula, aos 25 anos, foi diagnosticado com ELA (Esclerose lateral amiotrófica). Fez diversos cursos sobre o tema, dentre eles o Curso Avançado de Cuidados Paliativos e Tanatologia da Fundação EKR Brasil. Fez cursos sobre Terapia da Dignidade na Fundação EKR Brasil e na Universidade de Manitoba com o Dr. Harvey Chochinov.
CAPA E IMAGEM DA CAPA: Iuri Guião
PROJETO GRÁFICO: Departamento Editorial da Editora Manole
DIAGRAMAÇÃO: Sônia Midori Fujiyoshi

CIP-BRASIL. CATALOGAÇÃO NA PUBLICAÇÃO
SINDICATO NACIONAL DOS EDITORES DE LIVROS, RJ

C473d

    Chochinov, Harvey Max
    Terapia da Dignidade: finitude, legado e dignidade nos cuidados paliativos/ Harvey Max Chochinov ; [tradução Idalina Lopes]. - 1. ed. - Santana de Parnaíba [SP] : Manole, 2024.
    ; 23 cm.

    Tradução de: Dignity therapy : final words for final days
    Inclui bibliografia
    ISBN 9788520465936

    1. Cuidados paliativos. 2. Doentes terminais - Psicologia. 3. Assistência terminal - Aspectos psicológicos. I. Lopes, Idalina. II. Título.

23-86869
                                        CDD: 616.029
                                        CDU: 616-036.8

Meri Gleice Rodrigues de Souza - Bibliotecária - CRB-7/6439

Todos os direitos reservados.
Nenhuma parte deste livro poderá ser reproduzida, por qualquer processo, sem a permissão expressa dos editores.
É proibida a reprodução por fotocópia.

A Editora Manole é filiada à ABDR – Associação Brasileira de Direitos Reprográficos

Edição – 2024

Editora Manole Ltda.
Alameda América, 876
Tamboré – Santana de Parnaíba – SP – Brasil
CEP: 06543-315
Fone: (11) 4196-6000
www.manole.com.br | https://atendimento.manole.com.br/

Impresso no Brasil
Printed in Brazil

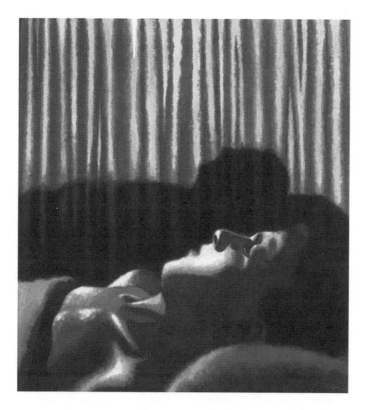
"The Curtain" por Robert Pope, acrílico, 1980. Com permissão da Robert Pope Foundation.

Durante o processo de edição desta obra, foram tomados todos os cuidados para assegurar a publicação de informações técnicas, precisas e atualizadas conforme lei, normas e regras de órgãos de classe aplicáveis à matéria, incluindo códigos de ética, bem como sobre práticas geralmente aceitas pela comunidade acadêmica e/ou técnica, segundo a experiência do autor da obra, pesquisa científica e dados existentes até a data da publicação. As linhas de pesquisa ou de argumentação do autor, assim como suas opiniões, não são necessariamente as da Editora, de modo que esta não pode ser responsabilizada por quaisquer erros ou omissões desta obra que sirvam de apoio à prática profissional do leitor.

Do mesmo modo, foram empregados todos os esforços para garantir a proteção dos direitos de autor envolvidos na obra, inclusive quanto às obras de terceiros, imagens e ilustrações aqui reproduzidas. Caso algum autor se sinta prejudicado, favor entrar em contato com a Editora.

Finalmente, cabe orientar o leitor que a citação de passagens da obra com o objetivo de debate ou exemplificação ou ainda a reprodução de pequenos trechos da obra para uso privado, sem intuito comercial e desde que não prejudique a normal exploração da obra, são, por um lado, permitidas pela Lei de Direitos Autorais, art. 46, incisos II e III. Por outro, a mesma Lei de Direitos Autorais, no art. 29, incisos I, VI e VII, proíbe a reprodução parcial ou integral desta obra, sem prévia autorização, para uso coletivo, bem como o compartilhamento indiscriminado de cópias não autorizadas, inclusive em grupos de grande audiência em redes sociais e aplicativos de mensagens instantâneas. Essa prática prejudica a normal exploração da obra pelo seu autor, ameaçando a edição técnica e universitária de livros científicos e didáticos e a produção de novas obras de qualquer autor.

Sumário

Prefácio IX

Agradecimentos XV

1 Dignidade e o fim da vida 1

Por que estudar a dignidade? 1

Dignidade e pesquisa empírica 3

O Modelo de Dignidade em Pacientes Terminais 7

Preocupações relacionadas à doença 9

Repertório da preservação da dignidade 13

Inventário da dignidade social 29

2 Trazendo dignidade aos cuidados 40

Como o modelo influencia a Terapia da Dignidade? 41

Revelação da Terapia da Dignidade 47

A publicação do primeiro estudo clínico 49

E as famílias? 51

Evidência campeã 54

Hora de seguir em frente 58

3 Apresentação da Terapia da Dignidade aos pacientes e familiares 61

Seleção dos pacientes 61

O protocolo de perguntas 80

4 Fazendo Terapia da Dignidade **84**

Organizando a sessão 85

O papel do terapeuta 88

5 O documento de legado **114**

O raciocínio para editar as transcrições 115

Transcrição da entrevista gravada em áudio 116

Edição da transcrição literal 122

6 Do começo ao fim **135**

Terapia da Dignidade de Dave 136

Documento de legado de Dave 158

Terapia da Dignidade do Bill 165

Documento de legado de Bill 185

7 Avançando **195**

Há evidências suficientes para apoiar a aplicação da Terapia
da Dignidade? 196

Como me qualificar 197

Quanto custa a Terapia da Dignidade e como encontrar recursos para
apoiá-la? 199

E se membros da família ou voluntários quiserem assumir esse trabalho?
Isso é possível? 200

A Terapia da Dignidade pode ser feita por um terapeuta que conhece
bem o paciente? 203

Ainda há o que ser estudado sobre Terapia da Dignidade? Como
pesquisadores podem iniciar esse trabalho? 205

E quanto aos outros modos de legado? 207

E quanto às crianças terminais? A Terapia da Dignidade tem um
papel a desempenhar? 208

E quanto à questão da cultura e a Terapia da Dignidade? 209

Como a Terapia da Dignidade deve ser avaliada? 210

Considerações finais 211

Índice remissivo **214**

Prefácio

Jacó, neto de Abraão e filho de Isaque, era o terceiro patriarca do povo judeu. Nos seus últimos dias, ao sentir a aproximação da morte, ele convocou seus familiares para compartilhar alguns pensamentos e reflexões finais. É difícil imaginar como ele poderia saber por onde começar. Ao longo de seus 147 anos, ele teve quatro esposas, Raquel, Lia, Bila e Zilpa. Ao todo, elas lhe deram treze filhos, e os descendentes desses filhos deram origem às doze tribos de Israel, após o Êxodo, quando os filhos de Israel se estabeleceram na terra de Canaã. Ainda jovem, ele enganou seu pai e seu irmão mais velho, Esaú, a fim de receber a bênção do primogênito. Mais tarde, durante a visão de uma escada que chegava ao céu, Jacó ouviu a voz de Deus e recebeu Suas bênçãos. Ao retornar a Canaã e ficar sabendo que Esaú e seu exército estavam a caminho, encontrou-se mais uma vez com Deus, que desta vez se apresentou na forma de um anjo com quem lutou ao longo de toda a noite.

A história não registra se Jacó se lembrou de algum desses eventos quando sua família se encontrava reunida ao seu lado. O que sabemos é que ele aproveitou a ocasião para abençoar seus filhos e teve uma conversa especial com cada um. Sem dúvida, suas palavras de despedida para Rúben, seu primogênito, foram influenciadas pela importante questão do incesto; Rúben havia dormido com Bila anos antes, e eles nunca haviam conversado sobre isso, pelo menos não até aquele momento. Entre Jacó e seu segundo e terceiro filhos, Simeão e Levi, havia a questão de Siquém. Para vingar o estupro de sua irmã, eles mataram todos os homens de Siquém, saquearam suas propriedades e levaram as mulheres e as crianças. Jacó não aprovou essas ações e, por esse motivo, reservou sua bênção principal para seu quarto filho, Judá. Seu 11º filho, José, de quem foi pai aos 91 anos de idade, prometeu a Jacó que seus restos mortais seriam colocados na caverna dos Patriarcas junto com Lia, Abraão, Sara, Isaque e Rebeca. Depois de suas instruções finais, Jacó – ou como era conhecido na época, Israel – morreu e, em seguida, foi enterrado em Canaã.

Com as últimas palavras de Jacó para sua família, a história registra seu *Primeiro testamento* ético. Os testamentos éticos, que inicialmente eram transmitidos oralmente, foram concebidos como uma forma de passar tradições e valores de uma geração a outra. O que Jacó poderia estar sentindo há mais de três mil anos quando realizou essa tarefa? Por um lado, ele sem dúvida a viu como uma forma de transmitir valores morais para as gerações futuras. Talvez tenha se consolado em saber que, apesar da morte, as lições e as percepções que ele mais prezava transcenderiam sua partida. Dessa forma, talvez sentisse que estava negando à morte a capacidade de destruir aquelas partes dele – crenças, percepções e lições – que definiam sua própria essência. Também deve ter havido um sentimento, uma sensação de que apesar da idade avançada e da saúde frágil, ele ainda era valorizado e sua vida, ou o pouco que restava dela, era apreciada por aqueles mais próximos a ele.

Ao contrário de Jacó, a maioria das pessoas não falou diretamente com Deus, nem teve várias parceiras, nem gerou um bando de filhos destinados a se tornar uma nação inteira. Por outro lado, não seria bom imaginar que, assim como Jacó, meros mortais possam encontrar conforto em saber que seus pensamentos e últimas palavras são considerados preciosos; que, apesar da doença, eles ainda são valorizados; e, talvez, que seja possível deixar algo que viverá além deles e será uma lembrança para aqueles que ficaram para trás?

Essas, é claro, não são ideias novas. Como a humanidade teve de lidar com a finitude, ela encontrou maneiras de transmitir o testemunho de sua existência anterior. Quer se tratando das pinturas pré-históricas nas paredes das cavernas ou dos monumentos contemporâneos que pontilham a paisagem moderna, estamos declarando: "*Estivemos aqui! Não se esqueçam de nós*". As formas de fazer essa declaração estão intrinsecamente entrelaçadas no drama humano. Um poema, uma peça musical, uma obra de arte, uma conquista da engenhosidade tecnológica – tudo isso pode sobreviver ao seu criador, assim como as histórias que cada um de nós tem para contar. E será que o compartilhamento dessas histórias pode ser uma fonte de conforto, tanto para os que estão prestes a morrer como para os que vão ficar desamparados?

Nas últimas décadas, o potencial de significado, de propósito e de afirmação para amenizar o sofrimento recebeu uma atenção especial na área dos cuidados paliativos. Cicely Saunders, a fundadora do movimento moderno dos cuidados paliativos, afirmou: "Você é importante porque você é você, e é importante até o fim de sua vida".[1] O desafio é transformar esse credo na prestação de melhores cuidados paliativos. O fato de alguém *pensar* que você é importante *não tem importância alguma*, a menos que essa pessoa seja capaz de transmiti-lo de uma forma a ser prontamente percebida e internalizada. A família de Jacó conseguiu, reunindo-se ao seu lado e ouvindo todas as suas palavras, como se cada uma delas fosse uma joia preciosa a ser guardada e valorizada para sempre.

Ao longo de sua vida, a inspiração de Jacó veio do céu. Por outro lado, a inspiração para a Terapia da Dignidade — uma psicoterapia nova e individualizada voltada para pessoas cuja vida está em risco ou limitada — veio de pacientes que participam de um programa de pesquisa de cuidados paliativos e terminais.[2-5] Embora a Terapia da Dignidade possa se assemelhar a testamento ético, revisão de vida, narrativa pessoal, ou outras psicoterapias existenciais, o que a diferencia é sua base empírica. A Terapia da Dignidade pode promover o bem-estar espiritual e psicológico, gerar significado e esperança e aumentar a experiência de fim de vida. Ela pode ajudar as pessoas a se prepararem para a morte e proporcionar conforto no pouco tempo que lhes resta. Por mais efêmeros que possam parecer esses resultados, é importante reconhecer que os componentes da Terapia da Dignidade, seu modo de administração e argumentos que afirmam sua eficácia – para pacientes e para seus familiares – baseiam-se exclusivamente nos cuidadosos, detalhados e novos estudos focados em cuidados paliativos de fim de vida.

Desde que a estrutura conceitual base da Terapia da Dignidade foi publicada pela primeira vez no *Journal of the American Medical Association* em 2002,[6] essa modalidade terapêutica começou a se estabelecer no mundo todo. Até o momento, ela foi (ou está sendo) estudada em países como Canadá, Austrália, Estados Unidos, China, Japão, Dinamarca, Suécia, Escócia, Portugal e Inglaterra. Além disso, *workshops* de treinamento em Terapia da Dignidade foram realizados em Hong Kong, Taiwan, Argentina e Nova Zelândia. Apesar de algumas questões regionais menores e de sutis variações culturais, profissionais de cuidados paliativos adotaram com entusiasmo a Terapia da Dignidade. O mais importante é que os pacientes que estão se aproximando da morte e suas famílias puderam se beneficiar dessa breve psicoterapia.

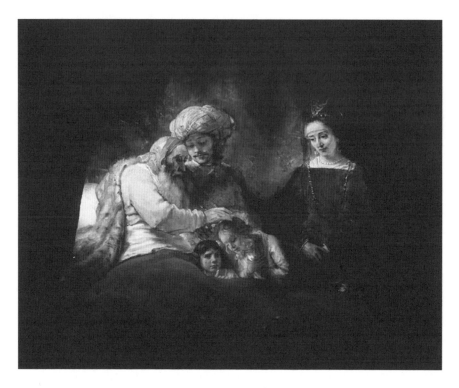

Rembrandt Harmensz van Rijn (1606-1669). Jacó abençoando seus netos Efraim e Manassés na presença de seus pais José e Asenet. Tela.
Crédito da foto: Erich Lessing/Art Resource, NY
Germaeldegalerie Alte Meister, Museumslandschaft Hessen Kassel, Kassel, Alemanha.

Como acontece com qualquer novo tratamento, há uma tensão entre o desejo de disseminar seu uso da forma mais ampla possível e a proteção de sua integridade. Daí a necessidade deste manual. *Terapia da Dignidade: finitude, legado e dignidade nos cuidados paliativos* é a descrição mais abrangente até hoje. É oferecido aos leitores um relato detalhado de sua evolução, o estado atual das evidências que apoiam sua aplicação e, o mais importante, uma descrição completa de como aplicar a Terapia da Dignidade. Com o passar dos anos, nós que estamos envolvidos de perto com essa abordagem terapêutica passamos a respeitar sua potência e sua capacidade de ajudar pacientes e famílias de todas as camadas sociais e de todas as regiões do mundo. Também passamos a reconhecer que a Terapia da Dignidade, como qualquer outra psicoterapia, leva tempo para ser dominada. Embora este manual lhe forneça as noções básicas, sua habilidade terapêutica e eficácia sem dúvida evoluirão com o tempo.

As palavras finais de Jacó para sua família consistiram em bênçãos sagradas e em instruções para seu enterro. A Terapia da Dignidade tem sido usada centenas, se não milhares, de vezes para captar uma infinidade de circunstâncias nas quais os seres humanos se encontram quando saem deste mundo. Espero sinceramente que a prática da Terapia da Dignidade enriqueça o seu trabalho. Acima de tudo, espero que ela melhore a qualidade da vida e a qualidade da morte de seus pacientes, à medida que eles enfrentam a inevitabilidade da morte.

REFERÊNCIAS BIBLIOGRÁFICAS

1. Saunders, C. Care of the dying. 1. The problem of euthanasia. *Nurs Times.* 1976;72(26):1003-1005.
2. Chochinov, H. M., Hack, T., McClement, S., Kristjanson, L., Harlos, M. Dignity in the terminally ill: a developing empirical model. *Soc Sci Med.* 2002;54(3):433-443.
3. Chochinov, H. M., Hack, T., Hassard, T., Kristjanson, L. J., McClement, S., Harlos, M. Dignity and psychotherapeutic considerations in end-of-life care. *J Palliat Care.* 2004;20(3):134-142.
4. McClement, S. E., Chochinov, H. M., Hack, T. F., Kristjanson, L. J., Harlos, M. Dignity-conserving care: application of research findings to practice. *Int J Palliat Nurs.* 2004;10(4):173-179.
5. Hack, T. F., Chochinov, H. M., Hassard, T., Kristjanson, L. J., McClement, S., Harlos, M. Defining dignity in terminally ill cancer patients: a factor-analytic approach. *PsychoOncology,* 2004;13:700-708.
6. Chochinov, H. M. Dignity-conserving care – a new model for palliative care: helping the patient feel valued. *JAMA.* 2002;287(17):2253-2260.

Agradecimentos

Ainda que a morte seja inevitável, o sofrimento não deveria sê-lo. Como psiquiatra e pesquisador que trabalha com cuidados paliativos, sempre admiro a capacidade dos seres humanos de lidar com várias coisas dolorosas que a vida invariavelmente traz. Também sempre admiro a capacidade dos meus colegas médicos de aliviar a dor, diminuir o sofrimento e proporcionar conforto aos pacientes que estão chegando ao fim da vida, e por isso penso que a maioria das pessoas tem uma ideia errada sobre os cuidados paliativos. Como a vida se assemelha a andar numa corda bamba, a chance de cair aumenta no final. Então, pense nos cuidados paliativos como uma rede de segurança. Ninguém escapa de cair, mas os cuidados paliativos podem proporcionar uma aterrissagem mais suave. Nós, que trabalhamos nessa área, estamos focados em ajudar os pacientes e as famílias a enfrentar menos turbulências. Saber que isso é de fato possível torna esse trabalho intrigante, gratificante e, quase sempre, inspirador.

Das coisas que fiz em cuidados paliativos nos últimos 20 anos, nenhuma foi tão gratificante e pessoalmente envolvente quanto a Terapia da Dignidade. Antes do início desse trabalho, minha pesquisa examinou várias dimensões dos cuidados de fim de vida e devido ao meu treinamento, minha inclinação natural tem sido estudar os aspectos emocionais da aproximação da morte. No início de minha carreira de pesquisador, isso significava um exame cuidadoso da depressão clínica em doentes terminais. O que levou ao desenvolvimento de formas de rastrear a depressão, além dos estudos que examinam o desejo de morrer, a vontade de viver e os fatores que podem influenciar o desejo de um paciente de continuar vivendo diante de um prognóstico terrível.

Ainda que tenha sido útil à sua maneira, tudo era majoritariamente descritivo. Em outras palavras, ajudou todos que trabalham em cuidados paliativos a identificar vários problemas enfrentados por pacientes terminais e suas famílias, sem necessariamente oferecer soluções específicas (talvez seja essa a razão pela qual decidi não ser neurologista; a proporção entre o número de diagnósticos e o de tratamentos parecia alta demais para ser divertido). Mal sabia eu que estudar a dignidade mudaria tudo. É difícil, se não impossível, responder a problemas antes de poder articular claramente quais são eles. Os primeiros trabalhos sobre a dignidade começaram a identificar algumas das coisas que influenciam o senso de dignidade de um paciente, colocando assim essas questões no radar dos cuidados paliativos.

À medida que o trabalho sobre a dignidade se consolidava, o mesmo ocorria com minha maravilhosa equipe de pesquisa. Uma de minhas amigas e colegas mais queridas, a Dra. Linda Kristjanson, esteve presente desde o início do trabalho sobre a dignidade. Suas habilidades em pesquisa, integridade e apoio foram e continuam sendo uma bênção. A Dra. Susan McClement é alguém a quem frequentemente me refiro como minha esposa acadêmica. Compartilhamos nossas ideias e trabalhamos lado a lado, garantindo que a pesquisa proveniente da Manitoba Palliative Care Research Unit (Unidade de pesquisa em cuidados paliativos de Manitoba) seja significativa e honesta. O Dr. Thomas Hack tem sido uma parte essencial de nossa "equipe da dignidade" desde o início; ele, eu e Sue passamos mais horas conduzindo a análise qualitativa dos dados que resultou no Modelo da Dignidade – que forma a base da Terapia da Dignidade – do que coletando os próprios dados. O Dr. Mike Harlos é um dos médicos de cuidados paliativos mais talentosos que conheço. Ele fornece à nossa equipe um olhar clínico astuto e uma perspectiva baseada em anos de prestação de cuidados a inúmeros pacientes e suas famílias. O Dr. Tom Hassard é nosso especialista em bioestatística. Seu jeito gentil, sua habilidade e sua humanidade fazem dele mais um membro extraordinário de nossa equipe.

Há também a minha equipe de enfermeiras de pesquisa. Caso alguém já tenha se perguntado por que um lugar como Winnipeg consegue sediar um programa de pesquisa em cuidados paliativos bem-sucedido, a resposta é simples: minhas enfermeiras de pesquisa são as melhores. Katherine Cullihall é a compaixão personificada. Ela me ajudou a analisar muitos dos detalhes do protocolo da Terapia da Dignidade à medida que observávamos o que funcionava ou não. Neste momento, ninguém tem mais experiência na aplicação da Terapia da Dignidade do que Katherine. Beverley Cann participou do estudo de controle randomizado da Terapia da Dignidade. Sua combinação de honestidade e de intelecto a torna um membro inestimável de nossa equipe. Ela também foi fundamental na organização e edição do presente texto. Por último, mas não menos importante, está Sheila Lander, que foi minha primeira enfermeira pesquisadora e a pessoa que ajudou a coletar dados para muitos dos primeiros estudos que realizamos. Depois de uma breve ausência, ela retornou à nossa equipe para coordenar o estudo internacional de controle randomizado da Terapia da Dignidade. E o resultado é que seu sorriso cativante e modos vitoriosos são agora bem conhecidos e apreciados por meus colegas na cidade de Nova York e em Perth, na Austrália.

Embora outros membros da minha equipe não estivessem diretamente envolvidos na Terapia da Dignidade, eles merecem ser mencionados, pois fazem parte do que torna o trabalho diário uma alegria. A Dra. Nancy McKeen é minha psicóloga pesquisadora e ajuda a garantir que o financiamento continue entrando na unidade para apoiar nosso trabalho. Miriam Corne é minha mais nova enfermeira pesquisadora; se o carinho fosse um chocolate, com certeza se chamaria Miriam. A Dra. Genevieve Thompson foi minha aluna de pós-doutorado e agora é uma pesquisadora associada. Seu talento, assim como sua capacidade de produzir trabalhos excepcionais, é enorme. Dr. Shane Sinclair é meu atual aluno de pós-doutorado; seu entusiasmo e mente inquisitiva nos encorajam a continuar olhando o mundo como um lugar cheio de possibilidades. Angela Saj é minha extraordinária assistente administrativa. Sem seu conhecimento e orientação, estou convencido de que nada seria feito!

Por quase 25 anos, fui abençoado por poder chamar o Dr. William Breitbart de meu amigo e mentor. De alguma forma, Bill é o irmão que nunca tive. Ele era meu supervisor quando vim treinar pela primeira vez no Memorial Sloan-Kettering, muitos anos atrás. Até hoje, ninguém consegue me fazer rir como ele. Bill e sua equipe participaram do estudo internacional randomizado e controlado da Terapia da Dignidade. Outros mentores e apoiadores importantes ao longo do caminho incluem os Drs. Jimmie Holland, Keith Wilson, Kathleen Foley, Dhali Dhaliwal, Brent Schacter, William Bebchuk, Samia Barakat, Murray Enns, Brian Postl; Jill Taylor-Brown e John Farber; Senadora Sharon Carstairs, Shelly Cory e Josette Berard.

É difícil escrever um livro que trate da mortalidade e da vulnerabilidade inata do ser humano sem refletir sobre minha própria vida. De muitas maneiras, tive sorte. Meus pais, Dave e Shirley Chochinov, me criaram num lar amoroso e seguro. Casei-me com minha melhor amiga, Michelle; e nossas filhas, Lauren e Rachel, tornaram-se jovens gentis, responsáveis e inteligentes. Como a maioria dos que chegaram à meia-idade, experimentei minha parcela de perdas. Pessoas inesquecíveis como meus avós, Joseph e Florence Wolodarsky, Max e Pessa Chochinov; meus sogros, Sam e Sheila Sellers e meu cunhado, Shep Nerman; tias e tios Jack e Shirley Wolodarsky, Marilyn e Martin Levitt, Fred Lacovetsky, Sid Bagel, Larry Usiskin, Harold Shukster, Norman Chochinov; e minha querida irmã Ellen Chochinov, a quem este livro é dedicado.

Por fim, quero agradecer aos pacientes e familiares que participaram da Terapia da Dignidade apesar da profunda vulnerabilidade, quando o próprio tempo era cada vez mais curto, como uma mercadoria escassa. Ao fazer isso, eles ajudaram a demonstrar como a Terapia da Dignidade pode ser aplicada àqueles cujas vidas estão chegando ao fim. Sou muito grato pela generosidade deles. Só posso esperar que eles tenham considerado a Terapia da Dignidade uma troca justa por seu precioso tempo. Você, leitor, está prestes a ouvir muitas de suas histórias. Caberá a você decidir se a Terapia da Dignidade pode desempenhar um papel em sua prática e talvez proporcionar aos pacientes que estão se aproximando da morte uma aterrissagem mais suave.

Harvey Max Chochinov
12 de dezembro de 2010

1

Dignidade e o fim da vida

O maior erro no tratamento das doenças é que há médicos para o corpo e médicos para a alma, embora os dois não possam ser separados.
— Platão

POR QUE ESTUDAR A DIGNIDADE?

Imagine por um momento que você está chegando ao final da sua vida. Não há como saber exatamente quando isso ocorrerá. Você pode estar no auge, quando ainda há muito o que viver, ou nos seus anos de crepúsculo, depois de ter a oportunidade de fazer o que queria. Tente imaginar o que determinaria a qualidade dos dias que lhe restam. Talvez seja o quão confortável podem fazer você se sentir ou quanta autonomia você teria. O desejo de beber as últimas gotas de vida que lhe restam talvez dependa da presença de pessoas que você ama e que retribuem o seu amor. No entanto, o que poderia levar você a um impasse a ponto de não desejar mais continuar vivo?

Essas reflexões são o início da jornada em direção à compreensão de qual tipo de cuidado é necessário para preservar a dignidade que fundamenta a Terapia da Dignidade. Os estudos que analisaram as experiências de pessoas que buscaram ajuda para acabar com suas vidas forneceram nossa primeira pista sobre a importância da dignidade no atendimento do paciente. Para as pessoas que consideram essa escolha drástica, viver, respirar e enfrentar mais um dia pode parecer inútil. Talvez o melhor entendimento dessa escolha venha da Holanda, onde a eutanásia e o suicídio assistido são praticados há várias décadas. A lei que regulamenta essas práticas entrou em vigor em 2002, permitindo que médicos, sob certas condições, atendam ao pedido de pacientes passando por "sofrimento intolerável" de acelerar suas mortes. A fim de estudar as consequências dessa legislação, o governo holandês encomendou uma análise de prevalência das Decisões Médicas para Término da Vida (DMTV ou *Medical Decisions to End Life*, MDEL).

O primeiro estudo holandês sobre eutanásia e outras Decisões Médicas para Término da Vida consistiu em três conjuntos de dados, incluindo questionários enviados a médicos de sete mil pessoas falecidas, uma pesquisa prospectiva com médicos sobre 2.250 óbitos e entrevistas detalhadas com 405 médicos que haviam participado da antecipação dos óbitos de seus pacientes através da eutanásia ou do suicídio assistido.[11] O alívio da dor e de sintomas por meio de altas doses de opioides que poderiam encurtar a vida do paciente foi a DMTV mais importante, representando 17,5% de todos os óbitos. Em outra parcela de 17,5% dos pacientes, o óbito pode ser atribuído à decisão de não tratar a doença. Esses foram os casos em que a suspensão de um tratamento que não mais se justificava precedeu a morte do paciente. A eutanásia, ou seja, a administração de drogas letais a pedido do paciente, foi relatada em 1,8% de todos os óbitos. A morte por suicídio assistido foi reportada em menos da metade de 1%. Em 2005, outro estudo registrou que 1,7% de todos os óbitos na Holanda resultaram de eutanásia e 0,1% de suicídio assistido.[2] Os autores especularam que a diminuição da parcela que optou por DMTV pode ser consequência do aumento de outras intervenções de cuidados no final da vida, como a sedação paliativa.

A maioria dos profissionais de saúde prefere evitar falar sobre eutanásia ou sobre suicídio assistido. Eles supõem que o desejo expresso de morrer de um paciente os força a enfrentar uma tênue e perigosa linha entre não participar de um crime, por um lado, e a afastar seus próprios sentimentos de desamparo e impotência, por outro. As complexidades jurídicas, morais e filosóficas dessas questões são discutidas por advogados, especialistas em ética e legisladores; contudo, até que os cuidados paliativos de qualidade estejam universalmente disponíveis, essas questões às vezes podem parecer inócuas. Ao cuidar de um paciente que deseja morrer, no entanto, o papel do profissional de saúde é único. Os médicos devem sempre tentar avaliar o quadro clínico completo e responder da maneira mais eficaz do ponto de vista terapêutico. No entanto, para responder com empatia às circunstâncias em que os pacientes perderam a vontade de viver, os médicos precisam entender as dimensões físicas, psicológicas, espirituais e existenciais do desejo de morrer.

Segundo a nossa pesquisa, aqueles que expressam o desejo de uma morte precoce são os mais propensos à depressão, experimentam um desconforto significativo devido à dor descontrolada e relatam um menor suporte social.[3] Os aspectos existenciais, como a desesperança, o sentimento de ser um fardo para os outros e o senso de dignidade, também têm uma influência marcante na vontade de viver dos pacientes. A experiência holandesa, no entanto, oferece alguns *insights* clínicos importantes, não apenas sobre quantos pacientes procuraram DMTV, mas também o motivo pelo qual esses pacientes procuram essa forma específica de pôr fim às suas vidas. Paul van der Maas e seus colegas[4] enfrentaram um desafio difícil – as pessoas motivadas principalmente pelo desejo de morrer não estavam mais vivas para compartilhar suas experiências. Para resolver esse problema metodológico bastante significativo, os pesquisadores contataram médicos que haviam assinado os atestados de óbito que indicavam se o paciente havia morrido por eutanásia ou por suicídio assistido. Embora não tenha sido a forma ideal de pesquisar, dadas as circunstâncias, foi provavelmente a melhor escolha possível. Segundo esses médicos, a "perda da dignidade" foi o motivo mais comum para antecipar a morte de seus pacientes, citado em 57% dos casos. Outras razões incluíram: dor em 5% dos casos, dor como parte de uma constelação de sintomas (46%), ser dependente de outras pessoas (33%), cansaço da vida (23%) e morte indigna (46%).[1]

A conexão relatada entre o "senso de dignidade" e como ele pode expressar o desejo de continuar vivendo é, ao mesmo tempo, problemática e interessante. Afinal, no estudo de Van der Maas, foram os médicos, e não os pacientes, os principais informantes que descreveram o impacto que a perda da dignidade causou no desejo de uma morte precoce. Esse estudo levanta outra questão: como definir um conceito tão nebuloso como "dignidade"? Sem uma definição *a priori* de como usar o termo para expressar as experiências de seus pacientes já falecidos, os médicos entrevistados foram deixados à própria sorte e às suas próprias interpretações idiossincráticas sobre dignidade, bem como para determinar se, ou como, a dignidade de pacientes foi suprimida ou violada. Essas questões foram estímulo suficiente para que a nossa equipe de pesquisa lançasse uma nova série de investigações; afinal, se vale a pena morrer pela dignidade, certamente vale a pena estudá-la cuidadosamente.

DIGNIDADE E PESQUISA EMPÍRICA

Defender a dignidade no cuidado em saúde é como defender a maternidade e o arroz com feijão. À primeira vista, pode parecer desnecessário e perda de tempo. Afinal, a dignidade, e tudo o que ela implica, toca o coração da maioria dos profissionais de saúde. Como o *amor*, a *alegria* ou a *fé*, pode-se considerar que a *dignidade* deveria ser compreendida intuitivamente e, portanto, não deveria ser interpretada sob uma lente empírica. Embora a literatura sobre saúde esteja repleta de referências à dignidade na assistência médica de qualidade, há pouca consistência na forma como o termo é aplicado. As pessoas podem ter opiniões diametralmente opostas sobre várias práticas de cuidado em saúde – eutanásia, suicídio assistido, sedação terminal, hidratação artificial e nutrição – e, em última análise, usar a *dignidade* como trunfo. Por exemplo, o argumento de que o *direito de morrer* pode ser enquadrado como a expressão máxima da autonomia individual e, portanto, consistente com a dignidade humana, enquanto os opositores desse argumento veem a retirada proposital da vida como um ataque flagrante à mesma dignidade.

O conceito de dignidade é altamente valorizado nos cuidados de fim de vida. A maioria dos prestadores de cuidados paliativos concordaria que a dignidade é a base filosófica de sua abordagem com os pacientes e familiares. No entanto, ao mesmo tempo que os pacientes podem estar *morrendo* por falta de dignidade, a literatura médica é relativamente silenciosa sobre como os pacientes terminais vivenciam ou compreendem a noção de dignidade – isto é, até agora. Nosso primeiro estudo sobre a dignidade foi feito com pacientes com câncer em estágio terminal.[4] Esses pacientes estavam internados em uma das duas unidades especializadas em cuidados paliativos de Winnipeg, Canadá: a primeira localizada no St. Boniface General Hospital e a segunda, uma unidade de cuidados prolongados chamada Riverview Health Center. Essas unidades fazem parte do Winnipeg Regional Health Authority Palliative Care Program, que oferece cuidados paliativos de última geração para a comunidade. Os pacientes que tivessem deficiência cognitiva, fossem incapazes de dar consentimento ou simplesmente muito doentes para participar do protocolo não participaram do estudo. Durante um período de quatro anos, cada um dos 213 pacientes participantes avaliou o seu senso de dignidade. Nossas principais avaliações incluíram uma escala de sete pontos sobre senso de dignidade (0 = sem senso de perda, 1 = mínimo, 2 = leve, 3 = moderado, 4 = forte, 5 = grave e 6 = perda extrema do senso); uma escala de sintomas-sofrimento; o questionário de dor McGill; o índice de independência nas atividades de vida diária; uma escala de qualidade de vida; um curto questionário autoaplicável avaliando desejo de morte, ansiedade, desesperança e vontade de viver; ser um fardo para os outros; e avaliações de apoio social.

Mais da metade dos pacientes relatou seu senso de dignidade como forte ou preservado, enquanto o restante indicou que tinha ocasionalmente pelo menos algumas preocupações relacionadas à dignidade. Apenas dezesseis pacientes (7,5% do total) indicaram que a perda de dignidade era um problema significativo, sentindo-se por muitas vezes diminuídos, envergonhados ou constrangidos. Esses dezesseis pacientes com senso de dignidade abalado eram mais propensos a serem hospitalizados ao invés de receberem cuidados em casa pela comunidade, e geralmente eram mais jovens. Também tinham mais chance de manifestar desejos de morte ou perda de vontade de viver e de mostrar que se sentiam deprimidos, desesperançosos ou ansiosos. Não é de surpreender que os pacientes cuja dignidade estava abalada tinham maior probabilidade de relatar dificuldades no funcionamento do intestino e preocupações com a aparência. Também eram mais propensos a relatar a necessidade de ajuda com cuidados íntimos, como tomar banho, vestir-se ou ir ao banheiro. A satisfação com a qualidade de vida foi significativamente mais baixa em aqueles com o senso de dignidade abalado do que aqueles cuja dignidade estava intacta. Quando todos esses fatores foram examinados em conjunto, um maior risco de senso de dignidade abalado foi associado, em ordem decrescente, ao aumento da percepção de mudança na aparência, ao aumento da sensação de ser um fardo para os outros, ao aumento da dependência de outras pessoas, ao aumento da intensidade da dor e ao fato de estar internado.[4]

Dado que este é um dos primeiros estudos empíricos a examinar o conceito de dignidade na perspectiva de pacientes terminais, algumas observações interpretativas são necessárias. Por exemplo, foi surpreendente que menos de 8% dos pacientes em nosso estudo tenham relatado um senso de dignidade significativamente abalado. Quando se considera que todos esses pacientes estavam a poucas semanas ou meses de morrer, poderia-se prever uma incidência maior de dignidade abalada. Então, novamente, lembre-se de que cada um desses pacientes estava recebendo cuidados abrangentes e de qualidade de final da vida. Como acontece com a maioria dos programas mais modernos, o *Winnipeg Regional Health Authority Palliative Care Program* oferece serviços que abarcam os desafios físicos, psicossociais, existenciais e espirituais enfrentados por pacientes próximos ao final da vida. Os dados sugerem que as preocupações relacionadas à dignidade são mitigadas quando uma assistência abrangente e eficaz é fornecida. Obter um bom controle da dor e dos sintomas, sentir-se apoiado e com as necessidades pessoais atendidas, tudo isso diminui a chance de ferir a dignidade. Uma segunda consideração para explicar a relativa falta de sofrimento pode ser a maneira como os pacientes veem ou avaliam seu senso de dignidade. Como disse uma idosa religiosa com câncer em estágio terminal: "A dignidade é dada por Deus... enquanto eu estiver viva, não me pode ser tirada". Nesse caso, é possível imaginar que a dignidade esteja alinhada com o senso do eu ou de personalidade. Dessa forma, sua resiliência a tornaria imune aos desafios comuns enfrentados por pessoas à beira da morte.

A importância da *aparência pessoal* associada à dignidade é bastante intrigante. A aparência, ou nossa percepção de como somos vistos pelos outros, é uma questão complexa. Embora possa ser percebida intimamente, também é dependente da validação externa, sem a qual pode ser difícil dimensionar como somos vistos. Qual é então a conexão entre senso de dignidade e percepções de como somos vistos?

Há muitos anos, atendi um jovem paciente com um tumor cerebral primário. Infelizmente, todas as opções de cura se esgotaram. Embora muitos dos detalhes de seu caso tenham desaparecido da minha memória, há uma imagem que permanece especialmente vívida. Um dia, cheguei ao seu quarto e o encontrei moribundo. Ele não conseguia mais falar e parecia perto da morte. Como se pode imaginar, sua doença havia cobrado seu preço e ele era apenas um esqueleto da pessoa jovem e saudável que havia sido. Naquela manhã, alguém colocara uma foto dele, em perfeito estado de saúde, na mesa de cabeceira. Peguei-me olhando para a fotografia de um fisiculturista fazendo uma pose parecida com a do "incrível Hulk". O contraste entre esse jovem moribundo e a fotografia do musculoso Adônis era chocante. Ao sair de seu quarto, lembro de me sentir inquieto, tentando entender o significado daquelas duas imagens justapostas.

Anos mais tarde, à medida que os resultados dos nossos estudos sobre dignidade cresceram e a questão da aparência e da percepção de como somos vistos pelos outros começou a surgir, a lembrança daquela manhã voltou à tona, junto com uma epifania: "É assim que preciso ser visto". Talvez o desconforto que senti anos antes refletisse minha própria falta de compreensão e incapacidade de articular essa mensagem. Eu estava sendo solicitado não para fazer ou dizer algo de forma diferente, e sim para *ver* as coisas de outro ângulo. A fotografia era um pedido sem palavras, e não estava me dizendo para ignorar o que meus olhos estavam vendo, mas para registrar o que meu paciente estava tentando dizer: "este é quem eu sou"; "é assim que quero ser lembrado".

Estudos empíricos mais recentes sobre percepções de dignidade confirmaram nossas descobertas iniciais. Por exemplo, num estudo com 211 pacientes recebendo cuidados paliativos, 87,1% dos que disseram que não eram tratados com respeito ou compreensão e que se sentiam um fardo apresentavam questões com maior probabilidade de influenciar seu senso de dignidade.[5] O que não surpreende, pois a noção de respeito inclui a ideia de como somos percebidos pelos outros. Assim parece que, para os pacientes que estão se aproximando da morte, perceber que não estão mais sendo tratados com respeito é intrínseco ao conceito de dignidade.

O MODELO DE DIGNIDADE EM PACIENTES TERMINAIS

A dignidade é uma construção complexa e rebuscada; compreendê-la requer mais do que apenas documentar sua relação com as várias questões de cuidados de fim de vida. Embora conhecer essas conexões seja importante e interessante, esse conhecimento não é suficiente para descrevê-la. Dizer que a dignidade está relacionada à qualidade de vida ainda é insuficiente para defini-la. Pois não nos diz como as pessoas com doenças que ameaçam ou limitam a vida vivenciam seu senso de dignidade; ou que coisas ajudam a apoiar ou a minar o senso de um paciente; ou se há comportamentos do profissional de saúde que tenham alta capacidade de influenciar a dignidade. Embora saibamos da prevalência de preocupações relacionadas à dignidade entre os que estão morrendo e as várias associações entre a dignidade e as fontes comuns de sofrimento, precisamos entender melhor como os pacientes avaliam a dignidade e as questões a ela relacionadas à medida que se aproximam da morte.

Talvez o estudo mais útil, que levou nosso grupo de pesquisa a essas percepções mais profundas, tenha sido aquele realizado com um grupo de cinquenta pacientes que se aproximavam da morte.[6] Em vez de simplesmente avaliar seu senso de dignidade, pedimos a eles que explicassem qual o entendimento deles sobre o que seria dignidade com todas as suas complexidades. O que significa dignidade nesta fase da sua vida? Você pode relatar casos em que sua dignidade foi prejudicada? Consegue se lembrar de situações em que sua dignidade foi particularmente amparada? Como seu senso de dignidade se relaciona com a essência de quem você é e até que ponto sente que a vida ainda vale a pena ser vivida? O que emergiu dessa investigação detalhada foi o primeiro Modelo de Dignidade em Pacientes Terminais (ver Figura 1).

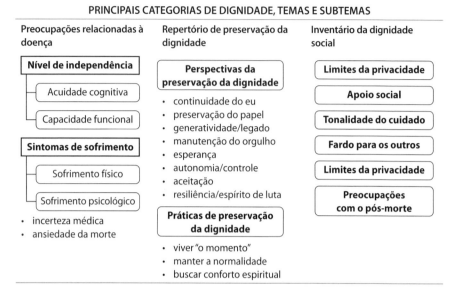

Figura 1 Modelo de Dignidade em pacientes terminais. Reproduzido com permissão da *Social Science & Medicine*.

Modelos, assim como mapas, podem mostrar uma paisagem complexa, orientar as pessoas sobre como chegar onde precisam ir e, às vezes, levar as pessoas a lugares que antes desconheciam. Nosso Modelo de Dignidade em Pacientes Terminais, ou simplesmente Modelo de Dignidade, fornece uma importante visão geral de como a noção de dignidade se relaciona com uma gama de questões mais amplas, consideradas importantes por pessoas que enfrentam desafios de saúde significativos, com limitação ou risco de vida.

Este Modelo de Dignidade, baseado inteiramente em dados de pacientes, indica que existem três fontes primárias de influência que preocupam os pacientes. A dignidade pode ser afetada por *Preocupações Relacionadas à Doença* – fatores que derivam mais diretamente da própria doença, como respostas físicas e psicológicas. A dignidade também pode ser afetada pelo que rotulamos de *Repertório de Preservação da Dignidade*. Esse repertório descreve uma infinidade de fatores psicológicos e espirituais que podem influenciar o senso de dignidade de uma pessoa. Esses fatores geralmente estão incorporados na constituição psicológica do paciente, no seu histórico pessoal e em suas experiências de vida. Por fim, embora a dignidade possa ser internamente mediada, ela também pode ser influenciada externamente. Em outras palavras, existem fatores dentro do ambiente social que afetam o senso de dignidade de uma pessoa. Nos referimos a esses fatores ou desafios externos como o *Inventário da Dignidade Social.*

PREOCUPAÇÕES RELACIONADAS À DOENÇA

Dentro do tema principal das preocupações relacionadas à doença, surgem vários subtemas importantes, incluindo o nível de independência e os sintomas de sofrimento. O nível de independência inclui os subtemas acuidade cognitiva e capacidade funcional. Os sintomas de sofrimento incluem os subtemas sofrimento físico e sofrimento psicológico.

Nível de independência

A maneira como as pessoas pensam sobre si mesmas é complexa e, em parte, se baseia nas coisas que elas são capazes de fazer. Se considerarmos as muitas atividades que ocupam um dia normal, é fácil ver como elas se fundem com o senso do eu central de uma pessoa. Mas o que fazemos é "quem somos" ou meramente as funções operacionais que desempenhamos? Limpar a casa, preparar uma refeição, lavar a roupa, cuidar dos filhos, passear com o cachorro, ir ao banco, pagar contas, dirigir um carro – diante do fato de não poder mais realizar essas tarefas, o que acontece com o senso de identidade? Em que ponto essas várias funções, sozinhas ou juntas, se confundem com o senso de identidade? E em relação às outras atividades, como assistir a um concerto, ler um jornal, devorar um livro, atuar numa peça, tocar um instrumento, escrever poesia, visitar amigos e familiares, viajar, estudar, meditar, fazer exercícios, a lista é interminável. A questão é: até que ponto essas atividades ou funções definem quem somos, como os outros nos veem e como nos vemos?

Em quais circunstâncias a dependência pode minar nosso senso do eu central ou personalidade? O nível de independência indica o grau em que uma pessoa é capaz de evitar se sentir dependente dos outros. Para algumas, aceitar ajuda é um conforto necessário e obrigatório que não afeta o senso de identidade. Para outras, é um ataque esmagador e devastador a quem elas são.

Eric era um homem de 28 anos em tratamento de câncer nos testículos. Joan, sua esposa há dois anos, estava cada vez mais angustiada com a rápida deterioração de seu relacionamento com o marido, angústia que parecia coincidir quase exatamente com o tempo em que ele estava doente. Embora antes eles se dessem bem e, de acordo com Joan, tivessem um relacionamento sólido, tudo mudou após o diagnóstico. Eles não só não estavam mais se dando bem, como Eric havia recentemente alugado e se mudado para outro apartamento. Quando consultado, ficou claro que ele não suportava a ideia de ser visto como "incapaz". Ainda que se sentisse bem, o fato de não poder mais "carregar as compras", por exemplo, parecia devastador e inaceitável para seu senso de "homem forte" e "bom marido".

Duas áreas que começam a desafiar o nível de independência e fazem parte do Modelo de Dignidade incluem a acuidade cognitiva e a capacidade funcional. A acuidade refere-se à capacidade de manter processos mentais aguçados, sem os quais o exercício da autonomia se torna mais difícil. Fadiga, *delirium*, lesão primária ou danos no sistema nervoso central podem ter um impacto profundo no nível de independência. Como será discutido mais adiante, eles também podem ter um impacto profundo no senso de identidade. Não é uma surpresa que os transtornos psicóticos primários ou as demências estejam associados a uma alta prevalência de depressão clínica. Em ambos os casos, é quase impossível se distanciar das implicações da doença, já que o órgão-alvo é fundamentalmente o próprio *eu*. A capacidade funcional, por outro lado, refere-se à habilidade de realizar várias tarefas pessoais, como fazer compras, limpar, preparar refeições e afins. As "dependências íntimas", como comer, tomar banho e ir ao banheiro, têm se mostrado particularmente desafiadoras aos pacientes que expressam preocupações relacionadas à dignidade. É importante, no entanto, observar que o significado atribuído pelos pacientes a essas atividades e às circunstâncias em que ocorrem têm uma profunda influência sobre como o paciente as vivencia.

Joe era um senhor de 78 anos, casado e com câncer de próstata avançado. Embora sua esposa e os dois filhos adultos estivessem determinados a mantê-lo em casa durante suas últimas semanas de vida, isso estava se tornando cada vez mais difícil. Durante uma revisão do plano de cuidados com o gerente responsável pelo atendimento domiciliar, Joe expressou o desejo de ser hospitalizado. Embora parecesse que o conforto e os cuidados básicos eram bem administrados em casa, Joe se sentia cada vez mais desconfortável com o fato de sua esposa ter que "ser sua enfermeira". Ainda que ela negasse qualquer desconforto ao ajudar em tarefas como alimentação, banho ou colocar uma comadre, Joe sentia-se envergonhado. Não se via como um fardo para a esposa ou tinha algum ressentimento ou hesitação. Ele apenas não conseguia aceitar essa dependência tão fortemente sentida quando ela precisava assumir essas tarefas, e a profunda perturbação que isso impôs às suas funções habituais. No fim das contas, ele foi hospitalizado cerca de uma semana antes de morrer. Ele disse à equipe de enfermagem como se sentia mais tranquilo, sabendo que eles – e não a família – estariam lá para realizar seu cuidado pessoal.

As pessoas portadoras de deficiências de longo prazo fornecem informações importantes sobre a experiência da dependência funcional.[7] Muitos indivíduos portadores de deficiência requerem assistência em várias atividades da vida diária, como se vestir, tomar banho, ir ao banheiro ou se alimentar. As dinâmicas que tornam essas experiências físicas, psicológicas e espiritualmente sustentáveis são esclarecedoras. Os recebedores dos cuidados devem sentir que não estão sendo um fardo para o cuidador; que receber cuidados é um direito ao invés de um favor. Em alguns casos, a remuneração, como no caso de um cuidador pago, pode tornar a transação equitativa e justa. O recebedor torna-se um consumidor de serviços ao invés de recebedor de caridade, piedade ou boa vontade. Ele deve sentir que, apesar da dependência, ele ainda está no comando. Além disso, os recebedores devem sentir que suas orientações e preferências específicas determinarão como as coisas serão feitas e que sua "opinião especializada" é bem-vinda.

Sintomas de sofrimento

Os sintomas de sofrimento são bastante desafiadores para quem está doentes, pois tiram o foco de tudo o que não sejam suas sensações corporais. Em muitos casos, os sintomas são a porta de entrada para a *patienthood** *(NT1)*. O sofrimento físico é sempre acompanhado por uma infinidade de sentimentos e questionamentos. A experiência física de um sintoma e seu complemento emocional são indivisíveis. Por exemplo, a experiência da dor pode vir acompanhada de ansiedade, depressão e medo, dependendo de como a dor é interpretada

---

* Nota de tradução: *Patienthood* diz respeito à despersonalização que a doença provoca, levando o paciente a perder o papel de pessoa com personalidade própria para exercer apenas o papel de paciente. É a visão de que os pacientes *são* a doença, e não que *portam* a doença. Os tradutores optaram por não traduzir a expressão *patienthood*, pois não há palavra em português cujo significado traduza adequadamente essa expressão.

e do significado que lhe é atribuído. Essas experiências geralmente se reforçam mutuamente. Desse modo, o medo ou a depressão tendem a tornar a dor menos tolerável; por outro lado, a dor pode tornar os pacientes mais suscetíveis a depressão ou ansiedade.

A sra. G. era uma mulher de 64 anos com câncer de mama avançado. À medida que sua doença progredia, o controle da dor tornava-se cada vez mais problemático. Quando ela desenvolveu metástase óssea, seu médico recomendou que ela começasse a tomar medicamentos opioides. Para sua surpresa, no entanto, a sra. G. recusou. Numa consulta, a paciente contou que sua mãe havia falecido cerca de um ano antes. Pouco antes de sua morte, a mãe da sra. G. começou a tomar morfina, apresentou delírios, e num estado de medo e confusão, morreu logo em seguida. Para a sra. G., aceitar analgésicos que incluíam opioides significava que ela seguiria o mesmo caminho infeliz. Quando explicou isso e foi capaz de separar a sua realidade do que aconteceu com sua mãe, a sra. G. concordou em aceitar a analgesia e sua dor foi rapidamente controlada. Em consulta ambulatorial de acompanhamento, agora sem dor, ela falou sobre os prazeres simples que voltou a desfrutar, incluindo sentar-se no pátio do quintal, tomar uma xícara de café e sentir o sol nas costas.

O sofrimento psicológico está profundamente entrelaçado à *patienthood*. Depressão, ansiedade e medo são maneiras pelas quais respondemos a mudanças nas circunstâncias de saúde, sejam reais ou potenciais. Vale destacar que a incerteza médica e a ansiedade da morte surgem como subtemas separados dentro do sofrimento psicológico no Modelo de Dignidade.[6,8] A incerteza médica equivale a dirigir na escuridão; sem luz, o percurso parece ainda mais ameaçador e assustador. Muitas vezes, os pacientes temem o que não sabem tanto quanto, e até mais, do que aquilo que sabem. Para alguém que está vivendo com incerteza e tentando entender por que seu desconforto está aumentando, a confirmação de um diagnóstico, mesmo que grave, pode proporcionar um conforto. Medo baseado no *desconhecimento* pode dificultar a busca de mecanismos para enfrentar o que está por vir, a elaboração de estratégias de enfrentamento ou a identificação de opções que ainda possam ser viáveis.

Por mais peculiar e macabro que pareça, o desconhecimento de como a morte chegará ou será vivenciada – a ansiedade da morte[9,10] – muitas vezes pode ser superado com informações claras, junto com garantias sobre como o sofrimento ou os problemas serão gerenciados e a confiança de que o paciente *nunca* será abandonado. Por exemplo, pacientes podem se preocupar com o fato de que os analgésicos acabarão e que seus últimos dias de vida serão repletos de dores terríveis. Outros pacientes podem temer que a respiração piore e que a morte ocorra como uma sufocação lenta. Outros talvez se preocupem com a mudança de seu estado mental e com o fato de poderem dizer ou fazer coisas que lhes causariam constrangimento ou vergonha. Em todos os casos, é possível dissipar esses temores oferecendo garantias de que esses problemas podem ser antecipados e evitados por meio de cuidados atentos e eficazes. Assim como andar numa corda bamba alta, a jornada é moldada pela certeza de que há uma rede de segurança embaixo.

REPERTÓRIO DA PRESERVAÇÃO DA DIGNIDADE

Lembre-se de que a maneira como uma pessoa reage a uma doença não é determinada apenas pela doença, mas sim por ela como um todo. Cada pessoa tem uma formação psicológica e uma perspectiva espiritual particulares que moldam sua visão de mundo e sua resposta às oportunidades e às crises. No Modelo de Dignidade em Pacientes Terminais, esse fenômeno é chamado de Repertório da Preservação da Dignidade.[6,8] Os vários componentes desse repertório fornecem uma estrutura para compreender como as pessoas reagem às mudanças nas circunstâncias dos cuidados de saúde.

Um médico idoso, gentil e de fala mansa, que acabou de receber os resultados confirmando seu tumor maligno no cérebro, reagiu de forma genuína dizendo "nossa, que coisa desagradável". Uma jovem com aversão a si mesma, cuja infância foi marcada por negligência e abuso, recebeu o recente diagnóstico de câncer de ovário como uma confirmação de sua falta de valor e de merecida de punição.

Embora seja importante compreender a resposta do paciente no aqui e agora, uma apreciação mais completa do que ele pode estar sentindo só pode ser obtida por meio de uma apreciação de seu Repertório de Preservação da Dignidade, que consiste em perspectivas e práticas de preservação da dignidade.

Perspectivas da preservação da dignidade

Referem-se ao ponto de vista ou à forma de ver o mundo dominada ou moldada por *quem* está doente, e não simplesmente *pelo que* lhe aflige. Cada um tem sua própria maneira de enfrentar, ou não, eventos ou circunstâncias adversas da vida. O cenário psicológico ou espiritual no qual essa reação se apresenta é chamado de perspectivas da preservação da dignidade. Existem oito subtemas específicos que as descrevem: continuidade do eu, preservação do papel, generatividade ou legado, manutenção do orgulho, esperança, autonomia ou controle, aceitação e resiliência ou espírito de luta.

Continuidade do eu. Ainda sou eu mesmo? Pode parecer uma pergunta estranha, mas para alguém que está enfrentando uma doença grave e perdas crescentes, essa é uma pergunta com profundo significado. Os desafios à continuidade do eu começam com a entrada em *patienthood*. Eles podem ser sutis e, se limitados no tempo, quase imperceptíveis: ajustar a agenda para uma consulta médica, usar uma pulseira de identificação ou roupas do hospital, ser examinado por profissionais de saúde, submeter-se a vários exames. Até mesmo o próprio ato de revelar um sintoma a um prestador de cuidados de saúde pode alterar o senso de personalidade de alguém. Por um momento, seja um caroço na mama, seja um sangramento retal, um tornozelo inchado, uma dor de garganta – naquele instante, é aquele caroço, aquele reto, aquele tornozelo, aquela garganta que ocupa totalmente o olhar crítico do profissional.

Uma jovem que estava sendo tratada de um cisto benigno no reto, depois de semanas de trocas diárias de curativos por várias enfermeiras de cuidado domiciliar, lamentou que tantas pessoas tivessem visto seu traseiro, que ela se sentia sem dignidade: "Meu médico provavelmente nem sabe como é meu rosto!"

Assim como essa mulher, muitos pacientes lamentam o fato de que a doença pode despi-los não apenas das roupas e do pudor, mas também de sua identidade. Apesar dos vários e complexos papéis que as pessoas desempenham na vida, das realizações das quais se orgulham, dos desafios que enfrentam, de suas esperanças, sonhos ou fantasias, tudo isso pode ser rapidamente eclipsado por um sintoma ou uma constelação de sintomas que as levam à atenção médica.

A continuidade do eu refere-se à capacidade dos pacientes de manter seu senso de identidade ou de personalidade, apesar das mudanças nas circunstâncias de saúde. É claro que isso será influenciado por uma série de fatores, como a estrutura psicológica da pessoa, sua rede de apoio e suas convicções espirituais ou existenciais. É a resiliência e a mistura dessas coisas que determinarão a capacidade da pessoa de manter um senso de identidade para além do fato de ser um paciente.

Mary era uma mulher de 36 anos com leucemia que precisava de um transplante de medula óssea. Desde o momento em que foi admitida na enfermaria, ela achou os ajustes à *patienthood* intoleráveis. As rotinas da enfermaria, sua mobilidade limitada devido à baixa contagem de sangue, os inúmeros profissionais de saúde designados para vários aspectos altamente especializados de seus cuidados, tudo isso a deixou sobrecarregada. Um dia, Mary saiu de seu quarto vestindo uma camisola de cetim azul, longa e elegante. Embora alguns membros da equipe tenham presumido que isso expressava uma mera vaidade, para Mary, era uma maneira de afirmar sua individualidade mesmo diante de uma doença que ameaçava sua vida.

Embora a continuidade do eu seja pertinente a todos que enfrentam *patienthood*, ela se torna especialmente marcante para pacientes que enfrentam condições de risco ou que limitam a vida. A própria doença pode causar uma crescente incapacidade e várias limitações como parte de uma espiral descendente de diminuição da capacidade funcional. Embora "quem somos" possa não ser o mesmo que "o que fazemos", os dois obviamente se sobrepõem. O que acontece com a personalidade quando a doença interrompe a capacidade de realizar atividades habituais? Por exemplo, um cientista bem-sucedido que sofreu um derrame cerebral se deparou com a constatação de que não poderia mais seguir sua carreira anterior, nem manter seu intenso envolvimento na educação dos alunos. Embora ele precisasse se ajustar à diminuição da visão e da audição, os desafios mais marcantes eram de natureza existencial: Quem sou eu? O que será de mim? Minha vida agora tem algum valor real ou serve a algum propósito específico?

Preservação do papel. Para se defender de um ataque à identidade devido à doença, os pacientes fazem o máximo possível para se apegar aos papéis importantes que até então desempenhavam. Esses papéis e suas respectivas responsabilidades são os tijolos e a argamassa do eu; enquanto estiverem intactos, os muros da identidade mantêm-se fortes. Quanto mais um papel ameaçado for identificado com a essência do eu, maior será o risco para a personalidade. Lembro de um violinista clássico cujo mundo girava em torno de sua capacidade de tocar. Quando não pôde mais tocar devido a complicações do tratamento contra um câncer de cabeça e pescoço, apesar de um prognóstico razoavelmente bom, ele declarou: "Os médicos me disseram que eu poderia ter uma qualidade de vida razoável... mas que vida?"

À medida que atravessamos os sucessivos estágios do ciclo da vida humana, cada um de nós acumula muitos papéis e responsabilidades. A doença pode reduzi-los pouco a pouco, às vezes nas margens e, em outros casos, no centro do eu. A manutenção de papéis ou alguma aparência deles, apesar do medo, da fadiga ou do desconforto, pode ser uma forma de evitar as consequências existenciais de estar doente. Ir para o escritório pode não ser apenas uma manifestação de comprometimento com um negócio ou empreendimento vocacional, mas também uma estratégia psicológica para afastar uma sensação de fragmentação do eu.

O desafio para os pacientes é acomodar pequenas perdas e, ao mesmo tempo, encontrar maneiras de se proteger contra os ataques mais sérios à personalidade. Por exemplo, a dona de casa e mãe dedicada que não consegue mais fazer compras de forma independente ou gerenciar as rotinas domésticas talvez precise aprender a aceitar um auxílio, como ser acompanhada por um amigo ou um membro da família e até mesmo usar um andador ou cadeira de rodas para manter sua mobilidade. Se a capacidade funcional continuar se deteriorando, talvez ela não consiga mais fazer compras, mas ainda pode se envolver no preparo das refeições. Quando isso não for mais possível, a preservação do papel pode assumir a forma de ajudar a família a planejar cardápios ou instruí-la sobre a organização de suas receitas e onde estão armazenadas. Cada perda gradual da independência funcional está associada à necessidade de localizar um senso de identidade que seja menos prejudicado pela doença, em que haja a possibilidade de manter as identidades críticas essenciais. Esse recuo interno é motivado pela perda da capacidade funcional, por meio da qual as funções anteriormente desempenhadas são abandonadas para manter as pessoas mais próximas de sua essência. "Posso não conseguir fazer compras ou preparar refeições, mas ainda posso cuidar da minha família." Nesse caso, até mesmo o abandono completo de uma função anteriormente exercida é compensado pela salvaguarda do significado simbólico do que essa função representava ou realizava. Essa acomodação e o refinamento da forma como alguém percebe e desempenha os papéis anteriormente exercidos permitem que os pacientes mantenham ou ampliem seu senso de identidade e propósito diante das várias perdas que a doença invariavelmente ocasiona.

Generatividade ou legado. Erik Erikson, um psicólogo do desenvolvimento, acreditava que "a personalidade humana, em princípio, se desenvolve de acordo com etapas predeterminadas na disposição da pessoa em crescimento de ser conduzida, de estar ciente e interagir com um raio social cada vez maior".[11] Ele acreditava que no meio da idade adulta as pessoas entram num estágio de desenvolvimento que ele chamou de "Generatividade *versus* Estagnação". *Gene-*

ratividade refere-se ao fornecimento de orientação para a próxima geração, e isso se torna fundamental quando os pacientes estão enfrentando um prognóstico de risco ou de limitação de vida. Nessas circunstâncias, a generatividade muitas vezes revela pacientes refletindo sobre como estender sua influência para além da própria morte. O confronto existencial com a aproximação da morte levanta muitas questões: Qual é o significado de minha existência? Qual é o significado de minha vida? E uma preocupação ainda mais urgente: Quando eu me for, que diferença minha vida terá feito?

São várias as maneiras com que as pessoas lidam com essa questão. Uma avó idosa, cuja filha estava grávida, sentiu que provavelmente não viveria o suficiente para que o neto estabelecesse uma lembrança real ou duradoura dela. Decidiu então escrever uma série de cartas para o neto que ainda ia nascer, que poderiam ser repassadas quando os pais achassem apropriado. A realização desse projeto renovou o senso de significado e de propósito da vida dessa avó e a fez sentir que seus pensamentos, memórias, conselhos e palavras de amor viveriam além dela.

O conceito de generatividade ou legado é altamente pertinente para os fundamentos da Terapia da Dignidade. Os participantes são convidados a falar sobre aspectos importantes de sua vida – coisas que gostariam que os outros soubessem ou se lembrassem. Uma estrutura de perguntas cuidadosamente elaborada orienta os participantes a compartilharem seus pensamentos, reminiscências, conselhos, esperanças e sonhos com aqueles que estão prestes a deixar para trás. Essas conversas são gravadas em áudio, transcritas, editadas e devolvidas ao participante para que ele possa compartilhar o conteúdo do documento com seus entes queridos.

Os participantes da Terapia da Dignidade usaram esse exercício de generatividade de várias maneiras criativas. Uma mãe solteira de 60 anos, com câncer de ovário avançado, viu a terapia como uma oportunidade de registrar as realizações de sua vida para seus filhos e netos, além de lhes fornecer instruções de como incluir um compromisso religioso mais profundo em suas vidas diárias. Um homem idoso com alcoolismo e câncer de próstata em estágio terminal aproveitou a ocasião para advertir seus netos a não seguirem o padrão de sua vida e a não desperdiçarem as preciosas oportunidades que poderiam surgir em seus caminhos. Uma jovem que estava morrendo de câncer de mama usou a Terapia da Dignidade para compartilhar com sua filha a origem do nome que deu a ela. Um empresário de meia-idade, enfrentando um prognóstico terrível de câncer de pulmão metastático, deixou instruções para seus filhos adolescentes ("sejam felizes, não se esqueçam de fazer exercícios e talvez seja uma boa ideia perder um pouco de peso"). Em sua Terapia da Dignidade, ele também deu permissão explícita à sua esposa para se casar novamente, caso ela encontrasse alguém com quem compartilhar a vida após a morte dele. Mais informações sobre a Terapia da Dignidade nos próximos capítulos.

Manutenção do orgulho. Se vivenciar a doença pode minar o senso do eu de uma pessoa, então manter o orgulho pode ser entendido como uma estratégia defensiva ou de enfrentamento para evitar o impacto psicológico e existencial desses ataques. Essencialmente, o orgulho se refere à capacidade do paciente de manter uma autoconsideração positiva ou o autorrespeito. A tendência é a doença ou os sintomas desviarem a atenção de "quem eu sou" e redirecioná-la para "o que eu tenho". Embora o fato de ser paciente acarrete o risco de se identificar com uma doença específica, manter o orgulho ajuda os pacientes a protegerem seu senso de personalidade.

Aquilo de que nos orgulhamos geralmente reflete a imagem que queremos que os outros vejam ou conheçam de nós. Isso pode assumir a forma de realizações, títulos, história, visão de mundo, estilo pessoal, atributos especiais, talentos ou habilidades. São características que nos distinguem dos demais e nos tornam quem somos ou, mais precisamente, como queremos ser vistos ou conhecidos. À medida que a doença se agrava, a vulnerabilidade também aumenta; a sensibilidade às agressões ao eu pode se tornar mais acentuada. Nesses casos, até mesmo as sutilezas podem ter um grande impacto. Uma senhora idosa que recebia cuidados paliativos, por exemplo, sentiu-se profundamente ofendida com o fato de um jovem médico presumir que podia tratá-la pelo primeiro nome. Com a doença reivindicando tanto, essa presunção aparentemente inocente pode desafiar ainda mais um senso de identidade já frágil.

Os pacientes demonstram várias maneiras de manter o orgulho. Afirmações sutis podem ser expressas em como os pacientes escolhem ser tratados ou o posicionamento de uma fotografia na mesa de cabeceira. Às vezes, a afirmação de orgulho pode ser vista no modo como os pacientes se vestem ou nas pessoas que os acompanham às consultas. O orgulho pode ser inferido no modo como os pacientes são respeitosos ou assertivos com a equipe de saúde. Às vezes, a manutenção do orgulho pode ser alcançada de maneira mais explícita. Se tiverem a oportunidade, os pacientes compartilharão suas histórias, ou pelo menos os detalhes que acreditam que precisam ser ouvidos para se sentirem reconhecidos. Isso pode incluir alguma menção à sua vocação, à família, às paixões ou aos interesses – em essência, as coisas sem as quais eles podem se sentir nus, vulneráveis e anônimos.

Um homem idoso, que havia sofrido uma série de pequenos derrames, foi hospitalizado para o tratamento de uma infecção brônquica persistente. Pela manhã, quando foi atendido na ronda matinal da enfermaria, ele não conseguia mais falar, e ainda assim cooperava. Ao final do exame, o médico assistente sugeriu que seria uma boa oportunidade para que os cinco estudantes de medicina e o residente júnior praticassem o exame retal. Embora tenha se submetido passivamente, não ficou claro até que ponto o paciente compreendeu bem o que estava consentindo. Eu era o último desses alunos e não consigo, ou talvez não queira, lembrar se realizei o exame. O que me lembro são as poucas lágrimas que vi rolarem pelo rosto do paciente quando saí de seu quarto.

Claramente, sem algum reconhecimento de quem são e sensibilidade em relação a como eles podem se sentir, os pacientes podem se considerar pouco mais do que sua doença e indefesos diante da objetividade percebida e da indiferença dos profissionais de saúde.

Esperança. A noção de ter esperança é um alvo móvel no contexto de mudanças nas circunstâncias de saúde. Em condições normais, a ideia de esperança está ligada às expectativas futuras de uma pessoa e se baseia na suposição de que haverá um futuro. À medida que a doença se impõe, a esperança deve se reconciliar com o que a doença pode exigir e o que o tempo ainda tem para oferecer.[12,13] Nessas circunstâncias, a esperança é tipicamente a antecipação de um prognóstico favorável, uma resposta robusta ao tratamento ou um alívio significativo e prolongado. A conclusão natural é que seria de se esperar que uma doença avassaladora, *de fato*, obliterasse a esperança. No entanto, esse não é o caso.

Por mais contraintuitivo que possa parecer, apenas uma minoria de pacientes terminais apresenta uma desesperança acentuada. E, no entanto, como isso pode acontecer, diante de um prognóstico que de fato não traz muita esperança? É claro que o significado de esperança vai mudando à medida que as possibilidades de cura começam a desaparecer. Em vez de ser baseada no tempo, a esperança, no final da vida, está intimamente ligada às noções de significado e de propósito. Sem essa esperança, a perda da vontade de viver ou um desejo maior de morrer é muito mais provável.

Num estudo com 196 pacientes com câncer terminal avançado, usamos uma entrevista semiestruturada para avaliar a desesperança e a ideação suicida, juntamente com a aplicação de uma medida-padrão para sintomas depressivos. Descobrimos que a desesperança tem uma correlação mais alta com a ideação suicida do que com o nível de depressão, e que a desesperança é um potente preditor de pensamentos suicidas, além da influência da depressão. Para os profissionais de saúde que atendem às necessidades de pacientes que estão morrendo, a mensagem é clara: a desesperança é um importante marcador clínico de ideação suicida nessa população de pacientes vulneráveis.[14]

> O Sr. G. era um senhor de 68 anos, casado, com uma doença gastrintestinal maligna em estágio terminal. Ele havia decidido recentemente que, em vista de sua doença e da incapacidade de fazer as coisas que antes adorava, preferia morrer rapidamente. Para encorajar esse desfecho, ele fez greve de fome, e acabou sendo internado. Como parte de uma avaliação completa, pediram-me que o visse para uma consulta psiquiátrica. Ele expressou o desejo de morrer ou, como ele disse, de "apertar o botão agora mesmo". Como não preenchia os critérios para depressão grave ou qualquer outro transtorno psiquiátrico evidente, não lhe foram oferecidos psicofármacos. No entanto, ofereceram-lhe a oportunidade de participar da Terapia da Dignidade. Explicaram-lhe que ele poderia registrar seus pensamentos e sentimentos para o benefício de seus familiares sobreviventes, incluindo sua esposa e vários filhos. Antes de deixá-lo, e após os preparativos para retornar no dia seguinte e fazer a gravação, perguntei ao Sr. G. se ele ainda gostaria de "apertar o botão agora". Ele respondeu: "Não, gostaria de fazer isso primeiro".

Assim, parece que um antídoto eficaz para a desesperança é reconectar os pacientes com algo que pode lhes fornecer um senso contínuo de significado e de propósito.

Autonomia/Controle. O grau em que uma pessoa é capaz de realizar várias funções reflete a autonomia ou o controle pessoal. Ao contrário do nível de independência, a autonomia/controle é mediada internamente; ou seja, depende mais do estado de espírito do que do estado do corpo ou da capacidade de realizar tarefas de forma independente. Por exemplo, o paciente que, apesar da paralisia, é capaz de conduzir seu próprio cuidado ou tomar decisões médicas demonstra um nível considerável de autonomia/controle. A matriarca idosa e severa, que, como sua filha descreveu, "com um aceno de seu dedo [do leito do hospital] ainda estava no comando" e era capaz de fazer o restante da família "pular", manteve sua autonomia/controle quase até o último suspiro.

Se a autonomia e o controle não dependem totalmente do nível de independência ou da capacidade funcional, eles podem ser mantidos diante da dependência total? A história do jornalista e escritor francês Jean Dominique Bauby fornece uma resposta afirmativa e comovente. Bauby foi editor da *Elle Magazine*, uma revista feminina de alta-costura. Em 8 de dezembro de 1995, aos 43 anos, ele sofreu um derrame grave, causando o que os neurologistas chamam de síndrome do encarceramento. Trata-se de uma catástrofe neurológica, marcada pela paralisia total e pela incapacidade de se comunicar com o mundo exterior – apesar de estar cognitivamente intacto, o paciente, em essência, está trancado dentro de seu corpo. Depois de vinte dias em coma, ele acordou mudo e paralisado. No entanto, ele conseguia mexer um pouco a cabeça, produzir ruídos guturais e piscar a pálpebra esquerda.

Trabalhando com um fonoaudiólogo, foi desenvolvido um sistema de codificação em que a letra mais utilizada do alfabeto francês correspondia a um piscar de olhos, a segunda letra mais utilizada a dois piscares de olhos e assim por diante. Dessa forma, Bauby foi capaz de "piscar" seu livro de memórias – *O escafandro e a borboleta*.[15] Devido à sua condição, ele precisou compor e editar o livro inteiro em sua mente. Como o título sugere, o livro é metaforicamente sobre um homem preso dentro do peso morto de um sino de mergulho (equipamento semelhante a um escafandro) e os lugares que sua mente, com a agilidade de uma borboleta, é capaz de levá-lo. Por meio da imaginação e da memória, ele é capaz de compartilhar momentos especiais de seu passado, fornecer um vislumbre de sua rica vida de fantasia, oferecer reflexões sobre suas circunstâncias de saúde alteradas e descrever suas reações aos seus nem sempre atentos cuidadores. Publicado na França em 6 de março de 1997, o livro foi recebido com elogios em todo o país. Bauby morreu três dias depois devido a uma insuficiência cardíaca.

Embora a escrita de Bauby seja maravilhosa e suas histórias pungentes sem serem piegas, o mais notável em seu livro é o fato de suas palavras serem um testemunho de sua existência pós-derrame. É como se alguém tivesse caído num poço profundo e escuro; é fácil presumir que ele desapareceu, que não existe mais, que não poderia ter sobrevivido à queda. Então você ouve uma voz e percebe que, embora não esteja ao alcance dos olhos, ele está milagrosamente vivo. Você pode imaginar o choque para a família, os médicos, enfermeiras e auxiliares de saúde quando perceberam que, enterrado dentro daquele corpo aparentemente inerte, Bauby havia sobrevivido à queda? Com cada grunhido, cada gesticulação e, finalmente, pela eloquência de suas palavras, Bauby pôde afirmar: "Eu existo. Eu ainda sou eu."

Hoje é o Dia dos Pais. Até meu derrame, não sentíamos necessidade de encaixar esse feriado inventado em nosso calendário emocional. Mas hoje passamos todo o dia simbólico juntos, afirmando que mesmo um esboço, uma sombra, um pequeno fragmento de um pai ainda é um pai.[15]

O exercício da autonomia é uma evidência tangível da continuidade da existência de alguém. Como o próprio Bauby disse: "Se devo babar, posso também babar em caxemira". Ao encontrar força e coragem para fazer sua voz ser ouvida, Bauby nos ensinou a resiliência da autonomia e como sua sobrevivência tem tanto a ver com fortaleza mental e espiritual quanto com capacidade física conservada.

Aceitação. Dentro do Modelo de Dignidade, a *aceitação* fala da capacidade de adaptação às mudanças nas circunstâncias de saúde. É muito claro que, à medida que a vida avança, as pessoas mudam, assim como suas atitudes e perspectivas. O que parece importante na juventude pode não parecer mais tão urgente conforme envelhecemos. Com o passar dos anos, dependência, sensação de fragilidade ou problemas de saúde antes inimagináveis e totalmente inaceitáveis tornam-se aborrecimentos aos quais devemos nos adaptar. Em nossos estudos, descobrimos que os pacientes mais jovens, mais do que os idosos, são mais propensos a relatar a incapacidade de realizar tarefas da vida diária, problemas relacionados às funções corporais, pensamentos sobre como a vida pode terminar, com preocupações relacionadas ao senso de privacidade, e essa dificuldade de aceitação pode minar o senso de dignidade.[16] Parece que, em geral, os pacientes mais velhos tiveram mais tempo para vivenciar, aprender e se ajustar aos caprichos da vida, sejam eles a necessidade de aceitar ajuda, adequar-se à dependência ou enfrentar a vulnerabilidade e as incertezas. Ao mesmo tempo, a idade e a experiência trazem a percepção de que certas coisas estão além de nosso controle e que a vida pode ser tão imprevisível e indiscriminada ao conceder bênçãos quanto ao atribuir calamidades. Não há explicação para uma mulher de 29 anos, recém-casada e com filhos pequenos, ser diagnosticada com câncer, enquanto sua avó de 89 anos continua participando de atividades comunitárias, nadando quatro vezes por semana numa piscina local e uma de suas poucas queixas são as dores artríticas que pioram um pouco com o tempo frio ou úmido. Nenhum de nós sabe o que o amanhã traz, além de uma consciência cada vez maior de que também somos vulneráveis e a vida é frágil e finita.

A aceitação às vezes é mal interpretada como a necessidade de "estar em paz", quaisquer que sejam as circunstâncias de saúde. Os cuidados paliativos, por exemplo, prestam um desserviço a si mesmos quando alguns de seus profissionais sentem que, para agir corretamente com seus pacientes, a "conversa sobre a morte" precisa acontecer com a mesma frequência que as refeições ou a analgesia. Aceitação é fazer ajustes graduais às mudanças nas circunstâncias da vida, de preferência num ritmo que pode ser tolerado. Desde que não interfira nos cuidados, a negação pode proporcionar aos pacientes o espaço psicológico de que precisam, permitindo que a realidade da deterioração de sua saúde penetre gradualmente, em incrementos mais controláveis. A aceitação muitas vezes vem em pequenas gradações que se aproximam da percepção necessária para tomar decisões informadas sobre a vida e o tratamento.

Anna era uma mulher de 27 anos, recém-casada, com câncer de mama em estágio IV. Ela também era filha única. À medida que sua situação médica piorava e a *iminência* de sua morte se tornava evidente, a própria equipe de saúde teve dificuldades para lidar com algumas questões difíceis que precisavam ser abordadas. O que foi particularmente desafiador, dada a aparente reticência da própria Anna em falar sobre coisas que ela considerava muito perturbadoras. Embora todos concordassem, por exemplo, que a ressuscitação cardiopulmonar seria basicamente uma medida quase inútil, as conversas sobre o estatuto do código ainda não tinham ocorrido. Fui apresentado a Anna com a esperança de que pudéssemos avançar no esclarecimento do que ela sabia, do que queria saber e das decisões que poderia querer tomar ou mandar tomar em seu nome. Na primeira ou na segunda sessão, nós nos conhecemos e estabelecemos um espaço confortável e seguro para conversar. Na terceira sessão, ela usou o termo "coisas assustadoras" referindo-se ao que ela sabia que estava se esforçando muito para ignorar. Às vezes, essa "coisa assustadora" aparecia em seus sonhos e às vezes sentia que ela a arrastava, como uma correnteza, para águas demasiado profundas. Sem nunca usar as palavras "morte" ou "morrer", estabelecemos que, se o coração e os pulmões parassem de funcionar, ela não gostaria que continuassem funcionando artificialmente. A cuidadosa atenção à sua linguagem e às sutis aberturas fornecidas por Anna permitiram que ela transmitisse seus sentimentos, pensamentos e desejos às pessoas que ela amava e que, à sua maneira, sentia que logo deixaria para trás.

Resiliência e espírito de luta. Em sua forma mais básica, a resiliência consiste em ter força interna ou coragem para enfrentar o que vier pela frente. Para alguns, isso significa manter a esperança de um resultado que prolongue a vida, enquanto, para outros, metas limitadas no tempo podem fornecer o estímulo necessário para continuar. Porém, esse tipo de espírito lutador pode ser uma faca de dois gumes. Ainda que o pensamento positivo possa dar aos pacientes a sensação de estarem no controle, às vezes, ele acaba fazendo com que se sintam responsáveis pelos desdobramentos da doença. O fato de não melhorar ou, pior ainda, de continuar a deteriorar pode ser percebido como um fracasso pessoal, fraqueza ou falta de determinação mental para evitar o ataque inflexível do deterioramento da saúde. Para outros, a resiliência tem mais a ver com a tranquilidade de espírito, ou seja, sentir que há uma rede de segurança psicológica ou espiritual que proporcionará uma aterrissagem suave, independentemente do resultado. A confiança percebida e a força dessa rede de segurança variam de pessoa para pessoa. Enquanto um paciente pode dar a impressão de que está desmoronando em resposta a uma ameaça percebida, outro parece encontrar força diante das mudanças nas circunstâncias de saúde.

Para complicar ainda mais as coisas, é preciso força para permitir que a doença penetre nas defesas psicológicas e, assim, deparar-se com a incerteza, a dor e a vulnerabilidade de um futuro desconhecido. Quando a "força" é retratada como falta de vontade ou incapacidade de permitir que os caprichos da doença penetrem na consciência, isso geralmente revela uma posição psicológica fraca. Um dos nossos estudos descobriu que os pacientes terminais que mantêm uma completa negação de seu prognóstico têm maior probabilidade de sofrer de depressão subjacente.[17] A resiliência, assim como o tempo, raramente fica parada. Ela pode flutuar simultaneamente com o próprio curso da doença e é moldada ainda mais pela natureza da rede de apoio, pelo sistema de crenças e pela capacidade de atribuir significado ou propósito à própria existência.

Joan era uma enfermeira aposentada de 58 anos em estágio final de câncer de mama metastático. Nunca se casou, seus relacionamentos mais próximos foram com a irmã, o cunhado e as duas sobrinhas. Durante uma visita à unidade de cuidados paliativos, ela falou sobre sua vida, sua carreira e suas amadas sobrinhas. Joan era uma mulher de profunda fé religiosa. Ela descreveu sua conexão com Deus como um sentimento, não tanto como um escudo, mas sim como uma onipresença reconfortante. Ela ficou chorosa quando questionada sobre seus medos, admitindo que estava preocupada com as indignidades que poderia sofrer quando não fosse mais capaz de se defender sozinha. Consolou-se com o pensamento de que, ao partir deste mundo, a Mão de D-us tomaria sua própria mão e ela não se sentiria sozinha.

Práticas de preservação da dignidade

São comportamentos ou atividades que permitem a pessoa lidar com as mudanças nas circunstâncias de sua vida.

Uma mulher solteira de 40 anos com câncer de mama em estágio IV foi encaminhada para um estudo de psicoterapia em grupo destinado a mulheres com doença avançada. Desde o início, ela achou difícil se envolver nesse tipo de terapia, mostrando uma relutância em se aproximar demais de qualquer um dos membros do grupo. De modo geral, ela sentia que as sessões a deixavam esgotada e muito mais amedrontada, além de irem contra sua tendência de não querer ser identificada como "paciente com câncer". Depois de algumas sessões, ela decidiu que ir para a Europa e "encontrar um amante francês" seria mais benéfico do que frequentar o grupo. Mergulhar na vivência dessa fantasia específica, pelo menos no momento, era melhor para ela do que continuar a terapia.

Viver o momento. A natureza das doenças que ameaçam ou limitam a vida tende a projetar a mente para o futuro. A palavra *prognóstico* deriva do grego *prógnōsis*, que significa "conhecimento prévio",[18] e atesta como a doença força a mente em direção ao futuro, em direção ao conhecimento prévio que pode ser antecipado, mas nunca totalmente conhecido. Esse tipo de olhar para frente é inerentemente humano. No entanto, quanto mais fazemos isso, menos somos capazes de nos concentrar em nosso ambiente imediato, tornando-nos assim amedrontados e menos engajados no presente.

Viver o momento é o que as pessoas fazem quando conseguem evitar o que pode se transformar numa avassaladora "visão do futuro". Aceitar o *aqui e agora* pode proporcionar um enorme conforto, oferecendo momentos de contato humano, amor, celebração, humor, afirmação e, ocasionalmente, até reconciliação. Apesar de um prognóstico limitado, as pessoas não estão dispostas a encarar constantemente essa realidade particular. Viver o momento é uma forma reconfortante de engajamento, e é esse mesmo engajamento que pode transformar a fase terminal num momento de viver, em vez de simplesmente antecipar a morte.

O processo de morrer tem sua própria maneira natural de impor o desengajamento por meio de fadiga avassaladora, do esgotamento de energia, da diminuição dos períodos de vigília e, por fim, do abandono da própria consciência. No entanto, até lá, podem ocorrer oportunidades para momentos de engajamento, e esses momentos – sejam eles banais, profundos ou, na maioria das vezes, algo intermediário – constituem a natureza do capítulo final da vida.

Uma tarde numa unidade de cuidados paliativos traz lembranças de uma infinidade de tais momentos de engajamento.

Uma aborígine idosa, desfrutando de uma agradável visita com seu filho, me conta sobre sua criação e as alegrias de ver seus filhos construindo uma vida boa para si mesmos e suas famílias.

Um marido e a esposa planejam como ele conseguirá se locomover diante da perspectiva de receber alta e voltar para casa naquele mesmo dia. Ela o descreve como um faz-tudo da vizinhança; ele se orgulha de descrever seus vários talentos, que vão de encanamento a carpintaria e conserto de automóveis.

Um irmão e a esposa estão passando uma tarde agradável visitando a irmã com câncer avançado. Até a minha chegada, eles estavam conversando sobre os filhos e o que cada um planeja fazer no ano letivo seguinte. Sua cunhada começa a me contar sobre o talento artístico de minha paciente, e em seguida ela me descreve algumas de suas pinturas mais queridas e quem ela espera que, eventualmente, as tenha. Embora num determinado momento ela mencione que às vezes sente medo e espera encontrar conforto em sua fé "quando chegar a hora". Essa é a única menção à morte que me lembro de ter ouvido durante aquela tarde especial.

Mantendo a normalidade. Para cada um de nós, grande parte da vida cotidiana se enquadra em vários padrões e rotinas. Não que dois dias sejam exatamente iguais, mas há semelhanças que são altamente previsíveis e facilmente reconhecíveis – tomar banho e vestir-se pela manhã, ler o jornal do dia, assistir a um programa de televisão habitual, fazer exercícios, cozinhar, ler, tocar música, trabalhar no escritório, ajudar as crianças com a lição de casa. A lista de atividades é tão variável quanto as pessoas que as incorporam aos padrões de suas vidas. Embora, operacionalmente, muitas delas possam parecer banais ou sem importância, no âmbito psicológico e existencial elas podem ser muito significativas. Manter as rotinas habituais e viver o dia a dia – pelo maior tempo e na medida do possível – são formas de se apegar ao que é familiar e, portanto, não renunciar ao que sabemos e, em última análise, a quem somos.

Um advogado idoso com câncer avançado insistiu, apesar dos protestos de sua família, em dirigir até o escritório todos os dias. Embora não tivesse mais condições de atender os clientes, ele afirmava que se sentia bem o suficiente para examinar vários documentos e participar de discussões jurídicas com colegas mais jovens e mais experientes. Quando não estava mais em condições de dirigir, ele arranjava caronas para ir e voltar do escritório, embora apenas por algumas horas em determinados dias. Sua família continuou a pressioná-lo para que parasse, pois achava que ele estava se esforçando demais e que estava assumindo tarefas que provavelmente aumentariam sua carga de angústia e de responsabilidades. Por fim, quando a situação chegou a um confronto com sua família – especialmente com sua esposa – ele conseguiu explicar que a rotina de ir ao consultório lhe oferecia um descanso da "vocação em tempo integral de ser um paciente". Mesmo reconhecendo que seus dias no escritório estavam contados, manter esse contato, por enquanto, proporcionava uma rotina, que ele via como um pequeno santuário de normalidade.

Buscando conforto espiritual. Assim como a dignidade, o termo *espiritualidade* tem significados diferentes para as pessoas quando elas se aproximam da morte. Para alguns, espiritualidade é sinônimo de religiosidade, com perguntas sobre o bem-estar espiritual e o apoio espiritual, passando facilmente para discussões sobre um poder superior ou divindade, a vida após a morte ou as conexões da pessoa com membros ou líderes de uma determinada comunidade religiosa. Nesses casos, a linguagem da espiritualidade adota pronta e confortavelmente um léxico religioso mais formal, abrindo várias possibilidades para proporcionar conforto e apoio aos pacientes e familiares que assim desejarem.

Em minha experiência, as convicções religiosas não levam necessariamente a modos específicos ou previsíveis de lidar com o fim da vida. Dois exemplos altamente contrastantes ilustram esse ponto. Num caso, uma freira de sessenta e poucos anos, membro de uma ordem religiosa local, estava chegando ao fim de suas opções de tratamento para leucemia. Apesar de estar totalmente ciente de seu terrível prognóstico e de saber que a morte era iminente, ela parecia aceitar totalmente seu destino e estar em paz. Ela expressou profunda fé e absoluta convicção de que seu futuro estava inteiramente nas mãos de Deus. A lembrança de seu semblante pacífico, de sua magnanimidade e de sua graça permanece até hoje, tantos anos depois.

O outro caso é o de um rabino de setenta e poucos anos que estava morrendo de um tumor cerebral primário. Ao longo da vida, ele se dedicara à sua comunidade e aderira fielmente às suas convicções religiosas. Ele era um sobrevivente do Holocausto e havia perdido muitos membros de sua família para as atrocidades nazistas. Perto do final da doença, ele começou a relembrar momentos horríveis de seu encarceramento e pensou nas consequências de seu câncer como uma revitimização. Sua fé inabalável, que por tanto tempo definiu a essência de quem ele era, começou a vacilar nos meses que antecederam sua morte. De alguma forma, ele esperava que uma vida inteira de devoção o protegesse do que ele sentia ser um destino injusto e cruel. A decepção e o medo o levaram a questionar a benevolência de Deus e a injustiça de Seus planos para Seu fiel servo.

Para muitas pessoas, a espiritualidade é compreendida, vivenciada e praticada de formas não religiosas. Embora talvez não acreditem numa divindade, num poder superior ou num ser supremo, os indivíduos que se descrevem como espirituais geralmente têm uma sensação de conexão com coisas além de si mesmos, como a natureza, as ideias, o coletivo humano ou até mesmo o próprio tempo. E, embora essa espiritualidade possa ser difícil de descrever, variando de pessoa para pessoa, muitas vezes ela contém uma qualidade de inspiração, de mistério ou de transcendência que impregna a vida com um senso abrangente de significado e de propósito. Esses dois aspectos da espiritualidade, uma dimensão religiosa e uma dimensão de significado e de propósito, foram examinados por nosso grupo de pesquisa para discernir sua influência nas várias facetas do enfrentamento do fim da vida. Descobrimos que o fato de sentir que a vida tem significado e propósito duradouros parece proteger os pacientes de vários tipos de angústia no fim da vida, inclusive fontes de sofrimento psicológico (por exemplo, ansiedade, depressão, incerteza), físico (por exemplo, não ser capaz de atender às funções corporais, apresentar sintomas fisicamente angustiantes) e existenciais (por exemplo, "não me sentir mais como quem eu era", sentimentos de negócios não concluídos, não se sentir útil ou valorizado).[16]

Talvez o maior desafio na abordagem do cuidado espiritual para pacientes que estão morrendo seja apresentado por aqueles que não expressam nenhum senso de espiritualidade. Nesses casos, o principal obstáculo é, muitas vezes, a linguagem. Como em todas as facetas dos cuidados paliativos, as palavras são poderosas e, dependendo de como as usamos, podem acalmar, magoar ou afastar. Quando se pergunta: "Há algum interesse espiritual do qual você gostaria de receber ajuda?", o secularista fervoroso pode responder por meio de um filtro de total desconexão, equivalente a ser abordado num idioma estrangeiro ou a receber uma cesta de iguarias desconhecidas e indesejadas. Os pacientes que reagem dessa forma podem confundir o termo *espiritualidade* com *religiosidade*, o que faz com que se sintam, na melhor das hipóteses, incompreendidos ("Simplesmente não tenho essa inclinação") ou, na pior das hipóteses, desanimados ou afastados. Portanto, os médicos que desejam perguntar sobre espiritualidade precisam escolher suas palavras com sensibilidade. Evite fazer suposições e ofereça uma introdução que seja a mais ampla e acessível possível. Por exemplo, perguntar: "Há coisas neste momento que dão um significado ou propósito especial à vida?" provavelmente é uma pergunta aberta o suficiente para iniciar um diálogo espiritual sem afastar ninguém. Após essa abertura, os médicos devem prestar muita atenção às pistas e à escolha de palavras do paciente. Em alguns casos, a conversa permanecerá num âmbito secular; em outras vezes, ela pode passar para uma esfera mais religiosa. Conseguir o tom linguístico correto pode ajudar os pacientes a descobrirem uma zona de conforto em que a linguagem ressoa com sua própria visão e orientação particular em relação à espiritualidade e seu lugar em suas vidas.

INVENTÁRIO DA DIGNIDADE SOCIAL

O inventário social da dignidade é definido por meio de suas referências às questões sociais ou dinâmicas de relacionamento que aumentam ou diminuem o senso de dignidade de um paciente. A dignidade tem componentes intrínsecos e extrínsecos. As preocupações relacionadas à doença e o repertório de preservação da dignidade seriam os componentes intrínsecos, delineando, portanto, os fatores físicos, psicológicos e existenciais internalizados que influenciam o senso de dignidade de uma pessoa. O inventário da dignidade social, que se sobrepõe conceitualmente aos componentes extrínsecos da dignidade, refere-se a como outras pessoas e circunstâncias ambientais podem influenciar o senso de dignidade do paciente.[6, 8] Vale a pena ressaltar que a palavra *dignidade* significa "ser digno de honra, respeito ou estima". Além de se considerar digno, esses valores estão sendo atribuídos ou validados externamente? Como o inventário da dignidade social envolve outras pessoas, ele é especialmente importante para definir como a família, os amigos e, é claro, os profissionais de saúde interagem e se comportam em relação às pessoas que estão chegando ao fim da vida. Há cinco elementos no inventário da dignidade social que vamos conhecer a seguir.

Limites da privacidade

A doença se apropria de muitas coisas, e a privacidade está entre suas primeiras vítimas. A partir do momento em que suspeitamos que algo está errado com nosso corpo ou com seu funcionamento, a nossa privacidade diminui. Com doenças mais graves quebrando a privacidade de forma mais abrangente, a exposição ao exame é apenas o começo. Para pacientes que se aproximam do fim da vida, a assistência para tomar banho, vestir-se e ir ao banheiro – o que chamamos de *dependências íntimas* – muitas vezes se torna parte dos cuidados de rotina. Os cuidadores compassivos devem estar sempre atentos ao fato de que, para a pessoa que está recebendo esse tipo de assistência, não há nada de rotineiro nessas concessões necessárias à privacidade.

Doenças graves frequentemente desafiam outros aspectos da privacidade e ultrapassam esses limites de várias maneiras. Para permanecer em suas casas, os pacientes muitas vezes precisam contar com várias formas de assistência para evitar uma internação. Quando os pacientes precisam depender da família, os sacrifícios da privacidade podem ser agravados por uma sensação de ruptura de papéis ou senso do eu alterado. Quando os filhos ou parceiros se tornam cuidadores, não apenas a privacidade é desafiada, mas também o senso de ordem. Isso não significa que essas situações não possam ser negociadas, porém elas exigem uma atenção especial às demandas físicas e existenciais do paciente.

Ser saudável permite que as pessoas gerenciem continuamente o equilíbrio entre contato social e privacidade, em geral de forma bastante independente e com relativa facilidade. A doença perturba essas delicadas modulações, tanto em virtude da energia limitada quanto por meio de várias interrupções sobre as quais os pacientes têm pouca influência, como consultas médicas, horários de atendimento domiciliar e visitas inesperadas. A maioria dos ambientes de assistência médica são associados a muitas interrupções rotineiras e diárias. A nível operacional, a privacidade é obtida evitando as intromissões indesejadas no espaço pessoal, mas as implicações existenciais das violações da privacidade são igualmente importantes. Como muitas outras facetas das doenças, a diminuição da privacidade pode ser sentida como mais uma perda e acentuar a sensação de ter menos controle.

Apoio social

Para contrabalançar a necessidade de privacidade, é preciso atingir um nível ideal de apoio social. A necessidade desse apoio varia de pessoa para pessoa, e geralmente está relacionada com os padrões de conexão social ao longo da vida. A importância do apoio social é tão profunda que os cuidados paliativos como uma disciplina – de acordo com órgãos tão importantes como a Organização Mundial da Saúde e a *International Association for Hospice and Palliative Care* – identificam o paciente e a família (definidos de forma ampla como aqueles que cuidam) como a unidade de cuidados. Em outras palavras, tanto um paciente que está morrendo quanto suas conexões sociais mais importantes são vistos como indivisíveis uns dos outros num modelo holístico de cuidados paliativos. Assim como os limites da privacidade, o apoio social pode ser entendido tanto em termos de sua importância operacional quanto em suas implicações psicológicas e existenciais. Em termos operacionais, as vantagens do apoio social são praticamente ilimitadas. Mãos extras tornam o trabalho mais leve, e o trabalho de lidar com os últimos meses, semanas ou dias da vida é geralmente considerável. O apoio social pode complementar muitas áreas da vida impactadas pela doença. Refeições, cuidados infantis, necessidades de transporte e tarefas domésticas – a lista é tão longa quanto o escopo de atividades e responsabilidades que cada indivíduo assume quando está em bom estado de saúde.

As dimensões psicológicas do apoio social são igualmente importantes, mas talvez sejam mais sutis. Os pacientes com doenças que ameaçam ou limitam a vida geralmente têm medo de serem abandonados. "Será que vou me tornar um fardo muito pesado?" "Minhas necessidades se tornarão muito demandantes?" "Minha doença se tornará repugnante ou assustadora?" "Serei reduzido a uma versão horrorosa de como eu era antes?" Qualquer uma dessas perguntas pode refletir expectativa ou o medo de abandono. Além de sua importância operacional, o apoio social oferece a tão necessária garantia: não vou abandoná-lo. As implicações existenciais do contato contínuo estão intimamente ligadas às implicações psicológicas do apoio social. A meta-mensagem de qualquer forma de contato é: você merece minha atenção e cuidado. A presença, por si só, transmite uma mensagem afirmativa de cuidado contínuo, compromisso, investimento e amor. Qualquer pessoa que já tenha se preocupado sobre qual é a "coisa certa a dizer" a uma pessoa gravemente doente não precisa mais se preocupar. O elemento existencial do apoio social é realizado simplesmente por estar presente.

Tonalidade do cuidado

Em termos simples, refere-se ao tom do cuidado que os profissionais de saúde oferecem aos pacientes ou o tom que os pacientes percebem. Nunca é demais ressaltar a importância desse tom para os profissionais de saúde que desejam oferecer um atendimento que preserve a dignidade, pois denota tudo o que transmitimos aos pacientes, e não somente as nossas palavras. O ideal é transmitir a mensagem muitas vezes pouco expressada e a metamensagem completa no cuidado que preserva a dignidade é: *você é importante.* Como cada paciente é importante, ele merece cuidados que sejam acompanhados de honra, respeito e estima. A tonalidade do cuidado pode ser considerada como o componente da sensibilidade no apoio social, na medida em que ele se manifesta pela presença. Essas conclusões baseiam-se em uma das principais descobertas empíricas de nossa pesquisa sobre dignidade: a forma como os pacientes se sentem percebidos tem uma influência substancial em seu senso geral de dignidade.[6, 8] As implicações para os cuidados de saúde, particularmente nos cuidados paliativos, são profundas.

Em outras palavras, o reflexo que os pacientes veem de si mesmos nos olhos de quem os vê – que é o profissional de saúde – deve confirmar seu senso de dignidade.[19] Dessa forma, nós, que trabalhamos na área da saúde, devemos pensar em nós mesmos, metaforicamente, como um espelho. A cada contato clínico, os pacientes olham para nós procurando um reflexo positivo no qual possam se reconhecer. Se tudo o que eles veem é a doença, podem sentir que a sua essência desapareceu. Quanto menos forem capazes de ver a si mesmos, mais *patienthood* terá eclipsado a sua personalidade. Quando, ao se voltarem para seus cuidadores, os pacientes puderem ver um reflexo que inclua sua personalidade, o cuidado que preserva a dignidade terá sido alcançado.

Há inúmeras maneiras de transmitir a tonalidade do cuidado. Às vezes, é um toque gentil no ombro, um olhar nos olhos; a simples presença pode transmitir uma mensagem de respeito. A mesma mensagem pode ser recebida de maneiras diferentes, dependendo da tonalidade de cuidado que a acompanha. Há uma diferença entre ficar na porta do quarto do paciente ao invés de sentar-se numa cadeira ao lado do seu leito.

Há uma diferença entre evitar constantemente o olhar do paciente ao invés de fazer contato visual. Há uma diferença entre se distrair com o celular, com colegas, com estudantes ou até mesmo com outras obrigações clínicas ao invés de estar totalmente presente e atento ao seu paciente. Chegar a uma tonalidade cuidado positiva geralmente não é uma questão de *mais* tempo, e sim da *qualidade* do tempo passado com o paciente.

Foi uma noite tranquila na unidade de cuidados paliativos. A dra. J., médica residente, estava quase terminando suas rondas na enfermaria. Pouco antes do jantar, ela entrou no quarto do sr. J., um homem de 68 anos com câncer de próstata avançado. Tudo parecia estar em ordem; embora ele estivesse se sentindo bastante fraco e cansado, estava confortável. Durante o encontro, foi entregue a bandeja de refeições, que consistia em uma sopa de caldo ralo, mais uma vez. Tendo ainda alguns minutos, a dra. J. sentou-se ao lado da cama do sr. J. e com a colher ajudou-o a se alimentar. Aparentemente, não houve troca de palavras entre eles. Mas, alguns minutos depois, quando ela estava saindo do quarto, o sr. J. disse: "Não consigo encontrar uma maneira de agradecê-la pelo que acabou de fazer por mim".

Outra maneira de sensibilizar os profissionais de saúde à tonalidade do cuidado é considerar os A, B, C e D do cuidado que preservam a dignidade. Escrevi sobre essa abordagem no *British Medical Journal* no verão de 2007.[20] Em resumo, o artigo defende que todos os profissionais de saúde devem se comprometer com as competências essenciais básicas no cuidado integral, humano e que preserve a dignidade. Essas competências podem ser resumidas no mnemônico A para *attitude* (postura); B para *behavior* (comportamento); C para *compassion* (compaixão); e D para *dialogue* (diálogo).

A *postura* está no cerne da tonalidade do cuidado que preserva a dignidade. De acordo com o Talmud, "não vemos o mundo como ele é. Nós vemos o mundo como nós somos". Da mesma forma, não vemos os pacientes necessariamente como eles são; pelo contrário, nós os vemos como somos. A forma como vemos nossos pacientes e o que pensamos sobre eles são transmitidos por nossa postura em relação a eles. Num estudo com mais de duzentos pacientes que estavam a poucos meses da morte, 87% deles associaram seu senso pessoal de dignidade à noção de serem valorizados e tratados com respeito.[5] Se a postura fosse uma lente, dependendo de sua qualidade e forma, a dignidade determinaria a clareza do que é visto.

O *comportamento* é relacionado à conduta, às ações e aos atos que os profissionais de saúde demonstram em relação aos seus pacientes. Invariavelmente, são manifestações externas de posturas subjacentes que devem transmitir respeito e um sentimento positivo. Um sorriso, um toque, um gesto gentil de qualquer tipo, prestando total atenção e se fazendo presente para cada paciente; pedir permissão para realizar um exame, usar cortinas ou roupas de cama para proteger a privacidade – a lista é interminável e somente é limitada pela decência humana que uma pessoa está disposta a demonstrar à outra.

A compaixão é relacionada a uma profunda consciência e desejo de aliviar o sofrimento de outra pessoa. A compaixão diz respeito aos sentimentos que são evocados no contato com os pacientes, e que moldam a nossa abordagem no atendimento.[21] Assim como a empatia, a compaixão é *sentida*, e não simplesmente processada intelectualmente. Os profissionais de saúde chegam à compaixão por vários meios. Para alguns, a compaixão pode ser parte de uma disposição natural que conduz intuitivamente sua abordagem no atendimento do paciente. Para outros, a compaixão emerge da experiência de vida e da prática clínica. A compaixão pode se desenvolver gradualmente ao longo do tempo, com a percepção emergente de que, assim como os pacientes, cada um de nós é vulnerável e ninguém está imune às incertezas da vida. A compaixão também pode ser cultivada pelo contato com as Ciências Humanas (Filosofia, Ética, História e Religião), com as Ciências Sociais (Antropologia, Psicologia, Sociologia) e com as Artes (Literatura, Teatro, Cinema e Artes Visuais). Cada uma dessas disciplinas pode oferecer uma visão sobre a condição humana e o *pathos* e ambiguidade que acompanham a doença.

O *diálogo* se relaciona à natureza das conversas que ocorrem entre os profissionais de saúde e os pacientes. A prática da medicina exige a troca de informações abrangentes numa parceria cujo ritmo é definido pela coleta, interpretação e planejamento de acordo com novos resultados e detalhes. O diálogo é um elemento essencial na vivência do paciente e do cuidado que preserva a dignidade.[6,8] Em sua forma mais básica, o diálogo deve reconhecer as pessoas como um todo, além da doença em si, e reconhecer o impacto emocional que acompanha a doença. Embora os médicos muito ocupados possam muitas vezes se preocupar, ou talvez racionalizar, que esses tipos de conversas tomarão muito tempo, não precisa ser assim. Dentro da estrutura do cuidado que preserva a dignidade, o diálogo que reconhece a identidade pode ser iniciado de forma simples, dizendo: *Tudo isso deve ser assustador. Só posso imaginar o que você está passando. É natural ficar estressado em momentos como esses.* Uma pergunta que chamamos de pergunta sobre a dignidade do paciente (PDP) e que começamos a estudar é a seguinte: "O que preciso saber sobre você como pessoa para cuidar de você da melhor forma possível?". É difícil imaginar uma área da medicina, em qualquer nível, que não aproveitasse bem a resposta dessa pergunta, já que ela aborda elementos da personalidade que muitas vezes definem o eu central.

O sr. J., um homem aborígine atendido na unidade de cuidados paliativos, respondeu à pergunta sobre a dignidade do paciente. A conversa que isso provocou, que não levou mais do que dez minutos, incluiu as seguintes informações:

Aos oito anos de idade, ele foi afastado de sua família e colocado num colégio interno. Como consequência, foi-lhe negada a oportunidade de estar com sua família e de aprender seu idioma nativo. Devido a essa experiência, ele sempre teve dificuldade para confiar nas pessoas. De fato, mudou-se inúmeras vezes durante sua vida adulta para não deixar ninguém "chegar muito perto" dele. Até hoje ele luta para conseguir confiar nos outros. Ele quer, mas acha difícil. Às vezes, preocupa-se que não lhe contarão toda a verdade ou que as pessoas o vejam como alguém que não mereça verdade. Ele tem medo de figuras de autoridade. "Esse tipo de gente me assusta, mas acho que estou ficando melhor do que eu era."

As profundas revelações que o sr. J. fez são fundamentais para entendê-lo como pessoa. As consequências das suas experiências na infância e como elas moldam sua visão de vida são extremamente importantes diante da experiência de *patienthood*. Sem essas percepções, as necessidades do sr. J. provavelmente não seriam atendidas ou ele poderia se sentir facilmente ofendido devido às suas sensibilidades em relação a figuras de autoridade e ao compartilhamento de informações.

Fardo para os outros

A doença é fundamentalmente uma questão de perda – perda da saúde, perda da função, perda da ilusão de invencibilidade. Essas grandes ou pequenas perdas são cumulativas e podem ser muito traumáticas para os pacientes. Quanto mais as perdas se alinham ou demandam aspectos do eu identificados com a personalidade, mais pesadas elas se tornam. Para o paciente que está morrendo, a pergunta "Eu ainda sou eu?" não é uma meditação intelectual, mas sim uma expressão clara da luta existencial. À medida que as perdas aumentam e o peso se torna esmagador, alguns pacientes podem sentir que não são mais a pessoa que costumavam ser. Em seu extremo, os pacientes podem sentir que não servem mais a nenhum propósito ou função específica e que a vida não tem sentido. Da mesma forma que precisam arcar com suas perdas, eles também temem que os outros precisem suportar o fardo de suas incapacidades, de sua dependência e de sua carência.

O que acontece no cenário existencial da mente do microbiologista que não é mais capaz de trabalhar no seu laboratório? E o piloto de avião que, devido ao tratamento do câncer e às consequentes alterações nos seus sentidos, não pode mais voar? Ou o músico que não consegue mais tocar seu violino porque a cirurgia e as cicatrizes prejudicaram sua destreza? Como terapeuta, já me deparei com cada um desses cenários e inúmeros outros. Embora o paciente muitas vezes pergunte: "O que devo fazer?", a pergunta subjacente e mais profunda é: "Quem sou eu?" Na ausência de uma resposta, ele pode concluir que é uma mera sombra de seu antigo eu, um morto-vivo, um objeto inanimado ou que está apenas ocupando espaço. Esse é, em essência, o pensamento dos pacientes que se sentem um fardo para os outros.

Sentir-se um fardo para os outros equivale a uma condenação existencial. A sociedade ocidental dá grande importância à autonomia individual a ponto de que, quando ela é ameaçada, a identidade fica em risco. Sentir-se um fardo para os outros e desvalorizar a própria vida estão intimamente ligados. Não é de se admirar que quase todos os estudos que examinam a percepção de ser um "fardo para os outros" tenham relatado uma forte associação com a perda da vontade de viver, o desejo de morrer e as solicitações claras de eutanásia ou suicídio assistido.[22,23] Entre os pacientes terminais que realmente se matam, a preocupação de ser um fardo para os outros é quase universal. Esse sentimento também foi associado à qualidade de vida e da paliação em doenças terminais e ao senso de dignidade no final da vida.[24]

Um dos poucos estudos que examinou especificamente o sentimento de ser um fardo para os outros em pacientes que estão morrendo observou sua estreita relação com sintomas existenciais, psicológicos e, em menor grau, físicos, frequentemente observados no final da vida.[24] Em nossos próprios estudos, relatamos que cerca de um quarto dos pacientes terminais possuem um sentimento marcante de ser um fardo para os outros. Esses sentimentos estão altamente correlacionados com a depressão, falta de esperança e qualidade de vida. É importante notar que, longe do esperado, não encontramos uma associação entre a sensação de ser um fardo para os outros e o grau de fraqueza ou dependência.[25] Portanto, parece que o sentimento de ser um fardo para os outros é amplamente mediado pelas respostas psicológicas que a pessoa tem à sua doença. A dependência, por si só, não leva ao sentimento de ser um fardo para os outros, desde que a resiliência psicológica seja mantida. Entretanto, a depressão e o desânimo impõem um filtro por meio do qual a dependência é confundida com perda de valor, carência e o sentimento de ser um fardo. Assim como a autodepreciação, os pacientes que sentem que, devido ao avanço da doença e à debilidade crescente, suas vidas não têm mais significado ou propósito intrínseco, podem presumir que outros os vejam da mesma forma. Os pacientes com doenças avançadas podem, portanto, perceber que suas necessidades se desenvolvem num contexto moldado pela incapacidade de dar algo em troca. Essa percepção da necessidade de receber tendo pouco a dar em troca resume o cenário psicológico do sentimento de ser um fardo para os outros.

Preocupações com o pós-morte

Embora as preocupações com o pós-morte possam ser concebidas como um subconjunto do "fardo para os outros", este último se refere aos fardos resultantes da doença no *aqui e agora*, e não àqueles que os pacientes temem que possam ser impostos após sua morte.[6,8] Como psiquiatra que trabalha com cuidados paliativos, já ouvi muitas vezes pais jovens preocupados com a maneira como sua família vai se virar sem eles. As mães jovens, muitas das quais enfrentam cânceres de mama que limitam a vida, lamentam antecipadamente a possibilidade de não estarem presentes para orientar e prover para os seus filhos em um futuro desconhecido. Talvez o fato de papéis como o de pai ou cônjuge serem centrais e a capacidade da morte aniquilar esses papéis aumentarem a intensidade da angústia, raramente a morte de alguém é um evento que afeta apenas esse indivíduo. A conexão entre os seres humanos significa que a perda é um evento comunitário, impondo-se a todos aqueles que amam, dependem e se preocupam com a pessoa que logo falecerá.

Na maior parte das vezes, lidar com as preocupações do pós-morte consiste em permitir que os pacientes cuidem, da melhor forma possível, das necessidades futuras daqueles que logo ficarão de luto. Embora possa parecer macabro, cuidar dos próprios assuntos, escrever um testamento, e até mesmo fazer os preparativos para o funeral podem ser vistos como formas de cuidar dos entes queridos. Ainda que a experiência da doença possa eliminar várias funções e a energia, ou a habilidade de desempenhá-las, raramente ela elimina a capacidade de se importar com as pessoas e as coisas que tornaram a vida significativa.

As preocupações com o pós-morte também podem ser abordadas de várias outras maneiras – por meio de conselhos, orientações ou instruções. Muitos pacientes que estão se aproximando da morte escrevem uma carta ou uma série de cartas para tentar proteger e salvaguardar o bem-estar daqueles que deixarão em breve. Talvez alguns dos exemplos mais dolorosos e memoráveis dessa situação sejam os pais solteiros que tentam desesperadamente organizar o cuidado de seus filhos, que logo ficarão órfãos. Seu senso de responsabilidade se estende para além do túmulo e as soluções que buscam devem, por definição, transcender de alguma forma o evento de sua própria morte. Nos próximos capítulos, veremos como a Terapia da Dignidade pode ser utilizada para atender às preocupações com o pós-morte.

Referências bibliográficas

1. Van der Maas, P. J., van Delden, J. J., Pijnenborg, L., Looman, C. W. Euthanasia and other medical decisions concerning the end of life. *Lancet*. 1991;338(8768):669-674.
2. Van der Heide, A., Onwuteaka-Philipsen, B. D., Rurup, M. L., et al. End-of-life practices in the Netherlands under the Euthanasia Act. *N Engl J Med*. 2007;356(19):1957-1965.
3. Chochinov, H. M., Wilson KG, Enns M, et al. Desire for death in the terminally ill. *Am J Psychiatry*. 1995;152(8):1185-1191.
4. Chochinov, H. M., Hack, T., Hassard, T., Kristjanson, L. J., McClement, S., Harlos, M. Dignity in the terminally ill: a cross-sectional, cohort study. *Lancet*. 2002;360(9350):2026-2030.
5. Chochinov, H. M., Krisjanson, L. J., Hack, T. F., Hassard, T., McClement, S., Harlos, M. Dignity in the terminally ill: revisited. *J Palliat Med*. 2006;9(3):666-672.
6. Chochinov, H. M., Hack, T., McClement, S., Kristjanson, L., Harlos, M. Dignity in the terminally ill: a developing empirical model. *Soc Sci Med*. 2002;54(3):433-443.
7. Wadensten, B., Ahlstrom, G. The struggle for dignity by people with severe functional disabilities. *Nurs Ethics*. 2009;16(4):453-465.
8. Chochinov, H. M. Dignity-conserving care – a new model for palliative care: helping the patient feel valued. *JAMA*. 2002;287(17):2253-2260.
9. Grumann, M. M., Spiegel, D. Living in the face of death: interviews with 12 terminally ill women on home hospice care. *Palliat Support Care*. 2003;1(1):23-32.
10. Sherman, D. W., Norman, R., McSherry, C. B. A comparison of death anxiety and quality of life of patients with advanced cancer or AIDS and their family caregivers. *J Assoc Nurses AIDS Care*. 2010;21(2):99-112.
11. Erikson, E. H. ed. *Childhood and society*. New York: Norton, 1950.
12. Buckley, J., Herth, K. Fostering hope in terminally ill patients. *Nurs Stand*. 2004;19(10):33-41.
13. Eliott, J. A., Olver, I. N. Hope, life, and death: a qualitative analysis of dying cancer patients' talk about hope. *Death Stud*. 2009;33(7):609-638.
14. Chochinov, H. M, Wilson, K. G., Enns, M., Lander, S. Depression, hopelessness, and suicidal ideation in the terminally ill. *Psychosomatics*. 1998;39(4):366-370.
15. Bauby, J. D. *The diving bell and the butterfly*: a memoir of life in death. London: Fourth Estate, 1997.
16. Chochinov, H. M, Hassard, T., McClement, S., et al. The landscape of distress in the terminally ill. *J Pain Symptom Manage*. 2009;38(5):641-649.
17. Chochinov, H. M., Tataryn, D. J., Wilson, K. G., Ennis, M., Lander, S. Prognostic awareness and the terminally ill. *Psychosomatics*. 2000;41(6):500-504.
18. Merriam-Webster Dictionary. Merriam-Webster Online Dictionary. Springfield, MA: Merriam-Webster Online; 2005. www.Merriam-Webster.com. Accessed on: 18 May 2007.

19. Chochinov, H. M. Dignity and the eye of the beholder. *J Clin Oncol.* 2004;22(7):1336-1340.
20. Chochinov, H. M. Dignity and the Essence of Medicine: The A, B, C & D of Dignity--Conserving Care. *BMJ.* 2007;335:184-187.
21. Schantz, M. L. Compassion: a concept analysis. *Nurs Forum.* 2007;42(2):48-55.
22. Ganzini, L., Beer, T. M., Brouns, M., Mori, M., Hsieh, Y.-C. Interest in physician-assisted suicide among Oregon cancer patients, *Journal of Clinical Ethics.* 2006;17:27-28.
23. Sullivan, A. D., Hedberg, K., Fleming, D.W. Legalized physician-assisted suicide in Oregon – the second year, *New England Journal of Medicine.* 2000;342:598-604.
24. Wilson, K. G., Scott, J. F., Graham, I. D., et al. Attitudes of terminally ill patients toward euthanasia and physician-assisted suicide. *Arch Intern Med.* 2000;160(16):2454-2460.
25. Chochinov, H. M., Kristjanson, L. J., Hack, T. F., Hassard, T., McClement, S., Harlos, M. Burden to others and the terminally ill. *J Pain Symptom Manage.* 2007;34(5):463-471.

2

Trazendo dignidade aos cuidados

É mais importante saber que tipo de pessoa tem uma doença do que saber que tipo de doença uma pessoa tem.
— Hipócrates

Um programa bem-sucedido de pesquisa precisa seguir para qualquer direção que os dados apontem. O Modelo de Dignidade em Pacientes Terminais, ou Modelo de Dignidade, descrito no capítulo anterior,[1] representa a primeira vez que os pesquisadores tentaram estudar minuciosamente o conceito de dignidade do ponto de vista dos próprios pacientes que estão morrendo. Ainda que o conceito não tenha uma definição específica, isso não diminui sua importância como um princípio orientador do cuidado compassivo. Seguir as orientações incorporadas no Modelo de Dignidade pode ajudar a definir as melhores práticas no cuidado daqueles que estão morrendo.

O Modelo de Dignidade em Pacientes Terminais representa o entendimento atual do que pode influenciar o senso de dignidade de um paciente que está morrendo. Cada tema e subtema do Modelo de Dignidade tem uma correlação clínica, sugerindo uma área de atenção que pode ajudar a mitigar o sofrimento dos pacientes que estão se aproximando da morte. Juntas, essas correlações clínicas constituem o que chamei de *cuidados que preservam a dignidade*.[1-2] Conforme descrito anteriormente, o Modelo de Dignidade pode ser dividido em três áreas principais que abordam considerações físicas (preocupações relacionadas à doença), existenciais/espirituais (repertório da preservação da dignidade) e sociais (inventário da dignidade social), cada uma delas relacionada ao senso de dignidade do paciente. O Modelo de Dignidade em Pacientes Terminais não é hierárquico; qualquer um ou mais de seus elementos podem ser aplicados dentro das circunstâncias individuais. Ainda que este livro se concentre na Terapia da Dignidade, especialmente como uma intervenção clínica para abordar questões relacionadas à generatividade e às preocupações com o pós--morte, os médicos devem estar cientes de que todos os outros temas e subtemas do Modelo de Dignidade podem instruir as decisões clínicas e definir caminhos de preservação da dignidade (consulte a Tabela 2).[2-4]

O Modelo de Dignidade em Pacientes Terminais fornece orientações sobre como buscar abordagens terapêuticas visando a dignidade como um resultado viável e alcançável. Seguir as pistas abarcadas no Modelo de Dignidade levou à criação de uma nova psicoterapia individual, agora chamada de Terapia da Dignidade.[2] Vários elementos do Modelo de Dignidade fornecem uma razão para cada faceta dessa terapia, mais facilmente descritas em termos de *forma, tom* e *conteúdo*.

COMO O MODELO INFLUENCIA A TERAPIA DA DIGNIDADE

Forma

Um subtema importante encontrado no Modelo de Dignidade que molda a forma geral da Terapia da Dignidade é a generatividade/legado. Como uma atividade de desenvolvimento, a generatividade se concentra em investir naqueles que viverão além de nós.[5] Levar em consideração a generatividade significa encontrar maneiras de prolongar a própria influência ao longo do tempo em benefício dos outros. Para pessoas com doenças terminais, isso significa estender aspectos de si mesmo até e além da própria morte. Por mais sobrenatural que isso possa parecer, a generatividade pode ser alcançada de várias maneiras simples e concretas. Escrever um testamento, planejar um funeral, deixar uma orientação antecipada ou nomear um procurador para assuntos de saúde são formas de se afirmar a influência e fazer com que a voz de alguém seja ouvida, mesmo quando ela já tiver sido silenciada. Cada uma dessas estratégias de generatividade pode poupar os sobreviventes de tomar decisões equivocadas, e assim, proteger seu bem-estar futuro. O legado aliado à generatividade pode ser tangível ao prolongar e manter a influência e a memória do falecido em benefício dos sobreviventes.

Os profissionais de cuidados paliativos começaram a reconhecer a importância da generatividade, e também que viabilizar manifestações referentes a legado pode atenuar o sofrimento de alguns pacientes e, certamente, de suas famílias. Nos cuidados paliativos pediátricos, por exemplo, os médicos costumam providenciar a impressão da mão de um bebê que esteja morrendo ou convidar a família a guardar uma mecha do cabelo da criança como forma de preservar a memória e criar lembranças tangíveis de uma vida que está se esvaindo.

O subtema generatividade/legado surgiu dentro do domínio de perspectivas de preservação da dignidade do Modelo de Dignidade.[1,2] Para alguns pacientes, o sentimento de que a vida não teve sentido ou que nada de significativo será deixado para trás ameaça seu senso de dignidade. Portanto, uma intervenção tendo generatividade/legado em mente facilita a criação de algo que transcenderá a morte do paciente, ou seja, algo que irá refletir e expressar quem ele era e o que sentia quando ele não estiver mais aqui para fazê-lo.

Tabela 2 Modelo de Dignidade e Intervenções que Preservam a Dignidade para pacientes terminais.

Fatores/subtemas	Questões relacionadas à dignidade	Intervenções terapêuticas
Dúvidas relacionadas à doença		
Sofrimento físico	"Você se sente confortável?" "Há algo que possamos fazer para deixá-lo mais confortável?"	Vigilância no controle dos sintomas Avaliação frequente Cuidados de conforto
Sofrimento psicológico	"Como você está lidando com o que está acontecendo com você?"	Assumir uma postura de apoio Escuta empática Encaminhamento para terapia
Incerteza médica	"Há mais alguma coisa sobre sua doença que você gostaria de saber?" "Você está recebendo todas as informações que considera necessárias?"	Quando solicitado, forneça informações precisas e compreensíveis e estratégias para lidar com possíveis crises futuras
Ansiedade da morte	"Existem coisas sobre os estágios posteriores de sua doença que você gostaria de discutir?"	

(continua)

Trazendo dignidade aos cuidados

Tabela 2 Modelo de Dignidade e Intervenções que Preservam a Dignidade para pacientes terminais (*continuação*).

Fatores/subtemas	Questões relacionadas à dignidade	Intervenções terapêuticas
Nível de independência		
Independência	"Sua doença o tornou mais dependente dos outros?"	Fazer com que os pacientes participem da tomada de decisões, tanto em relação às questões médicas quanto pessoais
Acuidade cognitiva	"Você está tendo alguma dificuldade com seus pensamentos?"	Tratar o *delirium* Quando possível, evitar sedativos
Capacidade funcional	"O que você consegue fazer sozinho?"	Usar órteses, fisioterapia e terapia ocupacional
Repertório da preservação da dignidade		
Perspectivas da preservação da dignidade		
Continuidade do eu	"O que a doença não afetou em você?	Reconhecer e se interessar pelos aspectos da vida do paciente que ele mais valoriza Ver o paciente como digno de honra, respeito e estima
Preservação do papel	"Que coisas você fazia antes de ficar doente que eram mais importantes para você?"	
Manutenção do orgulho	"Do que mais se orgulha em sua vida? E de você?"	
Esperança	"O que ainda é possível?"	Incentivar e fazer com que o paciente participe de atividades significativas, que tenham propósito
Autonomia/controle	"O quanto você se sente no controle?"	Envolver o paciente no tratamento e nas decisões de cuidados
Generatividade/legado	"Como você quer ser lembrado?"	Projeto de vida (por exemplo, gravar áudio/vídeo, escrever cartas, escrever um diário) Psicoterapia da dignidade
Aceitação	"Quão em paz você se sente com o que está lhe acontecendo?"	Apoiar o paciente em seus pontos de vista Incentivá-lo a fazer coisas que melhorem sua sensação de bem-estar (por exemplo, meditação, exercícios leves, ouvir música, orar)

(*continua*)

Tabela 2 Modelo de Dignidade e Intervenções que Preservam a Dignidade para pacientes terminais (*continuação*).

Fatores/subtemas	Questões relacionadas à dignidade	Intervenções terapêuticas
Resiliência/espírito de luta	"Que parte de você está mais forte neste momento?"	
Práticas de preservação da dignidade		
Viver o momento	"Existem coisas que afastam sua mente da doença e lhe trazem conforto?"	Permitir que o paciente participe de rotinas normais ou se sinta confortável com distrações momentâneas (por exemplo, passeios diários, exercícios leves, ouvir música)
Manter a normalidade	"Há coisas que você ainda gosta de fazer rotineiramente?"	
Encontrar conforto espiritual	"Existe alguma comunidade religiosa ou espiritual à qual você está ou gostaria de estar conectado?"	Indicar capelão ou líder espiritual Permitir que o paciente participe de determinadas práticas espirituais e/ou práticas baseadas na sua cultura
Inventário da dignidade social		
Limites de privacidade	"Sua privacidade ou seu corpo são importantes para você?"	Pedir permissão para examinar Cobrir o paciente para proteger e respeitar a privacidade
Apoio social	"Quem são as pessoas mais importantes para você?" "Quem é seu confidente mais próximo?"	Regras liberais para visitação, e acompanhantes Recrutar uma ampla rede de apoio
Tonalidade dos cuidados	"Existe alguma coisa na maneira como você é tratado que esteja minando seu senso de dignidade?"	Tratar o paciente como digno de honra, estima e respeito; adotar uma postura que transmita isso
Fardo para os outros	"Você se preocupa em ser um fardo para os outros?" "Se sim, para quem e de que maneiras?"	Incentivar discussão aberta sobre essas preocupações com aqueles para os quais eles se consideram um fardo
Preocupações com o pós--morte	"Quais são suas maiores preocupações com as pessoas que você deixará para trás?"	Incentivar a resolução de assuntos pendentes, a preparação de diretivas antecipadas, fazer testamento, planejar funeral.

Por motivos que serão detalhados nos próximos capítulos, o texto escrito é um meio ideal de generatividade/legado. Portanto, a Terapia da Dignidade[1,3,6] envolve a criação de um documento – cuidadosamente construído e editado – contendo o que os pacientes gostariam que fosse lido pelas pessoas que eles estão prestes a deixar para trás. Esse instrumento, o *documento de legado*, é um componente vital da Terapia da Dignidade. Sua importância é dupla: em primeiro lugar, ele transmite um sentimento de profunda consideração pelas revelações que os pacientes compartilham no momento da Terapia da Dignidade; e, em segundo lugar, garante que tudo o que for dito será registrado e preservado para a posteridade.

Tonalidade

O termo *dignidade* significa "ser digno de honra, respeito e estima".[7] Dessa forma, a Terapia da Dignidade deve transmitir respeito e um tom de positividade sincera para cada um de seus participantes. Enquanto a *generatividade* tem uma qualidade etérea relacionada a algum momento no futuro, a *tonalidade* da Terapia da Dignidade precisa ser vivenciada no aqui e agora. O cuidado, incluído no Inventário da Dignidade Social, é o subtema do Modelo de Dignidade que mais claramente influencia o tom da Terapia da Dignidade.[2]

Nossos estudos mostraram que a tonalidade do cuidado, ou o *tom na forma de cuidar*, influencia o senso de dignidade do paciente. Um dos nossos primeiros estudos, publicado na revista *The Lancet*,[8] relatou que a aparência, ou *como os pacientes se sentem ao serem vistos* por seus profissionais de saúde é o indicador mais importante do senso de dignidade. É razoável inferir que essas percepções, em grande parte, são baseadas na tonalidade do cuidado, que garante a dignidade e refere-se às diversas maneiras pelas quais os profissionais de saúde transmitem apreço, respeito e gentileza aos seus pacientes. Pode ser um toque gentil, reservar um tempo para sentar ao lado do leito ou até mesmo as sutilezas da linguagem corporal que transmitem a mensagem: *Você é uma pessoa completa e merece meu tempo, meu respeito e meu cuidado.* Os profissionais da Terapia da Dignidade devem estar sempre atentos à tonalidade de seu cuidado e à influência que ela exerce sobre os pacientes. Nem mesmo um documento de legado bem editado, preciso e completo é capaz de reparar uma experiência de Terapia da Dignidade em que as preferências, histórias, experiências e revelações dos pacientes não foram tratadas com respeito.

A tonalidade do cuidado que deve caracterizar a Terapia da Dignidade é muito semelhante ao da Terapia Centrada no Paciente (TCC), de Carl Rogers.[9] Rogers descreveu três atitudes essenciais para os terapeutas da TCC, incluindo genuinidade, consideração positiva incondicional e compreensão empática. Genuinidade refere-se à capacidade dos terapeutas de se mostrarem como pessoas reais e autênticas, sem se esconderem atrás de uma fachada profissional de impessoalidade. Consideração positiva incondicional significa que o terapeuta aceita o paciente por inteiro, demonstrando um cuidado consistente e sem julgamentos. Os terapeutas demonstram compreensão empática quando se conectam com seus pacientes e os valorizam por meio da escuta atenta e sendo sensíveis ao que os pacientes dizem. Cada uma dessas posturas é útil para o terapeuta da dignidade. Os terapeutas precisam demonstrar um interesse genuíno por cada um de seus pacientes e pelo que eles têm a dizer, precisam demonstrar consideração positiva incondicional pelos pacientes sem julgamentos morais, e precisam ser empáticos para se conectarem com seus pacientes e fornecer acolhimento.

O tom é mais fácil de se observar ou sentir do que de se descrever. Todavia, nunca será demais ressaltar a sua importância. Os terapeutas tentam discernir o que os pacientes pensam ou sentem, enquanto estes tentam ler as pistas sutis exibidas pelo terapeuta. *Sou um paciente participativo? Você está interessado no que tenho a dizer? Estou fazendo isso do jeito certo? Como minha história se compara às outras que você já ouviu?* Se os pacientes sentirem que de alguma forma estão falhando ou decepcionando o terapeuta, a experiência da revelação pessoal será percebida como agressiva, ou talvez até humilhante, levando rapidamente ao desencanto e ao desengajamento terapêutico. Os terapeutas devem ser parceiros genuínos e entusiasmados no esforço colaborativo necessário para que a Terapia da Dignidade seja um sucesso. Portanto, eles devem sempre se lembrar de que cada um tem uma história importante e única para contar. O interesse fingido é muito perceptível e nada é mais encorajador para um contador de histórias do que um ouvinte engajado.

Conteúdo

O Modelo de Dignidade também fornece pistas vitais sobre como moldar o conteúdo da Terapia da Dignidade,[1,2] que é facilitada por uma série de perguntas (veja o Capítulo 3) sobre temas que derivam das perspectivas de preservação da dignidade e das preocupações com o pós-morte. As perspectivas de preservação da dignidade contêm os subtemas continuidade do eu, preservação do papel, manutenção do orgulho, esperança (entendida, com base na análise qualitativa, como senso de significado ou de propósito) e autonomia/controle. Cada um desses subtemas representa um aspecto da estrutura ou da perspectiva psicológica e existencial que tem relação com o senso de dignidade do paciente, e que ressoa com o senso do eu central. Assim, a estrutura de perguntas da Terapia da Dignidade foi projetada para obter informações que destacam a importância dessas áreas e convida os pacientes a abordar aquelas que eles consideram mais proeminentes ou significativas.[2,3,10]

As preocupações com o pós-morte também influenciam o conteúdo da Terapia da Dignidade, permitindo que os pacientes antecipem questões que podem surgir após a sua morte. Talvez haja instruções específicas que eles queiram deixar, ou palavras de sabedoria ou conselhos que gostariam de compartilhar com determinadas pessoas. Estar atento às preocupações com o pós-morte significica oferecer aos pacientes oportunidades apropriadas para abordar esses assuntos delicados e, muitas vezes, pungentes de questionamento.[2,3,10,11]

REVELAÇÃO DA TERAPIA DA DIGNIDADE

A confluência de forma, tonalidade e conteúdo levou à criação de uma nova psicoterapia individualizada, especialmente destinada a pacientes que estão chegando ao final da vida. Chamamos essa psicoterapia de Terapia da Dignidade, uma vez que cada elemento dessa abordagem terapêutica se baseia no Modelo de Dignidade em Pacientes Terminais.[1,2] Em suma, os pacientes da Terapia da Dignidade são convidados a participar de conversas que abordam questões ou memórias que consideram importantes ou que desejam registrar para o bem de entes queridos que eles deixarão.[2,3] Para garantir a generatividade, as conversas são gravadas em áudio e transcritas. Assim, a terapia resulta na criação de algo que durará; algo cuja influência se estenderá para além da morte do paciente, para ser ouvido pelas próximas gerações. O papel do terapeuta, além de orientar e possibilitar o processo, é impregnar a interação terapêutica de dignidade; isso significa que os pacientes devem se sentir aceitos, valorizados e honrados.

O primeiro indício de que a Terapia da Dignidade poderia ser uma intervenção viável e um cuidado paliativo especial surgiu com o primeiro participante do estudo. Os detalhes de sua história não serão contados aqui,[12] mas o fato de ele ter decidido que a vida ainda valia a pena ser vivida, "pelo menos até que ela [a terapia da dignidade] esteja concluída", foi um início auspicioso para os estudos clínicos da Terapia da Dignidade. A promessa inicial foi um sucesso para a obtenção de financiamento de pesquisa, com apoio da *American Foundation for Suicide Prevention, the National Cancer Institute of Canada e o Canadian Institutes for Health Research.*

Durante o primeiro estudo clínico realizado entre 2001 e 2003, a ideia da Terapia da Dignidade entrou na literatura com um artigo intitulado *"Dignity Conserving Care – A New Model for Palliative Care"* (Cuidados para conservação da dignidade – um novo modelo para cuidados paliativos). Este artigo, publicado em 1º de maio de 2002 no *Journal of the American Medical Association*,[2] fornece uma explicação detalhada do Modelo de Dignidade em Pacientes Terminais e apresenta aos leitores o sr. S., que foi um participante da Terapia da Dignidade. Este senhor tinha 62 anos e câncer primário de pulmão quando, 18 meses antes, havia sido diagnosticado com metástases no fígado, cérebro e glândulas suprarrenais. Ele também havia desenvolvido uma fraqueza grave nas extremidades superior e inferior esquerdas, e era incapaz de suportar peso. Ele interrompeu o uso de esteroides devido aos efeitos colaterais desagradáveis e completou um tratamento de duas semanas com antibióticos para pneumonia. Seus sintomas, incluindo falta de ar, convulsões, constipação e agitação ocasional, eram relativamente bem controlados. Em seus últimos momentos, o foco de seu tratamento passou a ser os cuidados para o seu conforto.

O sr. S. aproveitou a ocasião de sua Terapia da Dignidade para contar várias dificuldades enfrentadas no início da vida em sua família adotiva.[2] Infelizmente, ele nunca teve um senso de pertencimento, o que o levou a um comportamento crônico de autoaversão, relacionamentos caóticos, inúmeros percalços profissionais e uma série de vícios. Esse caminho autodestrutivo foi milagrosamente interrompido quando ele conheceu a mulher que se tornou sua esposa. Como resultado do amor deles e da cura promovida, ele foi resgatado do abuso de drogas, do alcoolismo e, por fim, de si mesmo. Para o sr. S., a Terapia da Dignidade proporcionou a oportunidade de agradecer a sua esposa por tê-lo "salvado", e a oportunidade de deixar uma história de esperança para qualquer pessoa que esteja seguindo um caminho semelhante e destrutivo. "Poder ler suas palavras será uma forma de me ajudar a lembrar e pensar nele. Nem sempre eu o entendia, porque ele era um espírito livre e eu era a preocupada. Talvez eu não tenha confiado em Deus o suficiente. Estou feliz por ter suas palavras para me confortar", comentou a sra. S ao receber seu documento de legado.

A PUBLICAÇÃO DO PRIMEIRO ESTUDO CLÍNICO

Em agosto de 2005, os resultados do primeiro estudo clínico da Terapia da Dignidade foram publicados no *Journal of Clinical Oncology*.[10] Um editorial de Betty Ferrell o saudou como um "grande avanço" para os cuidados paliativos.[13] No estudo, a Terapia da Dignidade foi oferecida a todos os pacientes cadastrados para receber serviços de cuidados paliativos que atendiam, *a priori,* todos os critérios de elegibilidade, em Perth, na Austrália, e em Winnipeg, no Canadá. Na Austrália, os pacientes foram recrutados no *Silver Chain Hospice Care Service* e no *Cancer Council Centre for Palliative Care Cottage Hospice*. No Canadá, eles participavam do *Winnipeg Regional Health Authority Palliative Care Program*. Tanto em Winnipeg quanto em Perth, os programas de cuidados paliativos oferecem uma grande variedade de serviços de internação e ambulatoriais.

Para participarem do estudo, os pacientes precisavam ter uma doença terminal com expectativa de vida não superior a 6 meses, ter no mínimo 18 anos de idade, falar inglês, estar dispostos a se comprometer com três a quatro contatos durante aproximadamente 7 a 10 dias, estar cognitivamente preservados e serem capazes de dar consentimento verbal e escrito. Para avaliar a eficácia da Terapia da Dignidade, foi pedido a todos os participantes o preenchimento de questionários que mediam uma ampla gama de questões físicas, psicológicas e existenciais, incluindo depressão, dignidade, ansiedade, sofrimento, desesperança, desejo de morte, suicídio, sensação de bem-estar, qualidade de vida e vontade de viver. Uma vez preenchidos os questionários, os pacientes participavam da Terapia da Dignidade.[10] Foi pedido que gravassem o que era mais importante para eles, inclusive o que gostariam de dizer às pessoas mais próximas (o protocolo e as técnicas específicas usadas para facilitar essas discussões estão descritos nos próximos capítulos).

Num período de dois anos, 100 pacientes concluíram o estudo, divididos igualmente entre a Austrália e o Canadá. A maioria deles tinha câncer avançado, em estágio final, com uma sobrevida média de 51 dias a partir do primeiro ponto de contato até o momento da morte. Dos 100 pacientes que concluíram o estudo, 91 relataram estar satisfeitos ou muito satisfeitos com a Terapia da Dignidade; 86 relataram que a intervenção foi útil ou muito útil; 76 indicaram que a Terapia aumentou seu senso de dignidade; 68 indicaram que a Terapia da Dignidade aumentou seu senso de propósito; 67 indicaram que aumentou seu senso de significado e 47 participantes indicaram que a Terapia da Dignidade aumentou sua vontade de viver. Uma mulher de 62 anos com câncer de mama metastático chegou a dizer: "Vejo [a participação nesse estudo] como uma das razões pelas quais estou viva". Dos pacientes que concluíram a Terapia da Dignidade, 81 relataram que ela já havia ajudado ou ajudaria sua família.[10]

Os participantes usaram a Terapia da Dignidade de várias maneiras. Para alguns, ela ofereceu a possibilidade de declarar seu amor por amigos e familiares, enquanto para outros houve manifestações de arrependimento. Para a maioria dos pacientes, a Terapia da Dignidade foi uma oportunidade para contar memórias de eventos especiais da vida e momentos de celebração ou de tragédia; muitas vezes esses foram momentos que mudaram, definiram ou moldaram suas vidas. Muitos pacientes levantaram questões relacionadas ao tema da generatividade. Por exemplo, uma mulher de 36 anos que estava morrendo de câncer de mama metastático disse: "Estou muito feliz por ter participado desse projeto. Ele ajudou a colocar minhas lembranças, pensamentos e sentimentos em perspectiva, ao invés de todas as emoções confusas que passam pela minha cabeça. O mais importante é que posso deixar uma espécie de "imagem" de mim mesma para meu marido, meus filhos, minha família e meus amigos". Para outros pacientes, a Terapia da Dignidade ofereceu uma chance de reafirmar seu senso de autoestima. Uma mulher de 49 anos com câncer de mama em estágio terminal declarou: "A Terapia da Dignidade foi uma experiência adorável. Colocar no papel o que eu pensava ser uma vida monótona e entediante realmente abriu meus olhos para o quanto eu realmente fiz".[10]

Outra paciente, uma mulher de 61 anos com câncer retal recorrente, compreendeu a essência da esperança que se vincula às questões de significado e propósito: "Essa experiência me ajudou a mergulhar em mim mesma e a ver mais significado na minha vida. Estou realmente ansiosa para compartilhá-la com minha família. Não tenho dúvidas de que será esclarecedor para eles". A esposa de um homem de 72 anos com câncer de pulmão em estágio terminal descreveu a transcrição como "magnífica", indicando que seu marido "queria contribuir. A entrevista deu a ele uma 'segunda chance' de fazer algo para ajudar".[10] Considerando que se sentir como "um fardo para os outros" pode ser existencialmente incapacitante para os pacientes,[8,14] oferecer uma oportunidade de criar significados e propósitos para ajudar os pacientes a sentir que a vida pode ser mais do que mera existência pode ser um alívio para o espírito. Os profissionais de saúde devem tomar nota dessas oportunidades e usar cada encontro clínico como uma chance de reconhecer, reforçar e, quando possível, reafirmar a identidade dos pacientes sob seus cuidados.[15] Nesse estudo,[10] indicadores de sofrimento e de depressão também apresentaram melhorias significativas. Os indicadores de dignidade, desesperança, desejo de morte, ansiedade, vontade de viver e suicídio apresentaram mudanças favorecendo a melhora. Os pacientes que inicialmente relataram mais desespero também tiveram maior probabilidade de se beneficiar da Terapia da Dignidade. Os pacientes que consideraram a Terapia da Dignidade útil tiveram uma probabilidade muito maior de relatar que suas vidas tinham significado, um maior senso de propósito e de vontade de viver e que sofriam menos. Aqueles que acreditavam que a Terapia da Dignidade havia ajudado ou ajudaria suas famílias tinham uma probabilidade muito maior de sentir a vida como significativa e com propósito, e de relatar maior vontade de viver e menos sofrimento. Essa é uma daquelas descobertas instigantes quando uma percepção, vinda de uma perspectiva de fim de vida, reflete uma verdade essencial que ressoa em todo o ciclo da vida humana. As pessoas que são capazes de proteger o bem-estar, em alguma medida, de algo ou de alguém com quem se importam, têm maior probabilidade de abraçar a vida e seu senso de significado e de propósito. É uma verdade que se mantém ao longo da vida e, de acordo com os dados, mesmo no fim dela.[10]

A justificativa para muitas intervenções de cuidados paliativos é tornar o paciente menos consciente de seu sofrimento. Embora a analgesia não elimine a origem da dor física, ela elimina efetivamente a sensação de dor. A Terapia da Dignidade, no entanto, tenta lidar com a dor emocional focando na sua origem. Ela tenta reforçar um senso de significado e de propósito, ao mesmo tempo em que reforça um senso contínuo de valor dentro de uma estrutura de apoio, de carinho e de acessibilidade, mesmo para aqueles que estão próximos da morte. Os benefícios da Terapia da Dignidade e sua viabilidade como uma intervenção de fim de vida foram totalmente confirmados pelos resultados desse primeiro estudo.[10]

E AS FAMÍLIAS?

Assim como os pacientes, as famílias são profundamente afetadas pela experiência da perda antecipatória e da morte iminente. O sofrimento do paciente e da família muitas vezes se sobrepõe, pois os entes queridos geralmente vivenciam de forma indireta o sofrimento do paciente. O campo dos cuidados paliativos agora inclui as famílias e os pacientes como uma unidade de cuidado. Por isso, os profissionais de cuidados paliativos se esforçam para melhorar a qualidade de vida não só das pessoas que se aproximam da morte, como também daquelas que em breve irão lamentá-las. Ainda que a experiência vivida por pacientes e familiares seja muito diferente, há algumas áreas interessantes de sobreposição. A perda é um denominador comum, assim como algumas das dinâmicas críticas relacionadas à dignidade. Para os pacientes, a perda da dignidade, o senso de identidade e as noções de autoafirmação estão entrelaçadas. Assim como os pacientes, as famílias sofrem quando sentem que seus entes queridos foram reduzidos a "o que eles têm" em vez de "quem eles são". Portanto, a mesma dinâmica que mina o senso de dignidade dos pacientes é capaz de causar sofrimento aos membros da família também. Sendo assim, os fatores que afirmam a dignidade do paciente geralmente têm um efeito semelhante nas famílias.

Para explorar a influência da Terapia da Dignidade nas famílias, conversamos com os destinatários dos documentos de legado da Terapia da Dignidade 9 a 12 meses após a morte de seus entes queridos.[16] Esse período foi escolhido para permitir a superação das fases agudas do luto e, ao mesmo tempo, gerar uma recordação precisa, dada a proximidade da perda. Dos 100 pacientes que concluíram o estudo de Fase I da Terapia da Dignidade descrito anteriormente, 60 familiares forneceram um retorno sobre sua experiência com essa intervenção. Esse grupo consistia principalmente de cônjuges e filhos adultos. Assim como no caso dos pacientes, os dados dos familiares desse estudo confirmaram de forma esmagadora os benefícios dessa nova abordagem terapêutica; 95% dos familiares sentiram que a Terapia da Dignidade ajudou seu ente querido. Uma filha fez a seguinte observação: "Mamãe era extremamente fechada emocionalmente e tinha grandes dificuldades para expressar seus sentimentos. A Terapia da Dignidade deu a ela uma oportunidade de fazê-lo sem se sentir vulnerável". Entre os familiares, 78% relataram que a Terapia da Dignidade aumentou o senso de dignidade de seus entes queridos e 72% relataram que ela melhorou o senso de propósito do paciente. Uma filha descreveu a experiência de seu pai da seguinte forma: "Ele tinha algo a dizer, queria ser ouvido, queria passar uma mensagem de esperança. A terapia o ajudou a encontrar valor no que havia feito e a se lembrar de quem ele era". Dos familiares, 65% sentiram que a Terapia da Dignidade ajudou seu ente querido a se preparar para a morte; essa mesma proporção também indicou que a Terapia da Dignidade foi tão importante no cuidado paliativo quanto qualquer outro aspecto do cuidado do paciente. Para uma intervenção curta, individualizada e não farmacológica, essa descoberta é bem surpreendente.

Os benefícios da Terapia da Dignidade foram expressos pelos familiares de várias maneiras.[16] Alguns sentiram que ela confirmou o senso de propósito e a sensação de ter vivido uma vida que valeu a pena para seu ente querido. Uma filha observou: "Ler o documento deu à minha mãe um senso de realização. Acredito que lhe deu uma maneira tangível de olhar para trás e ver uma vida bem vivida". Muitas famílias relataram que a ideia de deixar algo para trás teve uma ressonância especial para o ente querido que partiu. Uma mulher disse o seguinte sobre seu falecido marido: "Ele sentiu que nossos netos, incluindo o mais novo que infelizmente ele não conheceu, teriam uma ideia de sua vida e do que ele havia conquistado". De forma semelhante, um familiar ressaltou como "[a Terapia da Dignidade] legitimou a sua vida e ofereceu uma oportunidade de colocar no papel o que você espera que seja seu legado".[16]

Os familiares também sentiram que a Terapia da Dignidade influenciou no seu luto e na sua adaptação à perda: 78% dos membros da família relataram que o documento de legado não só os ajudou em seu período de luto, como também foi uma fonte de conforto para eles e para outros membros da família. Uma filha disse o seguinte: "Eu diria que foi mais útil do que qualquer aspecto do luto. Me ajudou a superá-lo. A família e os amigos são certamente um apoio, mas através do documento minha mãe também pôde me dar apoio". Outra filha descreveu como "algo em que eu me agarrei no momento da morte do papai e que tornou a vida e os jeitos do papai vivos e eternos". Resumindo os benefícios tanto para os pacientes quanto para as famílias, um familiar disse o seguinte: "Acho que a Terapia da Dignidade realmente o ajudou a sentir que estava fazendo algo útil e a conseguir deixar para trás uma parte de si mesmo. O que, por sua vez, ajudou a mim e às crianças, pois receber suas palavras foi quase como receber um presente especial que podemos ter para toda a vida".[16]

Ainda que a maior parte dos comentários das famílias tenha sido positiva, é importante ressaltar que três destinatários dos documentos de legado se sentiram insatisfeitos. Um deles era uma esposa preocupada com o fato de que alguns materiais contidos no documento poderiam ser ofensivos para os irmãos de seu marido.[16] O protocolo é extremamente rigoroso na proteção contra esse tipo de ocorrência, mas, nesse caso, alguém que não tinha permissão para acessá-lo encontrou o documento. Os outros exemplos de insatisfação se referem ao sentimento de que o documento não registrava com precisão quem a pessoa realmente era. Para evitar a criação de uma distorção do participante (algo a que os profissionais da Terapia da Dignidade devem estar sempre atentos), critérios de exclusão, como confusão, depressão acentuada ou simplesmente estar doente demais para dar respostas ponderadas e significativas, devem ser cuidadosamente avaliados e aplicados. É interessante notar que alguns familiares estavam presentes durante a Terapia da Dignidade; entretanto, nenhum dos insatisfeitos estava presente ou participou do processo terapêutico[16]. Em nossa experiência, a presença de um membro da família pode oferecer garantia de qualidade, assegurando que as respostas sejam consistentes com quem o paciente é. Os familiares também podem oferecer sugestões que podem estimular ou facilitar revelações significativas e completas.

EVIDÊNCIA CAMPEÃ

O *status quo* é difícil de ser mudado. Isso é uma verdade em muitas áreas da vida, especialmente na medicina. É difícil deslocar práticas comumente adotadas e a mudança só ocorre diante de evidências novas e convincentes. Quando se trata de cuidado humanizado e de como os pacientes são tratados, desconstruir o *status quo* pode ser muito desafiador. A medicina se tornou tão focada tecnológica e biologicamente que a maneira como nos comportamos em relação aos pacientes é vista como algo incidental – as sutilezas do cuidado, por assim dizer, têm pouco ou nada a ver com o cuidado em si. Normalmente, o comportamento dos médicos é intuitivo, baseado em características individuais da personalidade e, em alguns casos, moldado pela abordagem de mentores prévios. Às vezes isso funciona; outras vezes, não.

Nossa própria pesquisa sobre a dignidade demonstrou, *empiricamente*, que a maneira como os profissionais de saúde, incluindo os médicos, se comportam em relação aos pacientes – sua capacidade de reconhecê-los como pessoas inteiras – é um poderoso mediador da satisfação do paciente e da família.[8,12] O que certamente valida o famoso aforismo de Francis Peabody: "O segredo do cuidado com o paciente está em cuidar do paciente".[17] No entanto, não é segredo para ninguém que os aspectos psicossociais do cuidado são frequentemente negligenciados e até mesmo considerados fora do alcance da medicina. Por mais convincente que tenha sido o primeiro estudo da Terapia da Dignidade, sua capacidade de influenciar o cuidado do paciente e mudar a prática entre empiristas fervorosos pode ser limitada. Afinal, um estudo de fase I não testa uma intervenção *versus* um grupo controle. Pode-se argumentar que a mera presença de uma pessoa empática pode ter sido o único elemento benéfico da Terapia da Dignidade. Embora a robustez e a pungência dos dados sugiram o contrário, para alguns, só um estudo controlado randomizado merece atenção ou influencia a prática.

Com base nos dados da fase I da Terapia da Dignidade, nosso grupo de pesquisa recebeu fundos do *National Institutes of Health*, com sede em Bethesda, Maryland. Entre 2004 e 2008, com colegas de Perth, Austrália, liderados pela Dra. Linda Kristjanson, e da cidade de Nova York, liderados pelo Dr. William Breitbart, realizamos um estudo controlado e randomizado em três países e em três grupos. Os participantes eram elegíveis se tivessem uma expectativa de vida de 6 meses ou menos e estivessem registrados no programa de cuidados paliativos afiliado ao local de recrutamento específico. Os participantes também precisavam ter 18 anos de idade ou mais, ser capazes de se comprometer com três a quatro contatos durante cerca de 7 a 10 dias e serem capazes de fornecer consentimento por escrito. Assim como em nosso estudo de fase I, os participantes eram excluídos se estivessem com problemas cognitivos, se não estivessem bem o suficiente para cumprir os requisitos do protocolo ou se não soubessem falar inglês.

Depois de o estudo ter sido explicado e com o consentimento obtido, os participantes foram designados aleatoriamente para um dos três grupos de estudo:

Terapia da Dignidade, conforme descrita anteriormente.

Cuidado Centrado no Paciente (CCP): Os participantes randomizados para esse grupo foram convidados a participar de uma conversa sobre as questões sobre o aqui e agora. Para manter essas conversas dentro de parâmetros específicos, os participantes foram questionados sobre sua doença, os sintomas associados e as medidas tomadas para deixá-los mais confortáveis. Ao contrário da Terapia da Dignidade, o CCP não explorou temas relacionados a significado e propósito, nem resultou na criação de um documento de legado. O objetivo principal desse grupo de estudo foi replicar a frequência e a quantidade de contatos que os pacientes tiveram com um entrevistador empático, controlando, assim, o efeito do aumento da atenção.

Tratamento padrão: Os participantes designados para o tratamento padrão tiveram acesso a toda gama de serviços de suporte de cuidados paliativos disponível para todos os pacientes não incluídos no estudo. Eles foram analisados com todos os indicadores psicológicos de referência e, 7 a 10 dias depois (o período que se aproximava do primeiro e do último contato dos participantes nos outros dois grupos de estudo), todos os indicadores de estudo adicionais foram aplicados e cumpridos.

Esse estudo utilizou uma ampla gama de indicadores padrão, incluindo a Escala de Bem-Estar Espiritual (FACIT-Sp);[18] o Inventário da Dignidade do paciente;[19] a Escala de Ansiedade e de Depressão Hospitalar;[20] e vários itens da entrevista estruturada para sintomas e preocupações,[21] incluindo dignidade, desejo de morte, sofrimento, desesperança, depressão, ideação suicida e senso de fardo para os outros. Também foi aplicado um indicador padrão de sofrimento de sintomas físicos (Edmonton Symptom Assessment Scale)[22]. Em razão das dúvidas sobre os baixos níveis iniciais de sofrimento, uma pesquisa pós-estudo, idêntica em todos os três grupos, foi aplicada a todos os participantes do estudo.

Em agosto de 2011, nosso grupo de pesquisa publicou suas descobertas na *Lancet Oncology*: 326 pacientes com prognóstico terminal foram randomizados em três condições de estudo. Devido aos baixos níveis iniciais de sofrimento, não foram observadas diferenças significativas nos indicadores pré e pós-estudo em nenhum dos grupos. No entanto, a pesquisa pós-estudo revelou diferenças marcantes entre os três grupos do estudo. Os pacientes relataram que a probabilidade de a Terapia da Dignidade ter sido útil para a família, melhorado a qualidade de vida, aumentado o senso de dignidade, mudado a forma como a família os via e os apreciava foi bem maior do que nas outras duas intervenções. A Terapia da Dignidade foi mais eficiente do que o cuidado centrado no paciente na melhoria do bem-estar espiritual e foi muito mais eficiente do que o cuidado paliativo padrão em termos de diminuição da tristeza ou da depressão; um número significativamente mais alto de pacientes que receberam a Terapia da Dignidade relatou que o grupo de estudo foi satisfatório, em comparação com os que receberam cuidados paliativos padrão.

Até o momento, centenas, talvez milhares, de pacientes, assim como seus familiares, participaram da Terapia da Dignidade no Canadá, Estados Unidos, Austrália, China, Japão, Inglaterra, Escócia, Dinamarca, Portugal e Suécia, para citar apenas alguns locais onde estão sendo realizados estudos clínicos. Vários estudos publicados recentemente relatam o desempenho da Terapia da Dignidade em várias circunstâncias. Um estudo dinamarquês com 10 profissionais de saúde e 20 pacientes concluiu que, com pequenas adaptações culturais, a Terapia da Dignidade era uma intervenção gerenciável, aceitável e relevante para pacientes dinamarqueses internados em cuidados paliativos.[23] Outro estudo com oito pacientes com câncer em estágio final mostrou que essa terapia poderia ser realizada por telemedicina e obter benefícios gerais e altos níveis de satisfação do paciente.[24] Um estudo recentemente publicado, realizado no Canadá francês, relatou que, em um grupo com 33 pacientes que estavam morrendo, a relevância e a satisfação foram consideradas altas tanto para os pacientes quanto para as famílias.[25]

Embora os dados quantitativos continuem aumentado, o valor da Terapia da Dignidade talvez seja mais valioso pelas histórias daqueles que a experimentaram. Em sua maioria, os casos compartilham uma sabedoria simples que as pessoas desejam transmitir a seus entes queridos. Por exemplo, uma mulher de 63 anos, mãe de três filhos adultos, participou da Terapia da Dignidade três meses antes de morrer de câncer de cólon. Ela relembrou as virtudes de seu próprio casamento e como havia se esforçado para torná-lo melhor do que tantos casamentos malsucedidos que havia visto em sua própria família: "você precisa ter a parte física, mas também precisa combiná-la com a parte da amizade". Em seu documento de legado, ela pôde dizer como estava "muito orgulhosa" de cada um de seus filhos. "Estou muito satisfeita com o que se tornaram. Estava preocupada quando eles eram adolescentes, mas se tornaram ótimas pessoas". Ela foi capaz de dizer à família que estava feliz com o que sua própria vida se tornara, o que talvez tenha facilitado o compartilhamento dessa sabedoria de despedida: "Apenas seja feliz e leve a vida mais feliz que puder. Seja pacífico consigo mesmo. Ninguém tem uma vida perfeita, mesmo assim compreenda sua própria vida e seja o mais feliz que puder ser".

Um professor de meia-idade, solteiro, com câncer gastroesofágico em estágio terminal, pôde compartilhar o orgulho que sentia por ajudar a moldar a vida de seus jovens alunos. Ele resumiu sua abordagem do ensino da seguinte forma: "Seja gentil. Descubra como você pode ajudá-los e esteja lá para ajudá-los a se ajudarem; nem sempre para fazer as coisas para eles, mas para se ajudarem. Seja honesto e justo com as pessoas. Assim, você nunca precisará se envergonhar". Ao escolher suas últimas palavras de despedida para sua família, uma mãe idosa e um irmão mais velho, ele disse: "Não se desesperem e cuidem uns dos outros".

Além de outras aplicações, muitos pacientes usaram a Terapia da Dignidade para dar ao cônjuge uma permissão explícita para se casar novamente. Uma mulher de 52 anos disse: "Não quero vê-lo sozinho pelo resto da vida, pois ele precisará de muito apoio. Ele terá sua família, é claro, mas talvez ainda precise de uma companheira em sua vida e, possivelmente, até mesmo construa uma vida diferente. Sim, gostaria que ele fosse feliz, que encontrasse a felicidade mais para frente". Numa ocasião, um pai usou a Terapia da Dignidade para incentivar o filho a "fazer exercícios e perder alguns quilos". E disse ainda: "Gostaria de dizer à minha família o quanto eu a amo e dizer aos meus filhos que eles podem alcançar o que quiserem na vida". No decorrer de sua Terapia da Dignidade, uma senhora idosa tentou explicar como o relacionamento conflituoso com a irmã a levou a se afastar emocionalmente dos sobrinhos. Em suas últimas semanas de vida, ela viu o processo como uma oportunidade, senão de se reconciliar totalmente – algo que percebeu que poderia ser tarde demais –, pelo menos de lhes dar alguma explicação.

Repetidas vezes, a Terapia da Dignidade resgatou momentos cruciais da vida, como nascimentos, casamentos, mortes e até mesmo os primeiros encontros, quando, para aquele indivíduo, o tempo parou e as lembranças ficaram gravadas para sempre. Um senhor, sessenta anos depois, recordou com alegria a primeira vez que viu a mulher que mais tarde se tornaria sua esposa. Um jornalista idoso e aposentado lembrou de estar a poucos metros do palco quando foram anunciados os resultados confirmando a vitória de Pierre Elliot Trudeau como líder do Partido Liberal Federal do Canadá. Outra lembrança, fixada na mente de uma mulher de 76 anos com câncer avançado, foi a de seu pai ter sido morto na França durante a invasão da Normandia pelos aliados. Ela lembrou que "um soldado veio trazer a carta para minha mãe, mas ela não estava em casa. Estava trabalhando, e eu a recebi. Claro que abri a carta e a li. Não a mostrei à minha mãe por uma semana. Não sabia como fazê-lo e, quando lhe contei, ela se desfez em lágrimas. Nunca vou me esquecer disso". Ao incluí-la como parte de sua Terapia da Dignidade, a história, sem dúvidas, será passada de uma geração para a outra.

HORA DE SEGUIR EM FRENTE

Neste ponto, os leitores devem entender a base da Terapia da Dignidade, a pesquisa que a fundamenta e a forma básica da intervenção em si. Além disso, os leitores devem estar cientes de como o empirismo moldou a Terapia da Dignidade, junto com os dados rigorosos que apoiam sua aplicação como uma intervenção nova, viável e eficaz de cuidados paliativos. Há boas evidências de que a Terapia da Dignidade pode melhorar a experiência do fim de vida de pessoas que estão se aproximando da morte; ela pode melhorar o bem-estar espiritual e, em alguns casos, a qualidade de vida. A Terapia da Dignidade pode melhorar o senso de dignidade de um paciente que está morrendo; ajudar os pacientes a lidarem com decepções, processar a realidade de deixar para trás os entes queridos, lidar com sentimentos de tristeza, perda, isolamento e um senso prejudicado de identidade e de valor pessoal. Ela também pode ajudar os pacientes a considerarem as prioridades pessoais sobre relacionamentos, crenças religiosas e espirituais e a lidar com a urgência de resolver conflitos ou atingir metas pessoalmente significativas. E para os membros da família, a Terapia da Dignidade pode aliviar os sentimentos de luto e proporcionar uma presença reconfortante durante o período de perda.

Por que é tão importante ter informações detalhadas e abrangentes sobre a Terapia da Dignidade? Porque novos modismos de tratamento são muito comuns, fazendo com que o público fique desconfiado e os profissionais da área médica, totalmente céticos. Portanto, qualquer pessoa que planeje aplicar a Terapia da Dignidade deve saber, assim como os pacientes e os seus profissionais de saúde, que, ao aplicar essa forma de terapia, eles estão se apoiando em bases empíricas sólidas. A consistência dessa base pode oferecer aos pacientes, às famílias e aos prestadores de cuidados a garantia de que esse tratamento é baseado em evidências, que os dados que apoiam a Terapia da Dignidade numa população de cuidados paliativos são robustos e que ela pode muito bem ajudar a mitigar vários tipos de angústias ou de sofrimentos que os pacientes e as famílias enfrentam no contexto dos cuidados paliativos.

REFERÊNCIAS BIBLIOGRÁFICAS

1. Chochinov, H. M., Hack, T., McClement, S., Kristjanson, L., Harlos, M. Dignity in the terminally ill: a developing empirical model. *Soc Sci Med*. 2002;54(3):433-443.
2. Chochinov, H. M. Dignity-conserving care – a new model for palliative care: helping the patient feel valued. *JAMA*. 2002;287(17):2253-2260.
3. McClement, S. E., Chochinov, H. M., Hack, T. F., Kristjanson, L. J., Harlos, M. Dignity--conserving care: application of research findings to practice. *Int J Palliat Nurs*. 2004; 10(4):173-179.
4. Chochinov, H. M. Dying, dignity, and new horizons in palliative end-of-life care. *CA Cancer J Clin*. 2006;56(2):84-103.
5. Erikson, E. H., ed. *Childhood and society*. New York: Norton, 1950.
6. Chochinov, H. M., Hack, T., Hassard, T., Kristjanson, L. J., McClement, S., Harlos, M. Dignity and psychotherapeutic considerations in end-of-life care. *J Palliat Care*. 2004;20(3):134-142.
7. Merriam-Webster Dictionary. *Merriam-Webster Online Dictionary*. Springfield, MA: Merriam-Webster Online; 2005. www.Merriam-Webster.com. Accessed on: 18 May 2007.
8. Chochinov, H. M., Hack, T., Hassard, T., Kristjanson, L. J., McClement, S., Harlos, M. Dignity in the terminally ill: a cross-sectional, cohort study. *Lancet*. 2002;360(9350):2026-2030.
9. Rogers, C. R. Client-centered therapy; its current practice, implications, and theory. Oxford, England: Houghton Mifflin, 1951.
10. Chochinov, H. M., Hack, T., Hassard, T., Kristjanson, L. J., McClement, S., Harlos, M. Dignity therapy: a novel psychotherapeutic intervention for patients near the end of life. *J Clin Oncol*. 2005;23(24):5520-5525.

11. Wilson, K. G., Curran, D., McPherson, C. J. A burden to others: a common source of distress for the terminally ill. *Cogn Behav Ther*. 2005;34(2):115-123.
12. Chochinov, H. M. Dignity and the eye of the beholder. *J Clin Oncol*. 2004;22(7):1336-1340.
13. Ferrell, B. Dignity Therapy: Advancing the science of spiritual care in terminal illness. *J Clin Oncol*. 2005;23:5427-5428.
14. Chochinov, H. M., Kristjanson, L. J., Hack, T. F., Hassard, T., McClement, S., Harlos, M. Burden to others and the terminally ill. *J Pain Symptom Manage*. 2007;34(5):463-471.
15. Chochinov, H. M. Dignity and the Essence of Medicine: The A, B, C & D of Dignity--Conserving Care. *BMJ*. 2007;335:184-187.
16. Mcclement, S., Chochinov, H. M., Hack, T., Hassard, T., Kristjanson, L. J., Harlos, M. Dignity therapy: family member perspectives. *J Palliat Med*. 2007;10(5):1076-1082.
17. Peabody, F. W. A. medical classic: the care of the patient. *JAMA*. 1927;88:877.
18. Peterman, A. H., Fitchett, G., Brady, M. J., Hernandez, L., Cella, D. Measuring spiritual well-being in people with cancer: the functional assessment of chronic illness therapy – Spiritual Well-being Scale (FACIT-Sp). *Ann Behav Med*. 2002;24(1):49-58.
19. Chochinov, H. M., Hassard, T., McClement, S. E. et al. The Patient Dignity Inventory: a novel way of measuring dignity-related distress in palliative care. *J Pain Symptom Manage*. 2008;36:559-571.
20. Zigmond, A. S., Snaith, R. P. The hospital anxiety and depression scale. *Acta Psychiatr Scand*. 1983;67(6):361-370.
21. Wilson, K. G., Graham, I. D., Viola, R. A. et al. Structured interview assessment of symptoms and concerns in palliative care. *Can J Psychiatry*. 2004;49(6):350-358.
22. Bruera, E., Kuehn, N., Miller, M. J., Selmser, P., Macmillan, K. The Edmonton Symptom Assessment System (ESAS): a simple method for the assessment of palliative care patients. *J Palliat Care*. 1991;7(2):6-9.
23. Houmann, L. J., Rydahl-Hansen, S., Chochinov, H. M., Kristjanson, L. J., Groenvold, M. Testing the feasibility of the Dignity Therapy interview: adaptation for the Danish culture. *BMC Palliat Care*. 2010;9:21.
24. Passik, S. D., Kirsh, K. L., Leibee, S., Kaplan, L. S., Love, C., Napier, E., Burton, D., Sprang, R. A feasibility study of dignity psychotherapy delivered via telemedicine. *Palliat Support Care*. 2004;2:149-55.
25. Gagnon, P., Chochinov, H. M., Cochrane, J., Le Moignan Moreau, J., Fontaine, R., Croteau, L. Psychothérapie de la Dignité: une intervention pour réduire la détresse psychologique chez les personnes en soins palliatifs. *Psycho-Oncologie*. 2010;4:169-175.
26. Chochinov, H. M., Kristjanson, L. J., Breitbart, W., McClement, S. F., Hack, T. F., Hassard, T., Harlos, M. Effect of dignity therapy on distress and end of life experience in terminally ill patients: a randomised controlled trial. *Lancet Oncol*. 2011;12:753-62.

3

Apresentação da Terapia da Dignidade aos pacientes e familiares

O segredo do cuidado com o paciente está em cuidar do paciente.
— Francis W. Peabody

Até agora, discutimos os fundamentos teóricos da Terapia da Dignidade. A importância dada pelos médicos a esse material de apoio pode variar. No entanto, qualquer pessoa que pretende implementar a Terapia da Dignidade deve saber que esta intervenção se baseia em pesquisas sólidas e que a eficácia dessa abordagem foi examinada em pacientes que enfrentam condições que ameaçam e limitam a vida.[1-5] A maioria dos médicos quer saber se as abordagens terapêuticas que oferecem aos seus pacientes se baseiam em evidências e não apenas em intuição ou em boas intenções. Estar ciente dessa base empírica tranquilizará não só os profissionais, como também os pacientes da Terapia da Dignidade. Igualmente importante é que essa base empírica orientará o entendimento dos profissionais de saúde sobre a Terapia da Dignidade quando considerarem oferecer essa nova intervenção aos seus pacientes que estão chegando ao final da vida.

SELEÇÃO DOS PACIENTES

Passo 1. O primeiro passo é determinar quais pacientes podem se beneficiar da Terapia da Dignidade. Ou seja: compreender os critérios de elegibilidade e saber quais pacientes não devem participar.

Como qualquer modalidade terapêutica, saber quando aplicá-la ou não é de extrema importância (veja o Passo 1). Quando a Terapia da Dignidade estava sendo desenvolvida, presumimos que ela seria mais adequada a pessoas apresentando um sofrimento significativo, especialmente no campo psicossocial ou existencial. Lembre-se de que essa terapia foi desenvolvida para promover a generatividade e oferecer uma atividade tangível e importante nas vidas das pessoas que estão se aproximando da morte. Sendo assim, parecia plausível que essa abordagem se adequasse especialmente aos indivíduos cujo sofrimento fosse causado pela falta de significado e de propósito nos últimos meses, semanas e dias de suas vidas.

Embora seja fácil perceber o sofrimento físico, a experiência nos ensinou que o sofrimento e o tormento existenciais às vezes podem não ser tão evidentes para o observador, o que não quer dizer que são menos importantes dentro do contexto dos cuidados paliativos. Por exemplo, o sr. J era um empresário bem-sucedido de 54 anos, recentemente diagnosticado com um tumor pancreático inoperável. Embora seus sintomas físicos tenham sido bem controlados na unidade de cuidados paliativos, seu médico assistente ficou surpreso ao ouvi-lo descrever seu sofrimento como "insuportável". Quando lhe pediram para explicar, ele expressou um sentimento de profundo desespero, que vinha do fato de saber que seu tempo era limitado, que estava sendo forçado a renunciar o controle que sempre mantivera na sua vida profissional e pessoal, e que logo deixaria sua esposa e família.

Se não tivessem perguntado especificamente a esse senhor sobre as fontes de sua angústia, seu sofrimento poderia muito bem ter passado despercebido. Esse caso ressalta a importância de *sempre testar nossas suposições* sobre o sofrimento da outra pessoa em relação à experiência subjetiva do próprio paciente. Ter conforto físico não significa necessariamente que a pessoa tenha encontrado a paz interior. Mesmo na ausência da dor, alguns pacientes podem sentir que a vida perdeu completamente seu significado, seu propósito, ou, como disse um paciente, "que respirar se tornou entediante".

Felizmente, esse tipo de angústia não é muito comum, mas outras gradações de sofrimento, sim: as pessoas antecipam a perda de tudo o que conhecem e amam, o rompimento de todos os laços com esta vida e um futuro desconhecido. O sofrimento dessa natureza é onipresente e pode variar desde o obviamente doloroso até sutilezas silenciosas e não ditas. A Terapia da Dignidade pode ser aplicada de forma ampla, abrangendo desde aqueles que expressam sofrimentos graves até aqueles que não expressam sofrimento nenhum. Em outras palavras, ela não precisa ser aplicada apenas em casos de sofrimento e de angústia óbvios pelo fim da vida. Em vez disso, pode ser usada quando os pacientes sentirem que pode proporcionar conforto e aumentar o significado e o propósito em seus últimos meses, semanas ou dias.

Assim como não podemos presumir que conhecemos a natureza do sofrimento de alguém, também não podemos afirmar que sabemos quem pode se beneficiar da Terapia da Dignidade. O que não significa que todo paciente se beneficiará dela ou que todo paciente deve participar. Um paciente abordado para a Terapia da Dignidade respondeu dizendo: "Se o que você está sugerindo é me ajudar a ir daqui até o banheiro sozinho, estou interessado. Senão, fique à vontade para ir embora a qualquer momento!". Por outro lado, é preciso ter uma visão ampla ao considerar quem pode se beneficiar e quem deve ser abordado para um estudo terapêutico.

A Terapia da Dignidade tem como objetivo suscitar um senso de significado e de propósito em seus participantes ao fornecer uma solução eficaz para o sentimento de ser um fardo ou um crescente senso de inutilidade, que pode surgir quando a doença e a perda se tornam avassaladoras. Ao envolver os pacientes no relato de suas histórias e a transmitir seus pensamentos, sentimentos e desejos importantes, a Terapia ajuda a proteger e a promover o sentimento de ter mérito ou ser valorizado. É possível pensar que certas suposições podem impedir que alguns pacientes sejam considerados para a Terapia da Dignidade. Podemos presumir, por exemplo, que algumas histórias, experiências de vida e até mesmo estilos de personalidade possam se encaixar melhor na Terapia da Dignidade do que outras. A experiência nos mostrou que, a não ser que perguntemos, é impossível saber quem poderá apreciar melhor e, por sua vez, se beneficiar da Terapia da Dignidade. Mais uma vez: essa terapia nos mostrou que cada vida é única, assim como os relacionamentos construídos, as experiências acumuladas e as percepções reveladas. A vida aparentemente "comum" torna-se extraordinária quando dedicamos tempo para observá-la com atenção. Como constatou Ralph Waldo Emerson, "explore com bastante profundidade um único indivíduo e verdades sobre todos os indivíduos surgirão". É razoável supor que *todo* paciente tem uma história para contar, percepções para compartilhar, lembranças ou desejos que talvez queira transmitir por meio da Terapia da Dignidade – e a melhor maneira de confirmar isso é simplesmente perguntando.

Quem deve ser abordado para participar da Terapia da Dignidade?

Critério de elegibilidade 1: Qualquer pessoa diante de circunstâncias que ameaçam ou limitam a vida

Embora os pacientes com câncer sejam o grupo que, mais do que qualquer outro grupo de doenças, tem participado da Terapia da Dignidade, ela tem sido usada com sucesso em pacientes com distúrbios neurodegenerativos (como distrofia muscular e Esclerose Lateral Amiotrófica – ELA), doença renal em estágio terminal, doença pulmonar obstrutiva crônica em estágio terminal e participantes que podem ser descritos como idosos frágeis.

As condições que interferem na capacidade de comunicação de um paciente podem ser desafiadoras e, em alguns casos, até impedir sua participação. No entanto, pacientes com dificuldades de fala, como as observadas nos estágios mais avançados da ELA, participaram dos nossos estudos da Terapia da Dignidade. Pensamento criativo, paciência e engenhosidade, a presença de um membro da família para facilitar ou elaborar algumas das respostas e/ou o uso de um teclado, ou de algum outro dispositivo que facilite a comunicação, podem permitir que os pacientes sem voz articulem suas respostas na Terapia. Um senhor, que havia feito uma laringectomia em decorrência de um câncer de cabeça e pescoço, digitou cada uma de suas respostas usando letras ornamentais para ficar mais bonito.

Outra questão às vezes levantada é se a percepção e a consciência prognóstica são qualificadores importantes para a Terapia da Dignidade, pois esta não depende de os pacientes reconhecerem ou quererem discutir sua morte iminente. No entanto, como regra geral, a potência e a pungência dessa terapia parecem se intensificar à medida que a proximidade e a consciência da morte aumentam. Nada disso é pré-requisito para a participação e, certamente, não é papel do Terapeuta da Dignidade se engajar em conversas que revelem novas informações prognósticas. Ainda assim, os que estão cientes de sua expectativa de vida limitada encaram essa terapia de forma diferente, talvez de forma mais reflexiva e com mais urgência e honestidade do que aqueles que não preveem uma expectativa de vida reduzida. A diferença é como se encara uma última oportunidade *versus* uma de muitas oportunidades. Abordar a Terapia da Dignidade como uma última oportunidade de compartilhar memórias, pensamentos e reflexões proporciona uma intensidade existencial que, caso contrário, talvez não ocorresse.

Um jovem de 19 anos, cujas opções terapêuticas para leucemia já tinham quase se esgotado, foi convidado a participar da Terapia da Dignidade. Sua vida doméstica era bastante caótica, com o pai há muito tempo ausente do cenário familiar e sua única irmã – de 23 anos – se rebelando ativamente contra uma mãe obstinada. Apesar de suas terríveis circunstâncias médicas, ele não pensava nem falava em termos de tempo de vida limitado. Ainda que tenha sido capaz de responder a muitas das perguntas da Terapia da Dignidade, suas respostas careciam de intensidade ou urgência. Por exemplo, quando perguntado sobre conselhos ou desejos a serem transmitidos à irmã, ele manifestou seu desejo de "um dia" falar com ela sobre a importância de voltar a estudar e concluir o ensino médio. Quando lhe perguntaram se gostaria de falar sobre essas questões agora, ele respondeu simplesmente que o faria em algum momento, quando fosse a hora certa.

Critério de elegibilidade 2: O paciente está interessado na Terapia da Dignidade e se sente motivado a participar

É difícil prever se o paciente terá motivação para participar da Terapia da Dignidade. No entanto, a intuição de que essa intervenção pode ser capaz de fazer a diferença é um indicador tão bom quanto qualquer outro para dizer que escolher participar é correto. Por isso, os pacientes devem ter a compreensão total do processo em que estão envolvidos, inclusive os tipos específicos de perguntas que serão feitas. É algo importante, não apenas para obter consentimento, mas também para ajudá-los a decidir se a Terapia da Dignidade pode ser significativa e válida. Reservar um tempo para analisar as perguntas que podem ser feitas também os ajuda a se prepararem mentalmente para a intervenção. Não há vantagem alguma em ocultar informações sobre a Terapia da Dignidade do possível participante, pelo contrário, a informação completa assegura que eles se interessem em participar e se envolver no tipo de reflexão e troca que esse processo propicia.

O interesse e a motivação expressos pela Terapia da Dignidade são um teste crítico da adequação do paciente a esse tratamento específico. É difícil dizer o que caracteriza os pacientes que fazem essa escolha, mas eles geralmente sentem que essa é uma forma de aumentar o significado e o propósito, e que vale a pena investir parte de seu precioso tempo e energia. Embora eles concebam o resultado da Terapia da Dignidade de maneiras diferentes, muitos a veem como uma forma de ajudar a si mesmos e, ao mesmo tempo, beneficiar aqueles que amam e com quem se importam.

Critério de elegibilidade 3: Para participar da Terapia da Dignidade, o paciente, o terapeuta e o transcritor devem falar o mesmo idioma

Ainda que a maior parte dos estudos sobre a Terapia da Dignidade tenha sido realizada em países de língua inglesa, como Canadá, Estados Unidos, Inglaterra e Austrália, também foram realizados estudos na Dinamarca, em Portugal, no Japão, na China e no Canadá francês. É fundamental que o terapeuta, o paciente e o transcritor (consulte a seção sobre edição) falem a mesma língua. O idioma no qual o paciente deseja que o documento seja escrito precisa ser determinado bem antes de iniciar a Terapia de Dignidade. Tanto a pessoa que transcreve a entrevista quanto a que edita a transcrição devem ser fluentes no idioma escolhido pelo paciente.

Quem não deve participar da Terapia da Dignidade?

A Terapia da Dignidade não é uma cura milagrosa, nem todos precisam dela e nem todos se beneficiarão dela. Um conceito comum na medicina é que qualquer terapia eficaz pode também ter efeitos adversos. O que também se aplica à Terapia da Dignidade, pois existe a possibilidade de resultados bons e ruins. Para minimizar esses últimos, é importante pensar em quem não deve ser abordado para participar da Terapia da Dignidade.

Critério de exclusão 1: Em circunstâncias normais, qualquer pessoa muito doente e cuja expectativa de vida não é maior do que cerca de duas semanas não deve ser cogitada para a Terapia da Dignidade

O motivo mais comum pelo qual os pacientes recusam a Terapia da Dignidade é o fato de se sentirem muito debilitados. A doença avançada esgota a energia física e mental dos pacientes. O papel do terapeuta é ajudá-los a organizar seus pensamentos, fornecer pistas que orientem suas respostas e usar técnicas que os incentivem a oferecer detalhes adicionais, facilitando assim suas respostas. No entanto, eles ainda precisam de energia e de capacidade mental suficientes para participar desse procedimento terapêutico reflexivo. De modo geral, somente os pacientes com expectativa de vida superior a duas semanas – tempo que normalmente se leva para concluir toda a intervenção – devem participar da Terapia da Dignidade. A não conclusão da Terapia da

Dignidade pode impedir que os pacientes se manifestem plenamente ou pode interferir na verificação e na aprovação de seu documento de legado editado.

Em nossos estudos da Terapia da Dignidade, houve alguns casos em que os pacientes iniciaram a intervenção, mas não conseguiram concluir o protocolo. Mesmo com processos de seleção cuidadosos, é algo que pode ocorrer vez ou outra. Essa situação apresenta ao terapeuta vários desafios que precisam ser enfrentados. Por exemplo, o que deve acontecer com uma transcrição incompleta? A quem ela pertence? De quem é a função de facilitar essas decisões? A experiência nos ensinou que é sensato perguntar ao paciente, ao final da sessão da Terapia da Dignidade, como ele gostaria que a transcrição fosse tratada, caso se sinta frágil demais para revê-la mais tarde. É comum dizermos: "Se o senhor estiver se sentindo muito mal quando eu voltar com a transcrição editada, tenho sua permissão para completá-la da melhor forma possível e entregá-la à [pessoa designada como destinatária]?". O terapeuta pode também solicitar a permissão do paciente para entrar em contato com os destinatários finais do documento para ajudar com eventuais problemas de edição. Essa simples medida de precaução pode evitar uma série de dificuldades e previne vários dilemas éticos que podem surgir.

Pode haver, vez ou outra, uma exceção ao critério de sobrevida de duas semanas, porém isso requer planejamento de recursos. Às vezes, apesar da doença avançada e do pouco tempo que lhe resta, o paciente expressa um forte desejo de realizar a Terapia da Dignidade. Se, mesmo nessa circunstância, essa oportunidade for oferecida, é preciso reduzir o tempo substancialmente. Isso é possível, embora signifique que todos os envolvidos no processo (o paciente, o terapeuta e o transcritor) precisam estar de acordo com o tempo de resposta mais curto.

A sra. M. era uma mulher de 49 anos com câncer de pulmão avançado. No momento da entrevista sobre a Terapia da Dignidade, era evidente que ela estava profundamente debilitada e que sua expectativa de vida provavelmente seria de dias em vez de semanas. Ela ouviu falar da Terapia da Dignidade pela equipe da enfermaria e manifestou um grande interesse em participar. As metástases pulmonares generalizadas dificultavam sua fala. Entretanto, por meio de sussurros fracos, ela conseguiu expressar seu amor pela filha pequena e relatar algumas lembranças de seus primeiros dias de vida para que ela as guardasse com carinho. Além disso, a sra. M. conseguiu contar a história de como ela escolheu o nome da filha a partir da lembrança de um filme estrangeiro, que havia assistido quando adolescente, cuja personagem era particularmente cativante. Devido à sua condição clínica muito precária, a entrevista foi transcrita e editada durante a noite e devolvida no dia seguinte. Ela chorou de emoção com o resultado. Poucos dias depois, ela faleceu.

Critério de exclusão 2: Um dos motivos mais importantes para não aceitar pacientes na Terapia da Dignidade é o comprometimento da capacidade cognitiva, que limita sua possibilidade de dar respostas significativas e reflexivas

Nunca é demais enfatizar a importância da capacidade cognitiva. *Delirium*, confusão mental ou falha cognitiva são bem comuns em pacientes terminais. De fato, a maioria deles apresenta um intervalo de comprometimento cognitivo antes da morte. Portanto, é indispensável iniciar e concluir a Terapia da Dignidade antes da perda da capacidade cognitiva (veja o Passo 2 na página seguinte). Os pacientes que estão em surto psicótico não são bons candidatos para essa terapia. A pseudodemência, que se refere à pobreza de pensamento que pode ocorrer com a depressão grave também deve ser rastreada, pois suas consequências são tão deturpadoras quanto a própria demência. Esses pacientes geralmente são dominados pelo sentimento de culpa e de autodepreciação. Esse caso também pode alterar o resultado da Terapia da Dignidade por uma falsa representação do paciente por si mesmo.

O dr. M. tinha 72 anos de idade e era um professor aposentado de uma universidade local. Ao longo de sua carreira, suas realizações acadêmicas foram consideráveis. Devido a elas, ele era bem conhecido e respeitado em sua comunidade profissional. De acordo com sua esposa, ele também era um bom marido e um pai muito comprometido e amoroso com seus dois filhos, já adultos. No entanto, em suas primeiras respostas à Terapia da Dignidade, ele parecia incapaz de relatar muitos dos atributos positivos de sua carreira e se retratava como se tivesse falhado com sua família ao priorizar as obrigações profissionais. A esposa apontou que isso era impreciso e refletia um quadro depressivo que havia surgido nas últimas semanas de sua doença. Em vista dessas distorções cognitivas e de sua relativa pobreza de pensamento, foi sugerido ao dr. M. que tentasse a Terapia em outra ocasião, quando estivesse num estado de espírito melhor para continuar. Ele concordou prontamente.

Em última análise, a decisão de não prosseguir com a Terapia da Dignidade foi correta, já que ele faleceu poucos dias após nosso contato inicial. Se tivéssemos prosseguido com a entrevista, as respostas do dr. M teriam pintado o quadro de um homem irreconhecível para sua família. Ainda que ele parecesse ter pouco a dizer sobre sua vida pessoal e, de fato, insinuasse que havia decepcionado a esposa e os filhos em seu papel de pai e marido, essas percepções eram contrárias às de sua família. As consequências de não identificar esse tipo de deficiência ou de distorção cognitiva podem ser devastadoras. Mesmo que a maioria dos pacientes e seus familiares que participaram da Terapia da Dignidade tenham se sentido altamente satisfeitos com o procedimento, as exceções foram os casos em que as limitações cognitivas não foram detectadas antes ou durante a terapia. O que é lamentável, pois resulta num documento de legado que é, como descreveu uma família insatisfeita, "uma distorção de quem eles realmente eram".

Criar uma representação distorcida do paciente talvez seja a característica mais nociva que pode surgir da Terapia da Dignidade. Infelizmente, na maioria das vezes, são poucas as oportunidades de desfazer esse dano antes da deterioração e da morte do paciente. As precauções no processo de edição e os termos de consentimento podem ajudar a conter esse dano e são descritos mais adiante. Nos poucos casos em que isso ocorreu, o membro da família que recebeu o documento de legado guardou-o em vez de compartilhá-lo com outras pessoas próximas ao paciente.

> **Passo 2.** Uma vez que a elegibilidade tenha sido determinada, a Terapia da Dignidade pode ser formalmente apresentada ao paciente e à família.

A Terapia da Dignidade é uma intervenção que foi muito pesquisada e que pode melhorar a experiência de fim de vida de pessoas que lidam com condições médicas terminais. A oferta dessa terapia não implica em diagnóstico de doença mental, nem mesmo que o paciente não esteja lidando bem com a sua situação. Na verdade, muitos pacientes que participam dos estudos clínicos da Terapia da Dignidade indicam que, embora achassem que estavam lidando adequadamente com a situação, a terapia proporcionou importantes benefícios terapêuticos. Até certo ponto, a escolha do texto usado para apresentar a Terapia da Dignidade dependerá do grau de percepção e de abertura do paciente para falar sobre suas circunstâncias médicas. Os médicos nunca devem perder de vista a importância das habilidades de comunicação dos pacientes nos cuidados paliativos. Uma comunicação primorosa anda de mãos dadas com uma escuta primorosa. O terapeuta nunca deve presumir que os pacientes têm pleno conhecimento do prognóstico e, portanto, deve ouvir atentamente como descrevem sua condição médica. É um erro supor que termos como "paliativo", "terminal" ou "morte" e "morrer" sejam emocionalmente positivos ao introduzir a Terapia da Dignidade. Afirmar que a Terapia da Dignidade é uma intervenção para pacientes que estão perto do fim da vida ou que estão em estado terminal não é uma boa maneira de começar.

Uma introdução típica à Terapia da Dignidade

Seu médico/enfermeira me disse que você está interessado na Terapia da Dignidade. Pensei em passar por aqui para falar um pouco sobre ela e responder a perguntas que você possa ter. Esta conversa terapêutica foi especialmente projetada para ajudar pessoas que estão vivendo com desafios médicos significativos. Foram realizados vários estudos e os resultados indicam que ela pode ajudar muitas pessoas a lidarem com a situação, melhorar a forma como se sentem em relação a si mesmas e às suas circunstâncias e até mesmo melhorar sua qualidade de vida. Ela também pode ser benéfica para seus familiares. A Terapia da Dignidade geralmente dura apenas uma sessão, às vezes duas. Ela dá às pessoas a oportunidade de falar sobre as coisas que lhes são mais importantes, que querem compartilhar com os mais próximos e coisas que sentem que precisam e desejam dizer. Essas conversas são gravadas em áudio, transcritas e editadas. O resultado é um documento digitado que é devolvido ao paciente. A maioria das pessoas considera a experiência muito significativa e se conforta em saber que esse documento pode ser guardado ou compartilhado com aqueles de quem gostam.

Esse exemplo oferece uma ideia das informações que fornecemos ao apresentar a Terapia da Dignidade (veja o Passo 3). Essa apresentação deve ter formato de conversa, em tom informal.

Passo 3. Depois de apresentar a Terapia da Dignidade, responda a qualquer pergunta que o paciente tenha.

Os pacientes podem ter várias perguntas. Cada uma delas deve ser compreendida e respondida adequadamente. Ofereça respostas que tragam uma sensação de conforto e confiança.

Algumas perguntas e respostas comuns

1. Por que você acha que a Terapia da Dignidade funciona?

A Terapia da dignidade baseia-se em pesquisas mostrando que muitas pessoas em estado grave sentem que quem são, e as coisas que costumavam fazer e que as faziam se sentir como elas mesmas e se sentirem úteis, podem começar a desaparecer. Esses sentimentos variam de pessoa para pessoa e podem até mesmo oscilar num determinado momento. No entanto, estar doente pode ser um obstáculo para os pacientes se sentirem como eles mesmos. O objetivo da Terapia da Dignidade é ajudar as pessoas, especialmente aquelas que estão se sentindo especialmente mal, a manter a sensação de que ainda têm algo importante a fazer. A Terapia dá a oportunidade de falar sobre coisas relevantes. Assim como dá a oportunidade de cuidar daqueles com quem se importam, criando um documento profundamente pessoal que elas podem compartilhar. Além do sentimento de que, aconteça o que acontecer, as palavras que elas compartilharem serão mantidas em segurança e não poderão ser tocadas pela doença.

2. Que tipo de perguntas terei de responder?

Na verdade, não haverá nenhuma pergunta que você tenha obrigatoriamente de responder. Essa é a sua terapia e o documento que criarmos pertencerá a você. Portanto, quero que se sinta à vontade para falar apenas sobre o que quiser falar. Se eu perguntar e você não quiser responder, simplesmente seguiremos em frente.

3. Que tipos de perguntas você me fará?

Tenho um esboço das perguntas que abrangem tópicos como o que gostaria que os seus entes queridos soubessem sobre você ou quais palavras ou pensamentos específicos você gostaria de aproveitar a oportunidade para dizer. Na verdade, pretendo deixar uma cópia do esboço das perguntas para que possa ler e refletir sobre: se ou como gostaria de responder a algumas ou a todas as perguntas. Isso também lhe dará a oportunidade de pensar se há algo faltando nessas perguntas e que você gostaria de falar sobre.

De vez em quando, os pacientes terão uma noção clara do que gostariam de dizer ou gostariam de responder. É algo a ser incentivado. Por exemplo, alguns pacientes podem querer refletir sobre memórias de sua juventude ou outras histórias pessoais. Outros talvez queiram usar a Terapia da Dignidade como forma de deixar cartas para seus filhos ou futuras gerações. Os pacientes que expressam preferências específicas de conteúdo devem receber apoio para fazê-lo, e, consequentemente, as sessões devem ser readequadas. Se o paciente achar que precisa compartilhar uma cobiçada receita de família, o segredo do sucesso de seus negócios, um pedido de desculpas pelos erros do passado ou lições de vida para orientar seus filhos nos próximos anos, a terapia deve ser idealizada em torno desses objetivos.

Em geral, os pacientes que concordam em participar da Terapia da Dignidade não têm um conteúdo específico em mente. Para a maioria deles, essa terapia facilita o desejo de contar elementos importantes da sua história para serem lembradas. Para alguns, consistirá numa breve visão geral de sua história, enquanto outros se concentrarão em partes ou eventos específicos que consideram mais memoráveis, educativos ou importantes. Alguns pacientes veem outras coisas específicas que gostariam de obter usando a terapia. Por exemplo, um senhor idoso e triste, com um longo histórico de abuso de álcool, usou sua terapia como uma oportunidade para desejar a seus filhos e netos "uma vida melhor do que a que eu tive". Ele afirmou ter percebido que era "tarde demais" para fazer as pazes com seus filhos, mas queria que seus netos soubessem a verdade sobre ele, "para que pudessem escolher um caminho melhor do que o meu". As sessões da Terapia da Dignidade são desenhadas para que os pacientes possam se expressar espontaneamente sobre conteúdos importantes ou usar o protocolo de perguntas para refletir sobre áreas específicas.

4. E se eu começar e não souber o que dizer ou como continuar?

Isso faz parte de meu trabalho e é o que a Terapia da Dignidade possibilita. Estarei aqui para ajudá-lo a fim de que tudo dê certo. Vou pensar em todas as perguntas adequadas e lhe dar dicas e incentivos para você contar sua história. A Terapia da Dignidade já foi realizada com centenas, talvez milhares, de pacientes em todo o mundo e a maioria deles estava bastante debilitada quando parti-

cipou. Nós somos bastante habilidosos em ajudar as pessoas a contar suas histórias. Percebemos quando você está precisando de alguma orientação e direção para concluir sua Terapia da Dignidade. Para que esse processo seja o mais satisfatório possível, ela permite que você acrescente ou altere o que quiser antes de considerar o trabalho concluído.

Os pacientes que se aproximam do fim da vida invariavelmente apresentam uma diminuição da energia, que na maioria das vezes é física, emocional e até cognitiva. É fundamental que aqueles que participam da Terapia da Dignidade estejam cognitivamente aptos a responder de forma significativa para si mesmos e para suas famílias. Devido à pouca energia, a maioria dos pacientes precisa de ajuda. Nossa experiência demonstrou que eles estão mais do que dispostos a serem orientados durante o processo. Na maioria dos casos, as respostas às perguntas são facilmente obtidas, mas cabe ao terapeuta estimulá-las quando os pacientes carecem de energia. Também cabe ao terapeuta dar sugestões, apontar possíveis conexões e animá-los, facilitando respostas ricas e significativas (veja o Capítulo 5). *Esta terapia é sua e não faremos nada que você não queira fazer. Se estiver cansado ou precisar de um descanso, basta dizer que pararemos. Perguntarei de vez em quando se você precisa ou quer fazer uma pausa. Além disso, dependendo da sua energia, não vou demorar mais do que 45 minutos ou uma hora, no máximo. Já vi pessoas ficarem concentradas demais e se cansarem. Nem todas, mas algumas que começam se sentindo cansadas, na verdade acham o processo envolvente e até mesmo energizante.*

O sr. J. era um professor aposentado de 70 anos com câncer colorretal avançado. Ele já havia concordado em participar da Terapia da Dignidade, mas no dia agendado para a sessão ele se sentiu "fraco e cansado demais" para se concentrar. Foi informado de que a sessão poderia ser remarcada e que ela ocorreria no momento que fosse mais adequado para ele. No entanto, quando viu o gravador, sugeriu que "tentássemos". Com o início da gravação, o sr. J. sentou-se na cama e, durante uma hora inteira, com muito pouco estímulo, contou a história de sua vida, as lições aprendidas e seus desejos a serem transmitidos à sua esposa, filhos e netos.

Experiências semelhantes foram observadas por colegas que utilizam a Terapia da Dignidade na Austrália e nos Estados Unidos. Tenha em mente que o fato de se sentir energizado pela Terapia da Dignidade não ocorre em todos os casos e sempre respeite a disposição do paciente para prosseguir.

6. Por que é necessário ser gravado em áudio; e se eu não me sentir confortável com um gravador?

É normal que as pessoas se sintam um tanto desconfortáveis com o gravador no início da Terapia da Dignidade. Posso prometer que, após alguns minutos de sessão, você provavelmente nem se lembrará mais dele. A gravação é importante para que a conversa possa ser transcrita e, em seguida, possamos utilizar essa transcrição para criar um documento que você poderá compartilhar com as pessoas importantes de sua vida.

Alguns médicos podem questionar a importância da gravação. No entanto, é essencial ter em mente as bases da pesquisa da Terapia da Dignidade. Lembre-se: foi com base em nossos estudos em pacientes terminais que desenvolvemos o Modelo de Dignidade em Pacientes Terminais ou Modelo de Dignidade.[1,2] Tal modelo, gerado pelas informações dos pacientes em suas últimas semanas ou meses de vida, forneceu dados sobre fatores críticos que podem melhorar ou minar a dignidade quando se está perto da morte. Um tema importante que emergiu da nossa análise foi o repertório da preservação da dignidade, que se refere às várias questões psicológicas e espirituais que podem moldar a experiência de viver com uma doença avançada que ameaça ou limita a vida. Dentro desse tema, surgiu o subtema generatividade/legado, que se refere à ideia de que algo sobre quem somos ou quem fomos nesta vida durará mais do que nós, beneficiando aqueles que ficaram para trás. A gravação em áudio da sessão da Terapia da Dignidade permite a transcrição que, por sua vez, forma a base do documento de legado. Dessa forma, a Terapia da Dignidade oferece ao paciente algo bastante profundo: a capacidade de fazer com que suas palavras transcendam a sua morte.

É impossível ao ser humano assimilar a ideia de desaparecer completamente. Cada um de nós quer acreditar que uma parte nossa continuará além da nossa morte, pelo menos na memória coletiva daqueles cujas vidas impactamos. Para alguns, esse senso de generatividade/legado será conquistado graças aos filhos ou aos netos. Para outros, ele consiste em trabalhos ou em realizações que continuarão a existir. Para os pacientes que participam da Terapia da Dignidade, o documento de legado pode fornecer um testemunho tangível e duradouro dos pensamentos e das lembranças importantes, preservados para sempre para aqueles que logo deixarão para trás. Como disse uma mulher de 58 anos com câncer de mama metastático após concluir a Terapia da Dignidade uma semana antes de sua morte: "Posso não ser uma pessoa famosa e poucas pessoas se lembrarão do meu nome, mas meus filhos terão isto [segurando o documento editado]".

Alguns médicos também pensaram na possibilidade de outras opções de registro, como fornecer ao paciente uma gravação de áudio ou de vídeo. A transcrição escrita, no entanto, apresenta várias vantagens sobre as outras mídias. Ela desvincula as palavras do paciente da voz ou da imagem física que pode estar afetada pelo avanço da doença. As palavras podem manter seu poder e pungência sem a distração de como era a aparência ou a voz de alguém.

Uma paciente com câncer de mama em estágio terminal chegou de cadeira de rodas para sua sessão da Terapia da Dignidade. Apesar das metástases na coluna vertebral, do colar cervical e da fadiga generalizada, ela conseguiu contar uma história maravilhosa e comovente sobre sua infância difícil, sobre um relacionamento conflituoso com a mãe e sobre a convivência bastante tempestuosa com seus filhos. A despeito desses problemas, suas respostas foram um testemunho de amor e afeição eternos pela sua família. No final, quando lhe perguntaram se preferia que a sessão fosse gravada em vídeo, ela declarou: "Minha aparência não é esta; esta é a aparência de uma mulher que está morrendo de câncer de mama!" Embora sua aparência tivesse as marcas de alguém com uma doença avançada, suas palavras transcritas eram fortes e vibrantes.

O próximo exemplo ilustra a emoção bruta que pode ser transmitida numa gravação de áudio não editada da Terapia da Dignidade.

Há vários anos, tive a oportunidade de me encontrar com o marido de uma participante da Terapia da Dignidade cerca de um ano após a morte de sua esposa. Ele foi uma das poucas pessoas que pediu para receber, além do documento editado de legado, a gravação em áudio da Terapia da Dignidade. Não havia nenhum desafio ético no caso, já que os dois participaram da Terapia da Dignidade juntos. Sua esposa tinha sido uma mulher extraordinária, que morreu de complicações do câncer de pulmão metastático. Na época em que participou da terapia, a falta de ar era tanta que falar qualquer coisa era um verdadeiro suplício. Entretanto, os dois juntos, completando pensamentos e frases um para o outro, conseguiram criar um belo documento de legado.

O encontro um ano depois trouxe de volta as lembranças daquele comovente contato anterior, além da oportunidade de ouvi-lo comparar a experiência de receber o documento de legado e a gravação de áudio. Sua resposta foi incrível.

Disse-me que "ninguém", além dele e de seu filho, jamais saberia da existência da fita. "É simplesmente muito crua e dolorosa de se ouvir", explicou ele. Por outro lado, "todo mundo" tinha uma cópia do documento de legado, inclusive amigos e familiares. Ao contrário da gravação de áudio, o documento de legado foi, e continua sendo, uma fonte de conforto.

Devido à facilidade com que as palavras podem ser editadas, o uso da transcrição escrita como forma de legado pode melhorar o fluxo da versão final do documento de legado.

A sra. L. era uma mulher de 55 anos com câncer colorretal avançado. Sua Terapia da Dignidade foi marcada por interrupções frequentes, seja para cuidar de sua bolsa de colostomia ou simplesmente para encontrar uma posição mais confortável. Tais interrupções, além de alguns pensamentos aleatórios, não foram encontrados em nenhum lugar no seu poderoso documento final de legado. Sua história detalhava uma vida que começou na pobreza e foi marcada por negligência e abuso na primeira infância. Aos vinte e poucos anos, desamparada, sozinha e sem expectativas, foi acolhida por uma freira que "acreditou" nela. Ela reconheceu que esse relacionamento "mudou tudo" e permitiu que ela se tornasse uma profissional de saúde bem-sucedida e uma amada professora.

Ao contrário de uma gravação de áudio ou de vídeo, uma transcrição pode ser facilmente editada. Palavras, frases ou trechos inteiros podem ser omitidos ou posteriormente adicionados à transcrição (veja Capítulo 5). O resultado fornece um documento do qual os pacientes podem se sentir orgulhosos e confiantes, pois capta o que eles querem dizer e como querem que seja dito. A sra. L. queria que "todos" tivessem uma cópia de sua transcrição – seus profissionais de saúde, seus amigos e sua família – para que soubessem o que ela passou e o potencial que cada um de nós carrega dentro de si.

7. E se eu não conseguir fazer direito? E se eu esquecer de mencionar algo importante? Ou se eu disser algo e não gostar da forma como ficou? Este parece ser um documento importante, e eu gostaria de deixá-lo perfeito. E se ele não ficar perfeito?

É nesse ponto que meu papel como terapeuta é importante, assim como a gravação de áudio. Meu compromisso com você é usar todas as minhas habilidades e esforços para fazer deste o melhor documento possível. Mesmo que você não esteja se sentindo bem, eu posso ajudá-lo. Lembre-se também de que a transcrição será editada. Farei as primeiras anotações e depois lerei tudo para você a fim de obter sua aprovação. Se houver algo que deixamos passar, podemos acrescentar; se houver algo que você não gostou, podemos corrigir ou até mesmo excluir. Eu o ajudarei a corrigir até mesmo os mais ínfimos erros. Ao final desse processo, quero que você se sinta satisfeito com o que fez. Centenas de pacientes já o fizeram e, quase sem exceção, ficaram muito satisfeitos com os resultados.

O paciente pode ter certeza de que, devido ao cuidadoso processo de edição, até mesmo as mais insignificantes elucidações e correções cronológicas podem ser feitas, assim como questões importantes podem ser alteradas, além de acrescentar ou deletar trechos antes de declarar o processo concluído. (Mais detalhes sobre a edição da transcrição encontram-se no Capítulo 5).

Um professor de literatura inglesa decidiu fazer a Terapia da Dignidade cerca de duas semanas antes de sua morte. Ainda que tivesse muito orgulho de sua vida profissional e de suas realizações acadêmicas, nada se comparava à importância que ele dava à sua família, incluindo a esposa, os filhos e os netos. Ele usou sua Terapia da Dignidade para lembrar aos seus netos de sempre amarem e respeitarem seus pais, e de amarem a si mesmos. Ainda que fosse uma solicitação atípica, ele percebeu que queria versões ligeiramente diferentes do documento de legado para sua família em relação à versão que planejava compartilhar com seus amigos mais próximos. Com algumas modificações modestas, essas duas versões lhe foram entregues para que compartilhasse com outras pessoas, conforme achasse conveniente.

8. A Terapia da Dignidade é apenas para pacientes que estão morrendo e é por isso que estão me oferecendo? (Esta não é uma pergunta que eu me lembre de ter sido feita, mas pode ocorrer à medida que a aceitação da Terapia da Dignidade aumentar)

A Terapia da Dignidade foi originalmente desenvolvida para pessoas em cuidados paliativos, ou seja, para pessoas que têm alguma doença que ameace a vida. Entretanto, ela tem sido aplicada a muitas outras pessoas que não se encontram em cuidados paliativos, inclusive algumas que enfrentam vários problemas de saúde significativos ou até mesmo alguns dos desafios de envelhecer. Não posso prever o caminho que sua doença ou condição seguirá. No entanto, seja quando se está perto ou longe do final da vida, falar sobre as questões que surgem na Terapia da Dignidade geralmente traz conforto às pessoas.

9. Como posso saber se a Terapia da Dignidade é adequada para mim? (Variações dessa pergunta incluem: "Não tenho uma história particularmente especial para contar; minha vida não foi muito interessante").

A Terapia da Dignidade foi realizada em diversas pessoas e em vários países do mundo. A partir de uma vasta experiência, descobrimos que o que torna qualquer história especial é o fato dela pertencer unicamente à pessoa que a conta. Não há duas vidas iguais e não há duas histórias iguais. Até mesmo as vidas que os pacientes descrevem como "comuns" ou "desinteressantes" são invariavelmente únicas; são histórias contadas pelas únicas pessoas que são verdadeiramente capazes de contá-las. Médicos, advogados, fazendeiros, donas de casa, artistas, operários, jornalistas, empresários – não há como definir que tipo de pessoa considera a Terapia da Dignidade benéfica. Se a ideia da Terapia da Dignidade lhe é simpática e interessante, você provavelmente deveria experimentá-la.

A sra. S. era uma mulher de 69 anos que, quinze anos antes, havia imigrado do Leste Europeu para o Canadá com o marido e os filhos pequenos. Ela descreveu sua vida como tendo sido alegre. Adorava ser mãe e as muitas oportunidades que a mudança para o Canadá havia aberto para ela e sua família. Com muita persistência, ela aprendeu inglês, tirou sua carteira de motorista e voltou a estudar. Durante o desenrolar da Terapia da Dignidade, realizada enquanto estava em tratamento paliativo para uma doença maligna avançada, ela compartilhou esta reflexão: "Não fiz nada de grande ou maravilhoso, mas as coisas verdadeiramente importantes são as pequenas. Preparando sua própria morte, ela viu a Terapia da Dignidade como uma oportunidade para tentar consolar sua família: "Eventualmente, terei de partir, mas não quero vê-los desesperados. Sei que conseguirão sobreviver sem mim... Vai dar tudo certo".

10. Por que eu devo me interessar pela Terapia da Dignidade se eu acho que estou me saindo bem sem ela?

Nem todo mundo precisa ou deseja fazer a Terapia da Dignidade. No entanto, nós a oferecemos tanto às pessoas em sofrimento como àquelas que acham que estão lidando bem com a situação. Mesmo neste último grupo, a maioria relatou que a Terapia da Dignidade é benéfica, aumentando o senso de significado e de propósito e melhorando a qualidade de vida. De todo modo, escolha o que for melhor para você.

11. Preciso fazer a Terapia da Dignidade sozinho? É possível ter alguém comigo durante a entrevista?

Você pode fazer a Terapia da Dignidade sozinho ou com alguém ao seu lado. A escolha você achar melhor provavelmente será a melhor para a terapia. Algumas pessoas fazem a terapia sozinhas porque se sentem mais à vontade e mais confortáveis, o que facilita o compartilhamento de pensamentos, sentimentos e lembranças pessoais. Você pode se sentir menos limitado no que diz se não tiver de levar em conta as necessidades de um amigo ou de um membro da família que pode querer que determinado conteúdo seja incluído no documento. Se você achar que pode se sentir desconfortável ou como se tivesse de "fingir", então talvez deva considerar fazê-la sozinho. Dessa forma, não terá de se preocupar com o que a outra pessoa pode sentir ou com o que ela pode pensar durante o transcorrer da terapia. Por outro lado, algumas pessoas se sentem mais confortáveis e seguras tendo um amigo ou um familiar com elas. Se essa pessoa o conhecer bem, ela poderá oferecer ajuda para identificar as direções que a terapia pode seguir. Lembre-se de que não há resposta certa ou errada para essa pergunta; é apenas uma questão de você escolher o que for melhor para você.

> **Passo 4.** Depois de responder a todas as perguntas do paciente, ofereça-lhe uma cópia do protocolo básico de perguntas da Terapia da Dignidade.

Entregar aos pacientes uma cópia do protocolo de perguntas da Terapia da Dignidade tem várias finalidades (veja o Passo 4). Ajuda a desmistificar o processo oferecendo-lhes uma ideia clara do que a terapia envolve. Também permita que os pacientes tenham tempo para refletir sobre as perguntas e deliberar sobre como desejam respondê-las. Afinal, se o documento de legado pretende ser parte de seu legado, é mais vantajoso para o paciente e para o terapeuta fazer alguma reflexão sobre como essas perguntas podem ser respondidas. Por fim, o fato de já estar familiarizado com o protocolo de perguntas dá aos pacientes a oportunidade de considerar se há áreas ou questões que eles gostariam de abordar e que não estão incluídas no protocolo. Nossa experiência demonstra que entregar aos pacientes uma cópia dessas perguntas no momento da apresentação da Terapia da Dignidade tem produzido um bom resultado. Desse modo, eles terão uma noção clara de como moldar sua Terapia da Dignidade. Deve-se incentivar que, na medida em que forem capazes, eles assumam o controle do conteúdo. Uma mulher de sessenta e poucos anos com câncer de pulmão avançado percebeu que a Terapia de Dignidade era a oportunidade ideal para ela dizer coisas aos filhos e netos para que eles pudessem se beneficiar com a sua sabedoria e recebessem o calor de suas bênçãos.

A maioria dos pacientes, pelo menos no início, não apresenta preferências de conteúdo específicas. Em vez disso, submetem-se à experiência e ao julgamento do terapeuta até terem uma noção melhor da entrevista e da direção que desejam dar. Para eles, o protocolo da entrevista formará a base da sua Terapia da Dignidade. Esse protocolo e as perguntas específicas que ele contém baseiam-se no Modelo de Dignidade em Pacientes terminais[1] (veja o Capítulo 1). É importante que o terapeuta compreenda que as perguntas da Terapia da Dignidade não são arbitrárias ou aleatórias. Elas foram projetadas para obter respostas e abordar áreas temáticas que possam invocar um senso de significado e de propósito, além de conectar as pessoas às memórias e pensamentos que mais se aproximam de seu senso de eu central.

O PROTOCOLO DE PERGUNTAS

O protocolo de perguntas da Terapia da Dignidade é composto de perguntas que se baseiam no Modelo de Dignidade (veja o Passo 5). Cada pergunta tem o objetivo de provocar algum aspecto da personalidade, oferecer uma oportunidade de afirmação ou ajudar o participante a se reconectar com elementos do eu que foram, ou talvez ainda sejam, significativos ou importantes. Conforme descrito no próximo capítulo, a aplicação da Terapia da Dignidade é muito mais complexa do que simplesmente fazer cada uma dessas perguntas. No entanto, elas são a moldura da Terapia da Dignidade e são vitais para a aplicação desse procedimento terapêutico exclusivo.[*][NT2]

---

[*]   NT2: Protocolo de Perguntas sobre Terapia da Dignidade (versão traduzida para Português-Brasil)[6]

Protocolo de Perguntas sobre Terapia da Dignidade

1. Conte-me um pouco sobre sua história de vida; especialmente do que você se lembra com mais facilidade ou as partes que considera mais importantes.
2. Em que momento da sua vida você se sentiu mais vivo?
3. Existem momentos ou coisas especiais que você gostaria de compartilhar com sua família ou algo de que gostaria que eles se lembrassem sobre você?
4. Quais são as atividades mais importantes que você realizou na sua vida (familiares, profissionais, serviço comunitário)? Por que essas atividades foram tão importantes para você?
5. Quais são suas conquistas mais importantes e de quais você se orgulha mais?
6. Existem coisas importantes que você tem vontade de falar para seus entes queridos ou coisas que gostaria de ter dito e não teve tempo?
7. Quais são seus desejos e sonhos para o futuro de seus entes queridos?
8. O que você aprendeu sobre a vida que gostaria de passar aos outros?
9. Que conselho ou palavras de orientação você gostaria de oferecer para [filho, filha, marido, esposa, pais, outros(as)]?
10. Você gostaria de dizer mais alguma coisa?

Essas perguntas foram elaboradas para abordar questões que estão mais próximas do senso de personalidade, da essência ou do eu central do paciente. Observe que elas abordam e convidam o paciente a discutir aspectos da sua vida que são ou foram mais importantes, mais memoráveis e mais dignos de serem lembrados. Ao se engajar num diálogo no qual essas questões estão no centro das atenções, os pacientes podem sentir que seu eu central está sendo reconhecido, reforçando assim um senso de significado, propósito e dignidade. Tais perguntas têm o objetivo de servir como um guia para os terapeutas que oferecem a Terapia da Dignidade. Elas não têm a intenção de serem rígidas ou prescritivas nem de limitar de alguma forma o escopo da Terapia da Dignidade. Na verdade, o terapeuta não só tem a liberdade, como também a responsabilidade de explorar essas e outras questões que surgem durante o desenrolar da sessão. Ele deve orientar habilmente o fluxo da entrevista baseando-se no interesse e nas respostas individuais do paciente. Portanto, é fundamental que o terapeuta assuma um papel de facilitador.

> **Passo 5.** Depois que o paciente concordar em participar, colete dados cadastrais básicos. Isso ajudará a orientar o conteúdo da entrevista da Terapia da Dignidade.

As informações básicas a se obter antes de iniciar a entrevista da Terapia da Dignidade devem incluir o nome dos pacientes e como eles gostariam de ser tratados; a idade, o estado civil, com quem vivem e onde, e se têm ou não filhos ou netos (incluindo os nomes e idades). Também é útil perguntar sobre a profissão e sua situação atual no emprego. O terapeuta também vai querer saber há quanto tempo os pacientes estão doentes, a natureza da doença e como eles entendem a gravidade de sua condição. Essas informações fornecem uma moldura, metaforicamente falando, dentro da qual a entrevista da Terapia da Dignidade pintará um quadro (veja o Passo 6). Essa moldura também evita a possibilidade de se negligenciar inadvertidamente algum aspecto básico da vida do paciente (por exemplo, um filho, um parceiro ou alguma outra característica do eu central).

> **Passo 6.** Agende uma hora com o paciente (com ou sem um amigo, familiar ou ente querido) para realizar a entrevista da Terapia da Dignidade.

Em geral, a sessão é agendada para acontecer o mais breve possível depois do encontro introdutório, das perguntas respondidas e do consentimento do paciente. De preferência, isso pode acontecer dentro de um a no máximo três dias. A continuação em tempo hábil em toda a Terapia da Dignidade é importante e reforça o sentido de imediatismo, que transmite uma mensagem tangível: aquilo que o paciente tem a dizer é importante e o terapeuta agirá rapidamente para coletar os pensamentos e as palavras mais importantes do paciente. No entanto, a flexibilidade durante esse período deve se basear nas necessidades e desejos individuais do paciente.

A Terapia da Dignidade, como qualquer conversa terapêutica, deve ser realizada onde o paciente se sentir o mais confortável possível. Até o momento, essas sessões foram realizadas quase sempre em ambientes institucionais (unidades de cuidados paliativos, casas de repouso, enfermarias de cuidados intensivos) e nas próprias casas dos pacientes. A privacidade, é claro, é importante, pois permite que as pessoas falem sobre vários assuntos que podem ser considerados pessoais e destinados apenas a um pequeno círculo de pessoas. Entretanto, doenças em estado avançado podem, às vezes, desafiar a privacidade, exigindo criatividade e flexibilidade. Colocar uma cortina em volta da cama, encontrar assentos para o terapeuta e os participantes da Terapia da Dignidade, programar a sessão de modo a não atrapalhar a rotina de cuidados, reduzir o ruído ambiente (TV, rádio) – todas essas medidas ajudam a criar um ambiente íntimo no qual a Terapia da Dignidade pode ser realizada com sucesso. Depois de fazer os preparativos necessários, é hora de começar.

REFERÊNCIAS

1. Chochinov, H. M., Hack, T., McClement, S., Kristjanson, L., Harlos, M. Dignity in the terminally ill: a developing empirical model. *Soc Sci Med.* 2002;54(3):433-443.
2. Chochinov, H. M. Dignity-conserving care – a new model for palliative care: helping the patient feel valued. *JAMA.* 2002;287(17):2253-2260.
3. Chochinov, H. M., Hack, T., Hassard, T., Kristjanson, L. J., McClement, S., Harlos, M. Dignity and psychotherapeutic considerations in end-of-life care. *J Palliat Car.* 2004;20(3):134-142.
4. Chochinov, H. M. Dying, dignity, and new horizons in palliative end-of-life care. *CA Cancer J Clin.* 2006;56(2):84-103.
5. McClement, S. E., Chochinov, H. M., Hack, T. F., Kristjanson, L. J., Harlos, M. Dignity--conserving care: application of research findings to practice. *Int J Palliat Nurs.* 2004;10(4):173-179
6. Uchida Miwa, M., Paiva, C. E., Ferreira, A. J. S., Julião, M., Chochinov, H. M., Paiva, B. S. R. (2023). Translation and cross-cultural adaptation of the Dignity Therapy Question Protocol to Brazilian Portuguese. Palliative and Supportive Care. https://doi.org/10.1017/S147895152300041X.

4

Fazendo Terapia da Dignidade

Preocupe-se mais com o cuidado do paciente como indivíduo, e menos com as características especiais da doença.
— William Osler

Até aqui, revisamos a importância da dignidade como um conceito clinicamente importante e fornecemos uma visão geral de como a pesquisa empírica abordando a dignidade no final da vida levou ao desenvolvimento da Terapia da Dignidade.[1-4] Com base neste fundamento, o Capítulo 3 fornece instruções detalhadas e o passo a passo para identificar potenciais participantes e organizar uma sessão da Terapia da Dignidade. O Capítulo 4 vai além dessas etapas preparatórias, levando-nos ao cerne da questão, ou seja, como fazer a Terapia da Dignidade.

Quando o terapeuta e o paciente chegam juntos para a sessão de Terapia da Dignidade, várias coisas já devem ter sido realizadas:

- A Terapia da Dignidade foi explicada ao paciente e ele ou ela concordou em participar.
- O paciente recebeu uma cópia do protocolo de perguntas, que fornece uma oportunidade para ele refletir sobre possíveis conteúdos para o documento de legado. Não há nada a se ganhar ocultando essa informação; o fato de o paciente conhecer melhor o protocolo vai, no mínimo, deixá-lo mais tranquilo e ajudá-lo a se preparar melhor.

- O paciente determinou quem, dentre seus familiares ou sua rede de apoio, seria(m) o(s) destinatário(s) mais adequado(s) para receber este documento importante.
- O paciente decidiu que prefere fazer a Terapia da Dignidade sozinho ou acompanhado por um amigo ou familiar.
- O terapeuta determinou a "moldura" do paciente, isto é, seu nome e como deseja ser tratado, idade, estado civil, nomes e idades de pessoas importantes (como filhos, netos etc.), profissão, seu diagnóstico e o que ele entende sobre sua condição.
- Lembro de perguntar a um paciente, quando estava fazendo a sua "moldura", o que ele esperava obter fazendo Terapia da Dignidade. Ele me explicou que tinha cometido muitos erros em sua vida. Que se sentia especialmente culpado por, depois de deixar sua primeira esposa por outra mulher, nunca estar presente para seus filhos. Apesar de ter tido um segundo casamento longo e bem-sucedido, ele sentia que devia uma explicação e um pedido de desculpas aos filhos. Sabendo dessa informação, foi fácil ajudá-lo a falar sobre esse assunto e abordar as suas principais questões durante a Terapia da Dignidade.

ORGANIZANDO A SESSÃO

Respondendo a questões restantes

No momento de iniciar a Terapia da Dignidade, o terapeuta deve revisar as informações com o paciente mais uma vez. É normal que os pacientes ainda tenham dúvidas, considerando que a capacidade de retenção de informações pode ficar limitada quando as pessoas estão muito doentes. Todos os aspectos do protocolo que não estiverem claros para o paciente devem ser explicados, sem deixar nenhuma dúvida sem resposta. Uma boa maneira de resumir a Terapia da Dignidade é explicar que ela tem dois componentes. O primeiro consiste em uma conversa guiada entre o paciente e terapeuta, abordando os problemas que o paciente considere mais importantes, como etapas de sua história, lições aprendidas, além de desejos, conselhos ou bênçãos que ele julgue pertinente conceder. O segundo componente da Terapia da Dignidade consiste em criar um documento muito especial. Esse documento será o registro da sessão de terapia, que posteriormente será editado pelo terapeuta, a fim de capturar claramente a essência das respostas do paciente. Os pacientes receberão o documento de legado impresso e editado, podendo guardar ou compartilhar com quem quiserem. A identificação do(s) destinatário(s) em potencial do documento, antes ou durante a sessão de terapia, pode direcionar a entrevista, possibilitando fazer referência a indivíduos específicos de forma mais tangível. Isso geralmente resulta em um documento mais efetivo e significativo, ao contrário de um que possa parecer muito genérico por não ter um destinatário específico em mente.

Organizando o ambiente terapêutico

O local onde a Terapia da Dignidade será feita foi escolhido no final da primeira reunião. No momento de realizar a sessão da Terapia da Dignidade, deve-se tentar maximizar a privacidade e o conforto tanto quanto possível. Isso geralmente é mais fácil de se conseguir na casa do paciente do que em um hospital ou qualquer outro tipo de instituição. No entanto, com esforço e criatividade geralmente é possível estabelecer um local apropriado, mesmo no meio de uma enfermaria lotada. A equipe pode ser avisada do agendamento da Terapia da Dignidade, por exemplo, e os horários das visitas e rotinas de atendimento podem ser combinados para não incomodar ninguém. Como em qualquer outra modalidade importante de tratamento, os desafios de agendamento geralmente podem ser superados.

No intervalo de uma hora em que a entrevista da Terapia da Dignidade geralmente é realizada, pode-se restringir visitas e a televisão ou o rádio podem ser desligados, de modo a minimizar distrações. Em algumas situações, como quando o paciente não está em um quarto particular, pode-se usar uma sala de reuniões ou um escritório. Se necessário, as cortinas em torno da cama do paciente podem ser fechadas. O terapeuta deve estar próximo o suficiente do paciente, para que ambos possam falar, ver e ouvir facilmente um ao outro. Assim, a necessidade de falar alto é reduzida e é mais fácil estabelecer uma sensação de intimidade e privacidade. Se o paciente desejar que um amigo ou familiar faça parte da terapia, essa pessoa deve estar sentada perto do paciente, em oposição ao terapeuta. Isto é, se o terapeuta estiver sentado à direita do paciente, o amigo ou familiar pode se sentar à esquerda do paciente. Além das vantagens funcionais, esse posicionamento físico visa enfatizar que a tarefa principal do terapeuta é conversar com o paciente, e que o familiar ou amigo está lá apenas como apoio. Antes de iniciar a sessão, certifique-se de que o paciente esteja o mais confortável possível, que lhe seja oferecido algo para beber e que lenços de papel estejam à mão.

Usando um gravador

Use um gravador de boa qualidade e, embora pareça um pequeno detalhe, teste-o antes para garantir que ele está funcionando corretamente. Os pacientes estão em um estado de saúde frágil, então pode não haver uma segunda chance se o gravador não funcionar direito. A voz dos pacientes poderá ser baixa e o ambiente muitas vezes pode não ser ideal. Como a entrevista será transcrita literalmente, é importante posicionar o microfone o mais próximo possível do paciente para garantir uma gravação clara e audível.

Alguns pacientes podem se sentir apreensivos para verbalizar seus pensamentos sabendo que tudo o que disserem será registrado. Para aliviar essa ansiedade, lembre os pacientes de que, como a conversa está sendo gravada e depois será transcrita, qualquer alteração poderá ser feita posteriormente; qualquer coisa poderá ser adicionada, excluída ou, se assim desejar, todo o manuscrito poderá ser descartado (de todos os pacientes que fizeram a Terapia da Dignidade, nenhum optou por essa opção em particular). Também lembre-os de que, como a conversa é gravada, o documento poderá ser editado de tal forma que qualquer inconsistência cronológica, interrupções ou erros poderão ser eliminados. Os pacientes sempre ficam tranquilos quando sabem que o terapeuta assumirá grande parte da responsabilidade de transformar a conversa gravada em um documento final de legado, para ser aprovado por eles.

Familiar ou amigo participante

Na sessão da Terapia da Dignidade provavelmente é a primeira vez que o terapeuta vai encontrar a pessoa que o paciente escolher para participar da sessão. Esteja atento e tenha sensibilidade para perceber se essa pessoa também tem algumas dúvidas ou assuntos que deseja esclarecer. Responder aberta e honestamente a todas as perguntas proporcionará ao paciente e à família o conforto, a confiança e a sensação de segurança que facilitarão a intervenção.

Antes de ligar o gravador, diga ao paciente que a primeira pergunta que você fará será sobre as recordações ou lembranças específicas que ele gostaria de incluir no documento. Se eles não tiverem mais nenhuma pergunta, o gravador pode ser ligado e a Terapia da Dignidade poderá começar. "Conte-me um pouco da sua história de vida, especialmente o que você se lembra mais facilmente ou as partes que considera mais importantes"

O PAPEL DO TERAPEUTA

Há muito mais na Terapia da Dignidade do que apenas ler o protocolo de perguntas enquanto aguarda passivamente as respostas. Enquanto alguns pacientes podem não precisar de muita orientação ou direcionamento explícito, outros podem se sentir completamente sobrecarregados ou até mesmo paralisados ao tentar resumir a própria essência ou articular o que querem dizer. Logo, o papel do terapeuta na Terapia da Dignidade é crítico.

> Durante todo o tempo, o terapeuta deve ficar concentrado e ouvindo com atenção.

Durante toda a Terapia da Dignidade, os terapeutas devem prestar atenção a tudo o que estiver acontecendo entre eles e seus pacientes, incluindo o que é dito, como é dito e até mesmo pistas não verbais sutis que podem dizer algo. Metaforicamente, o processo é semelhante a acompanhar alguém olhando um mapa sem ter certeza de qual caminho seguir. O papel do terapeuta, por meio da escuta ativa, é garantir que eles não se percam e sejam bem-sucedidos em alcançar seus destinos. Isso significa estar sempre vigilante e atento para onde as respostas podem levá-los, acompanhando o fluxo da entrevista e antecipando os problemas que possam surgir. A tensão de permitir que os pacientes se movam independentemente e, ao mesmo tempo, saber guiá-los é a essência da escuta ativa e da Terapia da Dignidade. É impossível realizar esta tarefa sem atenção total e engajamento completo.

No início de sua Terapia da Dignidade, um homem idoso com câncer avançado parecia distante enquanto compartilhava algumas memórias da adolescência. Assim que ele mencionou a música, ele ficou animado e mais atento. Percebendo essa mudança de tom, o terapeuta perguntou sobre a relação dele com música. Isso fez com que o paciente compartilhasse como a música moldou sua vida, fez parte de muitos relacionamentos maravilhosos e foi um elemento permanente na sua lista de paixões durante a vida.

Às vezes as dicas que os pacientes dão podem ser muito sutis; por isso, o terapeuta engajado deve estar sempre vigilante para perceber quando elas surgirem.

Um octogenário contou os membros de sua extensa família de origem, já em grande parte falecida (exceto um irmão). Ele começou mencionando que a mãe e o pai dele eram "pessoas maravilhosas", mas rapidamente passou a listar seus irmãos e irmãs, dando poucas informações, além de seus nomes e a ordem de nascimento. O terapeuta disse: "Você mencionou agora há pouco que teve pais maravilhosos. Fale um pouco mais sobre isso, de que maneira eles eram maravilhosos?". Isso o levou a memórias afetuosas, nas quais ele lembrou como sua mãe mimava todos os seus muitos filhos e como eles eram o centro de seu universo.

> Para todos os pacientes, durante todo o tempo e em quaisquer circunstâncias, o terapeuta deve assumir uma postura que ressalte a dignidade.

Uma postura que ressalte a dignidade demonstra a capacidade do terapeuta de fazer com que os pacientes se sintam respeitados e valorizados durante todo o processo terapêutico. O terapeuta precisa ser um ouvinte ativo e cuidadoso, que fica confortável com problemas existenciais, silêncios e emoções que podem variar de alegria para tristeza. Com o engajamento compassivo, a terapia em si – além do material que ela gerará – deve fazer com que os pacientes sintam que eles e suas palavras são importantes. Este *ethos* de cuidado e apoio dentro dessa relação de troca, que aceita e não julga, é fundamental para o sucesso da Terapia da Dignidade. A Terapia da Dignidade foi criada para melhorar a tonalidade do cuidado (descrito no Modelo de Dignidade).[1,2] Esta postura terapêutica destina-se a transmitir respeito por quem o paciente é e foi, por seus pensamentos e sentimentos e, é claro, por suas palavras – as mesmas palavras que serão usadas para construir seu documento de legado.

Porém, não basta só agir com empatia, carinho e interesse; para conduzir a Terapia da Dignidade esses sentimentos devem ser autênticos. A essência de uma postura que ressalte a dignidade é entender que os pacientes olham para o terapeuta em busca de aprovação e algum indício de seu valor intrínseco. Os terapeutas devem pensar em si mesmos como um espelho no qual os pacientes buscam um reflexo que capture a essência de quem eles são e não apenas "qual doença eles têm". Essa é uma metáfora poderosa, que confere uma tremenda oportunidade terapêutica a qualquer pessoa que tenha contato com o paciente. Sem envolvimento autêntico e investimento genuíno, a Terapia da Dignidade parecerá vazia e, como esperado, ficará aquém de sua meta terapêutica.

Uma senhora idosa participou da Terapia da Dignidade cerca de um mês antes de sua morte. Ela considerava tanto a si mesma como sua vida muito comuns. Com o encorajamento do terapeuta e a afirmação "no presente" de como a história dela era importante, a paciente concluiu: "Bem, eu acho que todo mundo gostaria de deixar algum tipo de legado. E eu acho que, no meu caso, eu não sinto que realizei grandes coisas na minha vida. Foi tudo muito normal. Nada parecido com algumas pessoas que fizeram maravilhas e todo mundo sabe o nome delas. Eu acho que essas são as coisas pelas quais alguém gostaria de ser reconhecido, mas esse não será o meu caso. Eu tive uma vida comum, mas eu acho que deixarei boas recordações e sentimentos bons. Eu tenho integridade e uma boa reputação – isso é o que eu vou deixar. E espero que isso seja o suficiente. Acho que é tudo o que consigo dizer sobre mim mesma, porque eu nunca fui de chamar atenção. Acho que, por mais simples que seja, sempre há algo em que você contribuiu, às vezes até sem saber. Gostei de fazer isso e provavelmente darei uma cópia para cada um dos meus filhos.

> Forneça a estrutura e a orientação necessárias para ajudar o paciente a construir seu próprio documento de legado.

Na Terapia da Dignidade, o terapeuta deve estar preparado para assumir um papel ativo. O terapeuta deve ser capaz de se envolver e orientar o paciente nessa terapia que busca um aumento de propósito. Pacientes que estão muito doentes e se aproximando do fim da vida geralmente carecem de energia e iniciativa para organizar ou sequenciar perfeitamente suas respostas. Para que os pacientes possam evoluir sem dificuldade na Terapia da Dignidade, o terapeuta precisa seguir as pistas e, ao mesmo tempo, fornecer uma estrutura que lhes permita seguir seu raciocínio com facilidade, elaborando e fazendo conexões lógicas. O grau de colaboração entre o terapeuta e o paciente deve ser alto para garantir que o paciente se sinta engajado, encorajado e cuidado.

> Forneça "tópicos" significativos e fáceis de acompanhar!

Uma forma de entender o papel do terapeuta é pensar na brincadeira de "ligar os pontos". Até mesmo o menos habilidoso dos artistas consegue formar um desenho complexo ligando pontos numerados em sequência. Sem os pontos numerados, a tarefa seria bem mais difícil, talvez até impossível para a maioria das pessoas. Da mesma forma, o papel do Terapeuta da Dignidade é fornecer aos pacientes os "pontos" necessários para ajudá-los a desenhar sua própria generatividade ou documento legado. Os pacientes que participam da Terapia da Dignidade geralmente têm pouco tempo de vida e precisam poupar energia. Mesmo que fazer a narrativa de suas vidas possa aumentar o senso de significado ou propósito, a maioria dos pacientes não consegue fazê-lo por conta própria. No entanto, ao fornecer habilmente os "pontos" para serem ligados, o terapeuta facilita a conclusão de um documento de legado significativo.

Perguntas abertas geralmente fornecem um ponto de partida, com a entrevista geralmente começando com a pergunta: "Conte-me um pouco da sua história de vida, especialmente o que você se lembra com mais facilidade ou as partes que considera mais importantes". Um senhor idoso respondeu a essa pergunta declarando: "Na primeira vez que vi a minha esposa, eu já gostei dela. Nos casamos e estamos juntos até hoje." Ele não forneceu mais detalhes, mas era óbvio para o terapeuta que havia muito mais a ser dito. Conseguir detalhes, colocando o "próximo ponto" para que o paciente possa continuar sua história, é a tarefa mais importante do terapeuta. Nesse caso, a pergunta seguinte foi: "Você disse que já gostou dela quando a viu pela primeira vez. Você se lembra o que exatamente te chamou atenção?" Isso o levou para uma lembrança maravilhosa de como encontrou a sua esposa pela primeira vez em um baile no salão de dança do clube há muitos anos, além de lembranças do namoro e do casamento. Assim, embora a pergunta inicial tenha sido muito aberta, a pergunta seguinte permitiu que o paciente fornecesse detalhes mais específicos.

Logo, porém, o paciente percebeu que "não havia muito mais a dizer". Para obter mais detalhes e ajudar o paciente a continuar, o terapeuta fez a seguinte pergunta: "Muitas coisas aconteceram depois do seu casamento até agora. Há alguma recordação ou acontecimento nessa fase que você gostaria de contar?". Observe que a pergunta não solicita, nem exige, uma história cronológica detalhada do paciente. Uma abordagem biográfica perfeccionista seria injustificável; pacientes se cansariam rapidamente e a intervenção tornar-se-ia pesada e desconfortável. Ao invés de tentar obter um relato histórico, as perguntas devem esclarecer detalhes – isto é, detalhes circunscritos a eventos-chave ou experiências marcantes. O paciente respondeu: "Nunca tive problema com meus filhos". Ele provavelmente não queria contar mais nada sobre o assunto. Essa possibilidade foi testada com a seguinte pergunta: "Há alguma lembrança específica durante o crescimento dos seus filhos que você gostaria de contar?" Esta pergunta suscitou informações detalhadas sobre seus filhos, suas respectivas conquistas individuais e os sentimentos e memórias especiais que ele guardava de cada um deles.

Às vezes, sugerir tópicos significativos requer criatividade, espontaneidade, e atenção para seguir as dicas dos pacientes. Por exemplo, uma mulher aborígine com câncer colorretal avançado contou que o seu animal espiritual era a tartaruga. O terapeuta decidiu perguntar como ela sabia e qual o significado disso. Como resultado, a paciente revelou alguns valores pessoais profundos e como sua cultura e história moldaram sua noção de lugar no mundo. Questionamentos espontâneos desse tipo podem facilitar uma narrativa significativa, rica e estruturada. Isso aumentará o senso de propósito, significado e dignidade do paciente, que, por sua vez, pode resultar em um documento de legado de grande significado para a família e entes queridos.

> Forneça a estrutura e a orientação necessárias para ajudar o paciente a construir seu próprio documento de legado.

Outra maneira de obter detalhes é dizer aos pacientes: "Imagine que você e eu estamos olhando para o álbum de fotografias da sua vida. Conte-me, com o máximo de detalhes que puder, sobre algumas fotos que estarão nesse álbum." Essa é uma metáfora simples, mas muito eficaz na aplicação da Terapia da Dignidade. Fotografias são artefatos tangíveis de momentos que foram capturados. Na Terapia da Dignidade, os pacientes são convidados a analisar um álbum de fotos mental, selecionando aquelas imagens que lhes pareçam mais importantes ou memoráveis. Perguntar sobre as pessoas, lugares ou eventos documentados nessas imagens mentais muitas vezes estimula a memória do paciente e traz à tona um material significativo para seu documento de legado. Fazer com que os pacientes escaneiem mentalmente o álbum fornece amplitude; investigar os detalhes de cada foto traz profundidade. Referindo-se com profundidade a detalhes de uma determinada "fotografia", as respostas se tornam pessoais e únicas. A metáfora do álbum de fotos trouxe a seguinte resposta de um senhor idoso, doente terminal: "Numa foto eu estaria vestindo calças culotes, aquelas mais largas." Depois de contar sobre o seu amor por carros e tudo relacionado a eles, disse: "Na foto, eu vejo um velho Modelo T da Ford." Esse assunto levou-o a descrever algumas viagens de carro com os amigos, "indo passar o sábado à noite em Minneapolis".

A Terapia da Dignidade não consiste em obter uma biografia completa do paciente, nem todos sentem que sua história deve ser documentada. Um senhor idoso com câncer de pulmão metastático falou que o consumo de bebidas alcoólicas ocupou a maior parte de sua vida adulta. Havia muita coisa que ele queria esquecer e grande parte de seu passado que ele logo esqueceria. Este paciente não desejava, mesmo com a ajuda de um terapeuta, reconstruir e registrar sua história. Em vez disso, ele usou sua terapia para obter o perdão de sua família distante e desejar-lhes sorte para conseguir evitar cometer os mesmos erros que ele.

Para alguns pacientes, a pergunta "Em que momento da sua vida você se sentiu mais vivo?" equivale a dizer "Mostre-me as suas fotografias favoritas". Isso pode evocar momentos e memórias muito especiais e cheias de detalhes. Mesmo que essas lembranças venham desvinculadas de vinhetas cronológicas, o que normalmente acontece numa varredura geral do "álbum de fotos", os resultados podem ser comoventes e, às vezes, até mágicos.

Em sua Terapia da Dignidade, uma senhora admirável de 56 anos incluiu uma bela lembrança de um presente especial que ela criou para seus netos:

> Para mim, brincar sempre foi importante, piquenique e aventuras, mas num inverno, quando os netos estavam ficando mais velhos, achei que apenas brinquedos não seriam suficientes. Eles precisavam de aventura! Naquele mês de outubro o lago congelou mais cedo. Normalmente começa a nevar em outubro e o lago leva algumas semanas para congelar, mas dessa vez não havia nevado ainda no final de outubro. Eu vi o pântano cheio do que algumas pessoas chamam de juncos, alguns longos com a parte superior marrom. Alguns deles eram muito longos, com mais de dois metros. Eu pensei: "Vou inventar uma aventura com estes juncos." Eu usei joelheiras e colete salva-vidas, porque não dava para confiar no gelo. Também usei uma foice para cortá-los no mesmo nível do gelo. Dava para cortá-los como se fossem de manteiga. Fiz umas trilhas entre os juncos. Então, quando as noites ficaram mais frias e eu estava tendo sorte, pois ain-

da não tinha nevado, as touceiras congelaram mais em cima e eu já não conseguia cortá-las com uma foice, então peguei uma pá de ponta afiada.

Lembre-se de que eu sou uma velha senhora na cidade. O final do lago era apenas a quatro minutos da nossa cerca de trás, o que era maravilhoso, mas o que as pessoas estavam pensando de mim, saindo todos os dias, por uma hora e meia, por no mínimo um mês e meio, fazendo trilhas? Quando terminei, tinha mais de um quilômetro de trilhas entre os juncos. O pântano tem uma estrutura delicada, com trilhas e casas de animais, pinheiros e várias clareiras. Para qualquer coisa que parecesse interessante, eu criava uma trilha. Uma vez eu localizei uma grande clareira e eu pensei: "Perfeito. Posso ter um ringue de patinação no meu labirinto também," e limpei o terreno com a pá. Então, quando veio a neve, eu pensei que se tivéssemos uma grande nevasca, eu teria que manter as trilhas limpas ou nada ficaria pronto até o Natal. Uma vez veio uma nevasca tão grande que eu tive que sair duas vezes no meio da noite para manter as trilhas abertas. Eu deslizava por essas trilhas com minha pá e no Natal estava tudo pronto para as crianças.

Escondi presentes como tacos e discos de hóquei nas trilhas e, na semana do Natal, quando eles vieram, eu os levei ao pântano e lhes disse: "Aqui está o presente de vocês!" Eles me olharam intrigados e disseram: "Que presente é esse?", eu disse: "Olhem! Ali tem a entrada e uma aventura esperando por vocês." O interessante é que eu peguei um molho de juncos para bloquear a entrada, de tal forma que olhando de longe, não dava para ver o labirinto. Para meu netinho menor, aqueles juncos eram como árvores altas. Ele não podia ver por cima deles. No início ele teve medo de entrar, mas eles encontraram a abertura, e saíram explorando. Não somente eu me diverti com meus netos, como os adultos da cidade e outras crianças também vieram brincar. Eles nunca imaginaram quanta coisa interessante havia naquele pântano. Foi tão mágico, mas ao mesmo tempo, a vida nos traz coisas boas e ruins. Eu fiz tudo aquilo para os meus netos enquanto eu cuidava da minha mãe, que estava doente. Ela estava piorando rapidamente e eu precisava chorar escondido. Eu precisava liberar minhas frustrações. Só mais tarde eu percebi que aquele labirinto teve muitos propósitos.

Mais tarde, quando questionada sobre quando se sentira mais viva, ela respondeu: "Quando descobri que estava morrendo." Ela sempre foi uma mãe, avó, esposa, e filha maravilhosa, mas confessou que assumiu demasiada responsabilidade pela felicidade dos outros. Sempre que ela falhava em proteger aqueles que amava dos inevitáveis solavancos e decepções da vida, se sentia responsá-

Fazendo Terapia da Dignidade

vel e culpada. Tudo isso mudou quando ela soube que estava morrendo. Mais ou menos nessa época, ela começou a frequentar aulas sobre a Bíblia e teve um despertar espiritual. "Eles me explicaram o que estava acontecendo e quanto mais eu alimentava minha alma, mais eu me tornava viva."

No final da Terapia da Dignidade, ela disse o seguinte:

> Acima de tudo, quero que minha família saiba que estou bem e que eles devem seguir em frente. Esse é o grande acontecimento. Não olhem para trás. Eu estava em suas vidas por uma razão. Meu último desejo é que as pessoas lembrem de mim quando passarem pelo rio perto de nossa cidade. Eles devem tirar as meias e sapatos e colocar os pés na água, sentindo como é refrescante em um dia quente de verão. Quantas vezes passamos por lá e não paramos. Levem um café que ainda estará quente até chegarem ao rio e desfrutem o momento. Quantas vezes perdemos momentos bons. Há tanta beleza desperdiçada por causa da nossa pressa. Mas vale muito a pena.

Esteja ciente que os pacientes compartilharão diversos tipos de histórias e revelações.

Existem basicamente três tipos de histórias que pacientes contam: histórias "boas", histórias "tristes" e as que podemos chamar de histórias "feias". As boas histórias são aquelas mais fáceis de se ouvir e que intuitivamente pensamos que são as histórias que os pacientes mais gostam de contar. São histórias que recordam uma vida bem vivida e transmitem expressões de gratidão pelas bênçãos que a vida lhes deu. Essas, muitas vezes, incluem expressões de agradecimento aos entes queridos ou detalham como alguns indivíduos enriqueceram suas vidas. Os pacientes muitas vezes refletem sobre as alegrias que seus filhos, netos e alguns relacionamentos especiais lhes trazem. Frequentemente, eles transmitem votos de esperança para aqueles que logo deixarão. Uma mulher desejou o seguinte voto para sua neta recém-nascida: "Só posso desejar a ela muitas felicidades e muita saúde. E que ela encontre amor em todos os lugares onde vá". Em antecipação à sua morte próxima, ela também deixou os seguintes votos para suas filhas:

> Espero que minha família tenha muita fé, pois nesse momento é realmente necessário. Nem sempre entendemos por que as coisas acontecem assim. Acho que talvez nunca entendamos, por isso é sempre muito útil ter fé. Assim se pode

lidar com praticamente qualquer coisa que a vida te traga. Mesmo sem entender bem eu mesma, eu sei que elas ficarão bem, sabendo que sempre as amei e que elas me amam. Acho que isso é o mais importante. Todos nós perdemos alguém mais cedo ou mais tarde. Mas você sempre terá as lembranças e os bons momentos para recordar. Você pode viver com isso pelo resto da vida, porque as memórias são sempre muito especiais. E tenho certeza de que também será assim para elas. Vai ser difícil no começo, mas o tempo cura todas as feridas. E será do mesmo jeito para elas.

P. era um homem de 53 anos, recém-casado e sem filhos. Como consequência de um câncer de cabeça e pescoço que exigiu uma laringectomia, ele não conseguia mais falar. Portanto, ele usava um *laptop* para digitar suas respostas para a Terapia da Dignidade.

Entrevistador: P., conte-me um pouco sobre sua história de vida. O que você se lembra com mais facilidade ou as partes que considera mais importantes.?

P.: As partes mais importantes da minha vida são os momentos que passei com minha esposa, especialmente todas as viagens maravilhosas que fizemos juntos. Nosso relacionamento cresceu lentamente com o tempo e, na verdade, essa é uma das minhas "teorias". As pessoas, ao passarem tempo juntas, especialmente as casadas, ou crescem juntas ou se afastam. T. e eu nos aproximamos cada vez mais um do outro ao longo do tempo e nos sentimos muito confortáveis em ficar juntos, além do profundo amor que temos um pelo outro.

Entrevistador: Você tem desejos ou conselhos para a T.?

P.: Eu desejo que a T. não sinta dor pela minha partida por um período muito longo e que guarde mais as boas lembranças do que sinta tristeza. Igual a forma como ela se sente em relação aos pais dela agora. Sempre que falávamos deles, nos últimos anos, era com um sorriso saudoso e boas lembranças. Isso é o que espero que aconteça o mais rápido possível. Também espero que ela tenha uma aposentadoria feliz e realizada, cheia de amigos e familiares para mantê-la ocupada. E um cachorrinho.

Outros pacientes usam a Terapia da Dignidade para contar histórias "tristes". São histórias que podem lembrar tragédias pessoais, injustiças, ou simplesmente contarem sobre arrependimentos ou erros. Embora, intuitivamente, possamos considerar que contar esse tipo de história seja contraterapêutico, os pacientes no final da vida, muitas vezes, sentem que precisam "se esclarecer", dando uma explicação para suas falhas, buscando perdão ou, em alguns casos, simplesmente desabafando. Uma mulher com câncer colorretal em estágio terminal sentiu que seus cuidados foram mal administrados. Ela relatou "comportamento ruim e antiprofissional" e o sentimento de ter sido maltratada sem receber o mínimo respeito. Ao relatar sua história difícil, ela queria alertar os outros de que "isso é possível" e era melhor serem cautelosos.

Outro senhor com câncer de pulmão metastático usou sua Terapia da Dignidade como uma oportunidade para relembrar o choque de saber, aos 11 anos, que havia sido adotado. No decorrer de sua sessão, ele explicou como essa revelação o levou a uma vida com baixa autoestima, abuso de substâncias e dificuldade em manter conexões sociais:

> Daquele ponto em diante, minha autoestima ficou muito, muito baixa. Eu não sentia que pertencia a nenhum lugar e sentia muita vergonha. Eu não queria conhecer ninguém. Eu me sentia indesejável e como se fosse um fantasma na minha própria casa.

Poucas histórias são exclusivamente "boas" ou "tristes". O documento de legado deste senhor certamente continha ambos os elementos. Após conhecer sua esposa e ingressar nos Alcoólicos Anônimos, ele ficou sóbrio por trinta anos e assumiu responsabilidade por seus fracassos pessoais, bem como por seus sucessos. Ao contar sua história e a superação dos seus desafios, ele foi capaz ver sua doença atual num contexto mais amplo:

> Eu tive muita dor, muita angústia, muita agonia, muitas incertezas, que me fizeram atingir uma fonte de poder que me fez superar esse véu de lágrimas. Eu tenho certeza de que há algo mais além desta vida. Tenho certeza de que há algo mais. Na verdade, eu acredito que a consciência segue além daqui. Agora saber qual é o grande plano, ninguém voltou para me contar, mas tenho certeza de que é maravilhoso.

Poderia ser tentador para o terapeuta dissuadir os pacientes de contarem suas histórias "tristes". Por exemplo, um senhor idoso com câncer de pulmão avançado começou sua entrevista afirmando, "Bem, eu trabalhei no Norte por mais de vinte anos; foi onde aprendi a beber." Com um início assim, o terapeuta pode ficar tentado a conduzir a conversa para algo mais leve ou "mais feliz". Na verdade, neste caso – que foi no início da nossa experiência com a Terapia da Dignidade

– essas tentativas aconteceram. A resposta do paciente, no entanto, indicou que ele não estava interessado em "embelezar" seu passado. Suas respostas ficaram evasivas, interrompendo a entrevista. "Eu não me lembro muito dessas coisas... mas vou lhe contar o que eu preciso dizer." E ele continuou contando sobre seu principal objetivo para participar da Terapia da Dignidade: mesmo achando que era muito tarde para pedir perdão, ele queria que seus netos soubessem quem ele fora e fizessem escolhas melhores que as que ele fizera.

> Aprenda a manejar e a reagir às histórias "feias".

Talvez as histórias mais difíceis que os terapeutas enfrentarão sejam as chamadas histórias "feias". Essas histórias são rotuladas assim porque elas podem potencialmente ferir o(s) destinatário(s) do documento de legado. Uma mulher, por exemplo, descreveu um longo relacionamento profundamente conflituoso com seu filho. Apesar de ela estar se aproximando rapidamente da morte, eles não conseguiram resolver os numerosos problemas que os distanciaram por tanto tempo. Quando falou sobre as esperanças que tinha para o filho, ela o descreveu como: "Ele é um vagabundo e um parasita." Claramente, a dureza dessas palavras pode ser difícil de ser ouvida por um filho; principalmente se forem registradas num documento de legado, que atestará para sempre a frustração e o fracasso pelos conflitos não resolvidos, que podem gerar consequências psicológicas devastadoras.

Nós acreditamos que o terapeuta da dignidade tem a responsabilidade de gerenciar essas histórias "feias" e de cuidar tanto do paciente quanto do(s) destinatário(s) do documento. Talvez seja útil considerar até que ponto, em circunstâncias clínicas normais, o terapeuta estaria disposto a comunicar, ou participar de uma comunicação, em nome do paciente. A disposição de se comunicar algo deveria ser desvinculada do conteúdo da informação? Há uma diferença entre ajudar os pacientes a transmitirem mensagens de amor a seus filhos e, em vez disso, a expressarem mensagens de decepção, ou talvez até mesmo um sentimento de aversão dirigido a uma pessoa específica? Enquanto a primeira opção parece totalmente saudável e razoável, a outra deve dar aos terapeutas motivos concretos para se desobrigarem do papel de mensageiro.

Isso não significa que os pacientes não têm liberdade para abordar quaisquer problemas que tenham com amigos ou familiares; no entanto, eles devem ser encorajados a fazê-lo no aqui e agora, ao invés de além-túmulo, por assim dizer.

Ao contrário de uma conversa em tempo real, o documento de legado não permite um diálogo entre o paciente e o destinatário, nem seria possível, depois do fato, trabalhar essas questões. No aqui e agora, até as conversas difíceis podem ser curativas e catárticas ou promover uma finalização. No entanto, as palavras declaradas no documento de legado podem significar uma permanente acusação, reprimenda, ou ataque, impossível de se responder ou defender. Portanto, sentimos que é papel do terapeuta da dignidade lembrar o paciente de que suas palavras estão sendo gravadas e podem, uma vez proferidas, ter um impacto duradouro. Em resposta à mãe furiosa à beira da morte, afastada de seu filho, o terapeuta pode escolher falar algo como: "Se essas fossem as últimas palavras que você diria para o seu filho, você ainda escolheria dizê-las, ou diria outra coisa para que ele se lembre de você?" Nesse exemplo em que, inicialmente, a mãe repreendeu o filho e o chamou de vagabundo, ela chorou e disse que gostaria de dizer a ele o quanto o amava e como gostaria de poder abraçá-lo e, depois, rindo, acrescentou: "E que ele deveria arrumar um emprego!"

Às vezes, histórias "feias" são mais sutis. À medida que os pacientes se sentem mais à vontade para falar, podem até se esquecer de que estão sendo gravados e que sua fala, não obstante o processo de edição, será lida e causará impacto naqueles com quem eles escolherem compartilhar o documento. Por exemplo, um senhor brincalhão começou a descrever seus pensamentos sobre sua esposa contando uma piada de "loura burra". O papel apropriado do terapeuta nessa situação foi de perguntar se ele realmente desejava que aquilo fizesse parte do documento de legado. Felizmente, ele não quis!

O terapeuta da dignidade deve estar sempre atento a conteúdos que possam causar danos significativos. Sempre haverá um certo julgamento para determinar o limiar adequado para uma intervenção. De qualquer forma, em caso de dúvida, é fácil verificar com o paciente. "Você está trazendo alguns problemas delicados sobre [o membro da família]... como você acha que ele se sentirá ouvindo isso? Você alguma vez discutiu isso com ele? Isso seria algo que você consideraria conversar pessoalmente com ele?" É importante fazer esse tipo de investigação no momento que o assunto surgir, aproveitando a oportunidade para esclarecimento, dado que, devido ao tênue estado de saúde de muitos participantes, a oportunidade pode não se repetir.

> Ajude os pacientes a esclarecerem os detalhes de suas histórias.

Os pacientes muitas vezes fazem suposições ao contar suas histórias, sem oferecer explicitamente os detalhes necessários para maior clareza. Isso pode deixar suas palavras inacessíveis, exceto para aqueles com informações prévias. O terapeuta precisa assumir um papel ativo na obtenção de detalhes suficientes para que o documento de legado seja lido facilmente pelos entes queridos que obterão conforto com a leitura. Lembre-se de que o paciente pode não estar com os recursos mentais ou a energia para pensar em pequenos detalhes que, para eles, seriam familiares. Portanto, o terapeuta deve assumir o papel de monitorar essas questões, de modo a garantir que esses detalhes sejam esclarecidos. Por exemplo, um senhor idoso estava refletindo sobre o relacionamento próximo e amoroso que compartilhava com sua família. Embora ele sentisse que ao longo de sua vida havia dedicado tempo suficiente para falar sobre esse sentimento de proximidade com seus entes queridos, ele queria compartilhar seus desejos e expectativas para cada um dos seus filhos e especialmente para os seus netos. Ele começou a se referir a eles como "o filho mais velho do meu filho" e "o caçula da minha filha". Seus familiares mais próximos conseguiriam identificar a quem ele se referia, mas nomeá-los diretamente deixaria mais claro. Mais tarde, os nomes foram inseridos facilmente no manuscrito, proporcionando à família um registro mais claro e acessível da vida de seu pai e avô. Ser identificado pelo nome, em vez de uma referência descritiva em terceira pessoa como o paciente usou inicialmente, também promove a sensação de ter recebido uma espécie de bênção.

O sequenciamento de tempo é outro problema comum para ser esclarecido. Os pacientes podem começar a contar uma história sem colocá-la num contexto cronológico. Perguntas simples como: "Quantos anos você tinha nessa época?" podem fornecer a clareza necessária e deixar mais fácil para que o terapeuta acompanhe a história e, por sua vez, saiba direcionar o paciente, se necessário. Por exemplo, um senhor de meia-idade com câncer de pulmão em estágio terminal e com apenas algumas semanas de vida contou uma história complexa de sua experiência como militar. Sua vida foi uma série de aventuras marcadas por mudanças para locais exóticos ao redor do mundo. Ao contar sua história, no entanto, ele errava as datas dos eventos ou a idade que tinha. Perguntar esse tipo de detalhe não apenas fornecia mais clareza, como também guiavam o terapeuta para a próxima sequência lógica de sua história. Seu último posto, por exemplo, foi na costa leste do Canadá. Sabendo isso, por sequência lógica, ficou claro o motivo de ele estar ali internado naquele momento. O que, por sua vez, levou a algumas conexões importantes sobre como era para ele lidar com a doença, e o fato dele ter retornado para o lugar onde obteria melhores cuidados e apoio familiar.

Provavelmente, o problema de clareza mais comum encontrado na Terapia da Dignidade é a simples falta de detalhes. Mais uma vez, lembre-se de que os pacientes estão doentes, e não importa o quão bem-intencionados estejam, pode lhes faltar energia para criar um documento sobre sua história ou que conte sobre eles quando não puderem mais fazê-lo. Novamente, a habilidade do terapeuta é crítica. Uma mulher particularmente doente que, como se viu depois, estava prestes a morrer, apenas declarou que amava sua filha e que não havia "mais nada a dizer". Embora essa mensagem fosse direta, era obviamente enigmática. Num caso como este, o terapeuta deve tentar se colocar no lugar do paciente e perguntar, "Se eu tivesse que contar a história da minha filha ou deixar-lhe uma mensagem final, por onde eu começaria? Que questões eu gostaria de abordar e que coisas eu não gostaria de deixar de dizer?" Pensando nisso, o terapeuta pediu à paciente que lhe contasse algo sobre sua filha. Embora isso rendesse alguns detalhes, como o nome de sua filha, idade e que escola ela frequentava, ela rapidamente resumiu dizendo "como se sentia orgulhosa" de sua filha. "Do que você mais se orgulha?", perguntou o terapeuta. De novo, a paciente respondeu genericamente, dizendo como sua filha era e sempre fora "inteligente e capaz". Nesse ponto, o terapeuta convidou a paciente a fornecer uma imagem mais detalhada do que ela queria dizer, perguntando: "Quando você pensa na sua filha e no seu sentimento de orgulho por ela, conte-me sobre uma ou duas imagens que lhe vêm à mente." Nesse momento, a paciente espontaneamente se lembrou de sua filha aos quatro anos, "de pé, num concurso de beleza... num vestidinho verde e amarelo". Ao encorajar os pacientes a fornecerem esse nível de detalhe, eles geralmente trarão informações adicionais significativas. Neste caso, a paciente falou como sua filha sempre foi inteligente, aprendendo a ler com 3 anos, tendo aulas de piano e tocando para seus pais e avós, e seu desejo de proteger sua filha de um mundo que se tornara mais e mais competitivo – um mundo onde o ciúme prejudica os relacionamentos. Ela concluiu dizendo que estava feliz com as decisões que tomou sobre a criação da sua filha, pois ela se tornou uma jovem notável.

É fácil para os pacientes se esconderem atrás de generalidades, não porque tenham essa intenção, mas porque se gasta menos foco e energia quando se é vago, ao contrário de quando se fornecem detalhes que gerem palavras ou lembranças. A sra. L. era uma mulher de negócios bem-sucedida que vinha de origem muito humilde. Ela descreveu como ela e sua família tinham pouco dinheiro enquanto ela lutava para aprender sobre a indústria de vestuário. Em sua terapia, ela descreveu a primeira vez que conseguiu comprar um vestido que ajudou a fazer na fábrica. O terapeuta, observando que esse era um evento muito significativo, pediu para ela descrever o vestido. Com lágrimas nos olhos, ela se lembrou que ele tinha "estampa paisley e uma gola pequena. Mangas compridas, em tons de marrom e verde, cinto de camurça falsa e um lacinho na frente." Ela continuou contando como se sentiu "orgulhosa ao vesti-lo, porque tinha pagado por ele e participado da sua confecção. A partir daí, "vesti com orgulho tudo o que eu confeccionava na fábrica." Esse sentimento de realização e autossuficiência foi um componente fundamental na história e na identidade dessa paciente. Em resposta a uma pergunta que buscava detalhes sobre um evento aparentemente sem importância, ela foi capaz de compartilhar seu orgulho e os sentimentos que definiram seu senso de identidade e formaram a base da sua força, sustentando-a por uma vida longa o suficiente para ser marcada por alegrias e perdas.

> Preste atenção às emoções do paciente para identificar áreas que devam ser incluídas.

Na tentativa de aumentar a clareza, o terapeuta corre o risco de tornar a entrevista forçada e com muitos detalhes. Ao longo do tempo, o julgamento clínico e a experiência guiarão o terapeuta na escolha entre buscar mais informações sobre alguns pensamentos ou eventos ou apenas deixar algo passar. Como regra geral, seguir a emoção e a energia da entrevista ajudará o terapeuta a tomar essas decisões a cada momento. Por exemplo, para começar a entrevista, foi solicitado a uma senhora idosa que descrevesse sua infância. Mesmo dando alguns detalhes sobre onde ela nasceu, ficou claro que ela não falava com entusiasmo. De novo, a Terapia da Dignidade não é necessariamente uma biografia e nem todo paciente, como nesse caso, precisa ou quer falar sobre a história da sua vida. Nesse caso, quando falou sobre os arrependimentos e erros que cometeu, foi a única vez na entrevista que ela mostrou um interesse genuíno e intensidade emocional. Seguir a emoção, nesse caso, significou renunciar ao relato da história e permitir que ela, no final de sua vida, usasse o documento para fazer um pedido de desculpas àqueles que ela sentia ter decepcionado.

Às vezes, entender quando obter mais detalhes ficará menos óbvio, e o terapeuta vai precisar confiar em sua intuição. Por exemplo, um senhor contou as lembranças de sua adolescência fazendo descrições genéricas de onde ele cresceu, da escola que frequentou e como ele construiu sua rede de amigos. Depois descreveu onde passava as férias de verão, mas, mais uma vez, falando em termos gerais. Seguindo a energia emocional da sessão, o terapeuta perguntou se ele poderia descrever uma cena especial do verão. O paciente carinhosamente descreveu: "Sair de bicicleta pelo campo com uma vara de pescar a alguns quilômetros de casa. Naqueles dias, era muita ousadia quando os rapazes saíam com um pacote com seis, e não apenas cinco, cigarros Woodbines." Era óbvio o prazer que ele demonstrava em contar esse episódio, o que o levou a contar um outro caso de verão: "Eu gostava muito das aulas de natação da escola, que não ficava muito longe de casa. Tivemos uma piscina nova sensacional perto de casa. Eu me lembro claramente; consigo até ouvir as risadas e gritos. Dávamos um mergulho e depois voltávamos para casa para tomar um bom café da manhã de domingo." A lembrança desses dias idílicos de verão seguiu-se às lembranças do internato e, posteriormente, do alistamento no exército.

Estabeleça um *momentum* crítico na entrevista e obtenha o máximo de informações com um gasto mínimo de energia.

Ficar atento às emoções, usar a metáfora do álbum de fotografias ou explorar os detalhes ajuda a construir o ritmo na entrevista. Sem ritmo, a entrevista fica pesada e difícil para paciente e para o terapeuta. O paciente sentirá que deve se lembrar de cada pensamento mesmo que já tenha compartilhado um pensamento anterior, tornando a criação da narrativa árdua e, em algumas instâncias, inviável. O terapeuta também precisará se esforçar muito para ajudar o paciente a concatenar os conteúdos de cada assunto a ser explorado. Por exemplo, um senhor idoso gravemente doente parecia ter pouquíssima energia para investir em sua terapia, embora mostrasse o desejo de tentar. Falta de energia, fadiga profunda, e um grau leve de esquecimento intermitente tornou a tarefa difícil, embora não impossível, de ser concluída. Em algumas partes da entrevista, o terapeuta precisou estruturar cada pergunta, de modo a conseguir respostas breves e circunscritas.

"Onde você cresceu?"
"Na fazenda."
"O que você se lembra da fazenda?"

"De alguns cavalos e vacas."

"E para que tipos de coisas você usava o cavalo?"

"Para tudo numa fazenda, para arar, cultivar, qualquer coisa."

Dadas essas respostas curtas, era óbvio que o paciente sentia pouco entusiasmo em transmitir informação, deixando a tarefa pesada e trabalhosa. Ficou claro que lembranças da infância não eram o que ele tinha em mente quando quis fazer a terapia. No entanto, ele era capaz de falar com facilidade sobre seus problemas conjugais, o subsequente divórcio, e o desenrolar de sua vida que fora anteriormente feliz. Ele achou que o documento serviria para fornecer um pedido de desculpas para sua ex-mulher pelos seus vários descuidos e uma explicação para seus dois filhos adultos. Tocando nessa área significativa, a conversa estabeleceu um ritmo que permitiu ao terapeuta ouvir calmamente e fornecer um espaço seguro e sem julgamento para que a história fosse contada.

> Encontre o equilíbrio terapêutico apropriado entre fornecer perguntas abertas e criar estrutura.

Como regra geral, quanto mais confuso ou fatigado for o paciente, mais estruturada a terapia precisa ser. Reduzir a entrevista a uma série de perguntas e respostas curtas é o grau máximo de estrutura e só deve ser imposto quando necessário. Embora seja possível fazer terapia dessa maneira, esse grau de estrutura poderia indicar que o paciente ou é ambivalente ou apenas está doente demais para participar da Terapia da Dignidade. O fluxo ideal de uma entrevista é aquele em que o paciente recebe uma pergunta ampla o suficiente para gerar uma resposta engajada e energizada. Se as questões forem importantes para o paciente, a entrevista costuma prosseguir facilmente; se os assuntos ou questões não forem significativos para o paciente, a conversa não se desenvolve ou cessa. Um senhor de 60 anos morrendo de câncer de pulmão metastático estava reticente em falar sobre os vários aspectos de sua vida e o terapeuta começou a sentir que estava entrando em uma série de becos sem saída. No entanto, quando a sua infância foi abordada, o paciente tornou-se altamente engajado, descrevendo como a vida num lar caótico impactou profundamente sua identidade e resultou em uma instabilidade crônica. Ele falou por muito tempo sobre esses anos de formação, fornecendo espontaneamente extensos detalhes e se expressava com grande emoção. Após a conclusão, o terapeuta declarou: "Você me contou tantas coisas sobre sua juventude, mas não disse muito sobre os últimos trinta anos. Olhando para esses últimos trinta anos, há episódios ou momentos específicos sobre os quais você sente a necessidade de falar?". Ao que o paciente respondeu: "Na verdade, não". Claramente, a habilidade terapêutica apropriada não era tentar solicitar mais informações biográficas, mas sim mover para outras áreas de investigação, em que o paciente pudesse se engajar.

Outra forma de alcançar o ritmo crítico é começar de forma ampla e depois focar em detalhes. Questões amplas são aquelas que dão ao paciente uma faixa mais larga de respostas possíveis. Alguns exemplos: "Diga-me quais partes da sua vida você considera mais memoráveis?" "De quais conquistas você mais se orgulha?" "Que lições você aprendeu na vida que gostaria de passar para seus entes queridos?". Observe que o paciente tem as rédeas soltas para levar as respostas aonde quiser. Dependendo do nível de energia do paciente e do seu grau de envolvimento no processo, estas questões mais amplas podem precisar apenas de algum pequeno incentivo adicional para se tornar um documento de legado significativo. No entanto, na maioria dos casos, os pacientes precisarão de algum incentivo quando a concentração ou energia deles diminuir. Quando isso acontecer, o terapeuta deve prosseguir com perguntas "detalhadas". Em vez de simplesmente fazer perguntas que provavelmente evocarão respostas muito específicas (Você ficou feliz? Você se divertiu? Foi satisfatório?), as perguntas subsequentes devem convidar os pacientes a descrever especificidades que respaldem as respostas das perguntas amplas. Em alguns casos, a metáfora do álbum de fotografias pode ser útil. "Imagine que você e eu estamos olhando para um álbum de fotografias da sua vida. Descreva-me algumas fotos, com a maior riqueza de detalhes que conseguir." Essa metáfora do álbum de fotos pode ser modificada, dependendo da direção e do fluxo da conversa. Por exemplo, um empresário muito bem-sucedido descreveu como ele se sentia orgulhoso dos seus filhos, muito mais do que das suas diversas conquistas nos negócios. Quando perguntado sobre detalhes do orgulho que sentia dos filhos, suas respostas eram curtas e concisas. "Eles são pessoas maravilhosas e se saíram tão bem." Em seguida, a terapeuta fez a seguinte pergunta: "Se fôssemos olhar o seu álbum de fotos com seus filhos, você poderia descrever uma ou duas fotos que você gostaria muito de mostrar?". O paciente descreveu uma ocasião em que ele levou a filha ao hospital, quando ela quebrou o braço e o cuidado amoroso que ele e sua esposa deram a ela para que ficasse mais confortável. Ele também se lembrou de um jogo de golfe com seu filho e da alegria que compartilharam na ocasião.

Às vezes, é necessário apenas pedir mais detalhes. No entanto, é melhor fazê-lo por meio de perguntas abertas, em vez de perguntas com maior probabilidade de provocar respostas breves ou concisas. Um senhor idoso declarou o quão importante foi sua carreira como "jornalista". Todavia, ao falar sobre isso, ele refletiu sobre como as operações dos jornais de hoje são mal administradas comparadas com a sua época. Ao invés de seguir nessa conversa genérica sobre o passado, o terapeuta convidou o paciente a personalizar sua resposta com a seguinte questão: "Quando você olha para sua carreira como jornalista, há momentos especiais, marcos ou realizações importantes das quais você se lembra?" A questão é ampla, mas pede ao paciente para compartilhar informações detalhadas que revelem a importância de sua carreira. Em sua resposta fascinante, o paciente lembrou-se da cobertura da história de capa da "superbomba" em Hiroshima, noticiando em primeira mão, quando o jornal concorrente, pego de surpresa, "publicou a história na página 34!" Motivado pelo ritmo e pela importância dessas memórias, ele passou a relembrar outros momentos decisivos de sua longa e ilustre carreira.

Eu fui a um jantar na Casa Branca com o Presidente Johnson. Quantas pessoas conseguiram algo assim? Foi muito divertido e o mais interessante eram as louças. Cada presidente tem seu próprio conjunto de pratos. Achei isso e a banda da Marinha as partes mais interessantes. Depois fui a Londres, para uma festa nos jardins do Palácio de Buckingham. Depois fui a Roma e conheci o Papa João XXIII. Meu trabalho me deu todas essas oportunidades. Sempre que eu ia a Ottawa, John Diefenbaker me telefonava e convidava para tomar café da manhã. Ele era um homem curioso e um maravilhoso contador de histórias. Eu jantei uma vez com Trudeau, um homem inacessível, mas brilhante. Eu sempre me lembro de que quando ele foi escolhido como líder do Partido Liberal, eu estava sentado bem próximo a ele. Quando o voto foi anunciado, eu não sei se alguém acendeu as luzes ou algo do tipo, mas seus olhos brilharam como se tivesse dois clarões. Vou sempre me lembrar disso. Lembro-me também de outro candidato à liderança, que estava no corredor sob o palanque. Quando passei por ele, ele estava treinando seu discurso de aceitação, que acabou não podendo fazer. Então, como eu disse, a vida tem sido maravilhosa."

> Entenda que algumas histórias podem ser muito dolorosas para serem contadas, dê aos pacientes permissão para omitir lembranças que possam fazê-los se sentir muito vulneráveis.

Às vezes, seguir a emoção na terapia pode levar a problemas ou recordações que fazem o paciente se sentir muito triste ou com dificuldade em falar. Conflitos, tragédias e confusões podem caracterizar eventos fundamentais da vida do paciente e pode ser muito assustador abordá-los, evitando tocar no assunto. Algumas formas de psicoterapia podem guiar os pacientes através de seus sentimentos conflitantes ou oferecer interpretações para lidar com essa resistência aparente; a Terapia da Dignidade não faz nenhum dos dois. O terapeuta deve respeitar as defesas saudáveis do paciente, mesmo quando isso o impedir de lidar com questões subjacentes específicas. Uma paciente idosa descreveu o relacionamento íntimo que teve com seu falecido marido. "Meu marido era um cavalheiro. Ele era uma pessoa muito, muito gentil. E sua filha o adorava. Se ele tivesse morrido antes dela, ela teria morrido. Era assim que eles se adoravam. Infelizmente, ela morreu antes dele... mas, eu não quero falar sobre isso." Nesse momento, o terapeuta adequadamente respondeu: "Quero que a senhora se sinta à vontade para falar sobre o que desejar e a não falar sobre coisas que a senhora prefira que não sejam ditas." Mais tarde, durante a entrevista, a paciente, apontando para uma foto da filha na sua cabeceira, declarou: "Há certas fotos que não me importo de olhar. Como aquela foto ali, comigo, nos momentos felizes." Ela continuou descrevendo a formatura da filha na universidade quando ele lhe deu aquela foto de formatura junto com uma rosa, de presente. "Ela era uma pessoa tão, tão maravilhosa. Algumas pessoas não valorizam seus filhos, mas eu valorizo todas e cada uma dessas pequenas coisas que ela fez por mim." Embora ela não tenha escolhido comentar diretamente sobre as circunstâncias da morte da filha, ela foi capaz de incluir várias reminiscências carinhosas e expressar um sentimento de amor inabalável por ela, enquanto ela mesma se preparava para a morte.

> Lembre ao paciente que "a hora é agora".

É difícil para qualquer um de nós imaginar que desapareceremos completamente. Os pacientes, mesmo aqueles bem perto da morte, frequentemente superestimam o tempo que lhes resta. É quase como se a expectativa de um novo amanhã fosse parte da condição humana, que permanece intacta, mesmo quando os amanhãs estiverem se esgotando rapidamente. Isso pode resultar em pacientes adiando coisas que querem dizer, acreditando que haverá outras oportunidades para fazê-lo. Sylvia era uma jovem de 21 anos com leucemia terminal.

Diagnosticada no final da adolescência, ela recebeu terapia agressiva, incluindo transplante de medula óssea, mas, infelizmente, teve uma recaída. Ela dependia de transfusões e estava ficando sem opções curativas. Durante sua Terapia da Dignidade, ela expressou arrependimento por todas as coisas que provavelmente nunca teria a chance de fazer ou dizer. Em resposta, o terapeuta disse: "Se esta fosse sua última chance de dizer todas as coisas que precisam ser ditas, o que você diria e para quem?" em outras palavras, foi uma forma gentil de dizer "a hora é agora." A paciente respondeu dizendo ao seu irmão que ele não devia se casar correndo, especialmente se a motivação dele era a possibilidade de ela não viver o suficiente para participar do casamento. Ela também sugeriu à família dela que aprendessem a se dar bem e não guardar rancor uns dos outros. Ela disse à irmã que deveria aprender a ter mais confiança em suas próprias decisões e julgamentos, visto que, após a morte de Sylvia, ela provavelmente assumiria o papel de mediadora da família. A Terapia da Dignidade oferece aos pacientes a chance de dizer as coisas que desejam. Lembrá-los disso, de maneira gentil e suave, permite que os pacientes aproveitem essa oportunidade.

> Administre o ritmo da terapia para corresponder melhor às necessidades e capacidades do paciente.

Como em todos os aspectos da Terapia da Dignidade, os fatores mais importantes que determinam o número e a duração das sessões são o estado geral de saúde, a energia e a capacidade cognitiva dos pacientes. Quando os pacientes se aproximam do final da vida, a energia física e a acuidade mental variam muito. Fica por conta do terapeuta acompanhar, avaliar e dimensionar o grau de fadiga e a habilidade mental dos pacientes. Às vezes, os pacientes surpreendem com seus próprios esforços e ultrapassam expectativas. Uma paciente parecia estar com dificuldade para encontrar uma posição cômoda devido ao desconforto abdominal associado a um câncer colorretal avançado. E mesmo assim, quando a gravação começou, ao longo de quase uma hora, ela descreveu sua criação tumultuada e como "um anjo da guarda" a colocou sob sua proteção e mudou sua vida.

A contagem do tempo é simplificada considerando que na entrevista há dois componentes. O primeiro é mais biográfico e evoca a história de vida – mais precisamente episódios da vida –, estimulado pelas primeiras perguntas do protocolo de perguntas da Terapia da Dignidade (consulte também o Capítulo 3):

Fazendo Terapia da Dignidade

- Conte-me um pouco sobre sua história de vida; especialmente o que você se lembra com mais facilidade ou as partes que considera mais importantes.
- Em que momento da sua vida você se sentiu mais vivo?
- Existem momentos ou coisas especiais que você gostaria de compartilhar com sua família ou algo que gostaria que eles se lembrassem sobre você?
- Quais são as atividades mais importantes que você realizou na sua vida (familiares, profissionais, serviço comunitário)? Por que essas atividades foram tão importantes para você?
- Quais são suas conquistas mais importantes e de quais você se orgulha mais?

Muitas vezes, no contexto da primeira pergunta, muitas facetas de questões biográficas remanescentes já podem ter sido abordadas, como o que eles querem que suas famílias saibam sobre eles, que papéis eles consideram importantes, ou as conquistas das quais eles mais se orgulham. Em caso de dúvida, o terapeuta pode perguntar se o paciente tem algo mais a dizer sobre um determinado assunto, tema ou memória. No entanto, no início da sessão, geralmente dentro dos primeiros 20 minutos, o terapeuta deve avaliar se a terapia será concluída em uma sessão. Essa decisão deve ser baseada no grau de engajamento do paciente em responder e no estado clínico dele. Se o terapeuta avalia que o paciente dá conta da tarefa, fornecendo respostas ricas em conteúdo e descrição, toda a primeira sessão pode ser sobre o material biográfico e focada na reconstrução da história do paciente. Nesse caso, seria necessário agendar outra sessão para focar nas questões restantes da Terapia da Dignidade. O terapeuta, no entanto, deve ser cauteloso ao seguir essa estratégia, pois a saúde dos pacientes pode piorar rapidamente, deixando a terapia incompleta. Devido à saúde vulnerável da maioria das pessoas que participaram da Terapia da Dignidade até o momento, concluir em uma sessão é o melhor cenário. Por isso, é importante ficar atento ao ritmo e ao tempo limitado, para alocar tempo suficiente para as perguntas da segunda parte, que muitas vezes são mais emocionalmente desafiadoras:

- Existem coisas importantes que você tem vontade de falar para seus entes queridos ou coisas que gostaria de ter dito e não teve tempo para dizer?
- Quais são seus desejos e sonhos para o futuro de seus entes queridos?

- O que você aprendeu sobre a vida que gostaria de passar aos outros?
- Que conselho ou palavras de orientação você gostaria de oferecer para [filho, filha, marido, esposa, pais, outros(as)]?
- Você gostaria de dizer mais alguma coisa?

Quase que invariavelmente, essas perguntas são emocionalmente evocativas e muitas vezes provocam respostas pungentes, reflexivas e profundamente significativas. Ninguém deveria oferecer a Terapia da Dignidade sem dar ao participante a oportunidade de responder a essas questões da última metade do protocolo da Terapia da Dignidade. Para fazer isso dentro de um período de uma hora, os terapeutas precisarão avaliar o tempo e o ritmo da entrevista adequadamente.

> Antes de desligar o gravador, sempre dê a chance ao paciente de dizer a palavra final.

Para a maioria dos pacientes, uma sessão gravada, ocasionalmente duas, é tudo o que é necessário e realista. Tenha em mente que toda Terapia da Dignidade requer quatro ou mais contatos com o paciente (incluindo a reunião gravada). Tente fazer todos os contatos em uma semana. A primeira reunião dura geralmente vinte minutos e tem o objetivo de explicar a intervenção, obter algumas informações básicas (estabelecendo a "moldura" da Terapia da Dignidade), e planejar a terapia em si (identificar se há temas ou questões que o paciente deseja abordar).

O segundo contato é a sessão gravada de Terapia da Dignidade, que geralmente leva uma hora. Dependendo do nível de energia e do grau de engajamento do paciente, uma reunião adicional pode ser agendada para finalizar quaisquer questões remanescentes. Antes de desligar o gravador, é uma boa prática dar ao paciente a oportunidade de dizer sua palavra final. "Ao criar este documento, há alguma outra coisa que você gostaria de incluir?" Não raramente, a ideia de que esta é uma chance final para dizerem o que pensam, pelo menos naquele momento específico, provoca algo novo nos pacientes que destacam ou reforçam, para enfatizar, algo que eles já devem ter dito.

No momento em que a sessão de Terapia da Dignidade está chegando ao fim, o terapeuta deve sentir se os pacientes tiveram todas as oportunidades de falar o que pensam, compartilhar suas histórias e dizer tudo o que julgam ser fundamental, dadas as circunstâncias. É realmente extraordinário o quanto pode ser abordado numa única sessão. Como um comentário paralelo, quando ensino Terapia da Dignidade, costumo conduzir uma entrevista real, quer com paciente ou paciente simulado, na presença dos estagiários. Na conclusão dessas demonstrações, costumo perguntar: "Quantos de vocês acham que conhecem a essência de quem é essa pessoa?". É gratificante ver a sala cheia de mãos levantadas. Uma sessão bem-sucedida deve provocar esse tipo de resposta, dando a sensação de que a essência da pessoa foi capturada por suas palavras, reflexões, reminiscências e reflexões.

> Tome o cuidado de reservar algum tempo para conversar com o paciente.

Depois de desligar o gravador, reserve um momento para conversar com o paciente. "Como foi essa experiência para você? Você está satisfeito com a forma como as coisas correram? Foi mais cansativo do que você esperava? Percebi que algumas partes foram bastante emocionantes – foi difícil para você?" Estas são algumas das possíveis perguntas que você pode fazer, reconhecendo que o paciente investiu uma energia considerável em um processo importante. Na maioria das vezes, a conversa será curta e positiva. No entanto, se o paciente tiver algumas dúvidas ou estiver ansioso sobre o que aconteceu durante a entrevista, é melhor descobrir isso imediatamente, ao invés de deixar o paciente preocupado com isso até a próxima consulta.

Finalmente, antes de sair, não deixe de rever os próximos passos do protocolo da Terapia da Dignidade. Lembre ao paciente de que você terá a gravação transcrita em sua totalidade e que você vai editar o documento depois. Tente fornecer um prazo realista, tendo em mente que uma devolutiva rápida dá credibilidade às palavras e ao processo que eles estão envolvidos. Se a Terapia da Dignidade estiver funcionando bem e tiver os recursos adequados, a edição e a devolutiva devem acontecer nos próximos 3 a 4 dias. Como indicado anteriormente, pode ter uma devolutiva mais rápida, mas precisa ser planejada com antecedência.

A terceira reunião leva 20 minutos. (Lembre-se de que a entrevista deve ser transcrita e editada entre o segundo e o terceiro encontros.) O objetivo da terceira reunião é analisar a transcrição editada com o paciente. O paciente poderia optar por ler a transcrição na íntegra ele mesmo ou ouvi-la em voz alta. Os pacientes geralmente acham bastante emocionante e muito significativo. É também uma oportunidade para fazer correções, adições ou exclusões que precisam ser feitas. Essas emendas na transcrição editada devem ser feitas como o paciente mandar. Tenha o gravador à mão, caso algum dos pensamentos do paciente precise ser registrado literalmente para posterior inclusão na transcrição.

No final de sua sessão de Terapia da Dignidade, uma mulher pediu a seu filho adulto que a perdoasse por não ter revelado a identidade de seu pai – seu marido de quem se separou. Quando ela pensou em fazer isso, já era tarde demais, pois ele já havia morrido há muito tempo. Ela foi incapaz de dar ao filho qualquer explicação real, além de um medo irracional de que ele conhecer o pai poderia de alguma forma ameaçar o relacionamento deles.

Ocasionalmente, os pacientes podem fornecer algumas informações que podem ajudar na edição: "Eu não deveria ter dito isso." "Eu talvez não tenha falado tudo sobre minha outra filha." Alterações apropriadas devem ser feitas no manuscrito para refletir os desejos do paciente.

No quarto encontro, é apresentado ao paciente o documento final de legado. O protocolo para devolução deste documento nos foi dado por um de nossos primeiros pacientes que participou do ensaio clínico da Terapia da Dignidade. Na conclusão da entrevista, perguntou-se como o documento deveria lhe ser devolvido. O conselho foi que o colocássemos numa pasta azul bonita, mas discreta, e que o próprio documento fosse impresso num papel de boa qualidade. Embora eu tenha visto diversas variações, nossa prática é imprimir o documento em papel bege e colocá-lo num fichário azul-claro.

É gratificante ouvir a história de vida de uma pessoa, ouvir as lições que ela aprendeu, as bênçãos que deseja dar e o legado que deseja deixar. Terapeutas da dignidade no Canadá, Estados Unidos, Dinamarca, Inglaterra, Escócia, Portugal, Espanha, China, e Austrália se sentiram tocados pela oportunidade de fazer este trabalho, invariavelmente usando palavras como "honra" e "privilégio" para descrever suas experiências. Esta não é uma conversa comum que você apenas participou, nem são declarações comuns que você ouviu. Elas representam o acúmulo de experiências e percepções de uma vida. Se você tiver feito seu trabalho corretamente, elas têm o potencial de ressoar para gerações futuras. Não deixe de agradecer ao paciente pela honra e o privilégio de compartilhar suas palavras com você.

REFERÊNCIAS BIBLIOGRÁFICAS

1. Chochinov, H. M., Hackear, T., Mcclement, S., Kristjanson, E. U., Harlos M. Dignity in the terminally ill: a developing empirical model. *Soc Sci Med.* 2002;54(3):433-443.
2. Chochinov, H. M. Dignity-conserving care – a new model for palliative care: helping the patient feel valued. *JAMA*. 2002;287(17):2253-2260.
3. Chochinov, H. M., Hackear, T., Hassard, T., Kristjanson, L. J., Mcclement, S., Harlos, M. Dignity therapy: a novel psychotherapeutic intervention for patients near the end of life. *J Clin Oncol.* 2005;23(24):5520-5525.
4. Chochinov, H. M., Hackear, T., Hassard, T., Kristjanson, L. J., Mcclement, S., Harlos, M. Dignity and psychotherapeutic considerations in end-of-life care. *J Palliat Care.* 2004;20(3):134-142.

5

O documento de legado

Por que se preocupar com pessoas doentes, por que tentar salvá-las, se não se dão ao trabalho de reconhecê-las? Quando um médico se recusa a reconhecer um paciente, ele está, na verdade, abandonando-o à sua doença.
— Anatole Broyard

O sr. M. estava muito debilitado quando foi encaminhado para a Terapia da Dignidade. Sua esposa, que cuidava dele em casa com o apoio dos serviços comunitários de cuidados paliativos, estava muito interessada na oportunidade de participar da Terapia da Dignidade. Ela sentiu que isso poderia ser bom para o ânimo dele e, em algum nível, que poderia ser benéfico a ela e suas duas filhas. Ela também decidiu participar da entrevista da Terapia da Dignidade tanto para apoiar o marido quanto para se certificar de que ele abordaria algumas das principais questões que ela esperava que ele abordasse. Apesar de seus esforços, no entanto, ela estava preocupada, uma vez que as respostas dele às vezes "vagavam" e porque ela tinha de orientá-lo mais do que previra para extrair algumas de suas lembranças importantes e as palavras de conforto para seus filhos. Antes de ler o manuscrito final editado, ela confidenciou sua ansiedade de que a entrevista poderia não ter "captado a essência dele". No entanto, depois de ler o documento editado, ela ficou "surpresa e aliviada" porque viu, e sabia que seus filhos também iriam ver, o marido amoroso, o pai atencioso, a personalidade brincalhona e o espírito generoso refletidos na versão final editada do documento de legado.

Em quase todos os países onde o treinamento da Terapia da Dignidade foi realizado, a tarefa de editar a transcrição literal desperta curiosidade e algum grau de apreensão. Afinal, essas transcrições são, muitas vezes, as últimas palavras gravadas do paciente; é correto editá-las ou alterá-las de alguma forma? Qual é a justificativa para fazê-lo? Como saber se a edição está de acordo com os desejos do paciente? As habilidades necessárias para editar podem ser prontamente adquiridas? A exigência de edição reduz a viabilidade de realizar a Terapia da Dignidade nos diferentes ambientes de cuidados paliativos e de fim de vida? Essas são perguntas muito legítimas; para se sentir confortável com a Terapia da Dignidade, cada uma delas precisa ser abordada de forma franca e completa.

O RACIOCÍNIO PARA EDITAR AS TRANSCRIÇÕES

Por que se preocupar em editar as transcrições, considerando que, na maioria dos casos, essas serão as últimas palavras gravadas do paciente? É presunçoso ou talvez até errado adulterar ou alterar de alguma forma o que o paciente realmente disse ou, mais especificamente, como ele disse? Essa é uma questão crucial que precisa ser resolvida antes de prosseguir com a descrição da tarefa de edição de uma transcrição da Terapia da Dignidade.

Para começar a discussão, é aconselhável voltar ao contrato terapêutico estabelecido com os participantes da Terapia da Dignidade. A função do terapeuta é permitir que o paciente realize algo que não poderia ser feito sem a assistência e a orientação terapêuticas. As pessoas inscritas estão enfrentando circunstâncias que ameaçam e limitam a vida. Normalmente, os pacientes não têm tempo, energia e capacidade mental para realizar muitas atividades, muito menos uma que consiste em construir e em organizar um documento detalhado e reflexivo. Mesmo sem essas limitações, muitos pacientes podem se sentir intimidados com a perspectiva de tentar documentar alguns de seus pensamentos ou sentimentos sinceros, sabendo que essas palavras terão uma longevidade para além deles próprios. A Terapia da Dignidade oferece-lhes um meio de superar muitos dos obstáculos que normalmente os impedem de assumir esse tipo de atividade geradora de legado. Concordar com essa terapia inclui a disposição do paciente para aceitar a ajuda do terapeuta. Em outras palavras, os pacientes consentem em participar de um processo que produzirá um documento detalhado de legado e preservação de legado, compreendendo que o terapeuta fornecerá os meios para que eles possam ser bem-sucedidos.

A capacidade mental reduzida pode desencorajar muitos pacientes a assumir uma atividade de criação de legado, especialmente uma que eles imaginam que pode não "dar certo". Cada um de nós se empenha em ser ouvido corretamente e na esperança de que nossas palavras reflitam com precisão o que sentimos. E isso é ainda mais verdadeiro quando essas palavras devem ser escritas, lidas por outras pessoas e servirão como um indicador permanente de quem e o que somos ou fomos. Nessas circunstâncias, poucos pacientes gostariam de "errar". Ninguém quer parecer confuso, se mostrar desarticulado ou ser retratado de uma forma que não seja coerente. Os pacientes também querem que suas palavras sejam dignas de seus pensamentos, sentimentos e lembranças. Em última análise, o que os pacientes querem ver registrado em seu documento de legado é um reflexo preciso de si mesmos. Perto do fim da vida, é difícil imaginar um presente mais precioso a ser deixado para trás.

Nosso contrato terapêutico com os pacientes consiste em proteger a dignidade, garantindo que eles tenham o maior sucesso possível na terapia. Portanto, é nossa responsabilidade ajudá-los a alcançar, não apenas o que poderiam alcançar por conta própria, mas tudo o que desejam e merecem alcançar. Basicamente, o terapeuta da dignidade está dizendo: "Juntos conseguiremos fazer isso, e faremos direito!". Isso significa que o pensamento desorganizado ou distraído não é tratado como sacrossanto, porque simplesmente faz parte da narrativa do paciente. Em vez disso, aderimos ao nosso compromisso terapêutico quando ajudamos os pacientes a ir além de suas possibilidades, tanto durante a entrevista quanto durante o processo de edição do manuscrito. Polir uma borda áspera, compensar a desorganização e eliminar conteúdo estranho que possa diminuir o todo são procedimentos editoriais que, aplicados criteriosamente, produzirão um documento final de legado que o paciente poderia ter produzido se estivesse se sentindo bem o suficiente para fazê-lo. Aceitar qualquer coisa menos do que isso é uma violação do contrato da Terapia da Dignidade.

TRANSCRIÇÃO DA ENTREVISTA GRAVADA EM ÁUDIO

Antes de descrever o processo de edição, são necessários alguns comentários sobre a transcrição da entrevista gravada em áudio. A transcrição, afinal, fornece toda a matéria-prima disponível para a construção do documento de legado editado. Portanto, os detalhes sobre como ela é produzida são importantes.

Comecemos pelo transcritor: são vários os problemas dignos de nota. O conteúdo da Terapia da Dignidade é quase sempre emocionalmente sugestivo. Até mesmo a mais simples das histórias pode revelar uma pungência impressionante quando contadas por alguém que está chegando ao fim da vida. As transcrições contêm geralmente palavras de amor, arrependimento, angústia, saudade e tristeza – em suma, o vasto panorama da experiência humana. Os transcritores precisam ser bons digitadores, mas também precisam ter maturidade para assumir essa tarefa especial. Ao selecionar os transcritores, tenha em mente a natureza emocional das gravações. As pessoas escolhidas para essa tarefa devem estar preparadas para ouvir esse tipo de conteúdo e ter a oportunidade de compartilhar suas reações emocionais.

A sra. A., uma transcritora assídua da Terapia da Dignidade, descreveu o quão perturbadora pode ser a audição das gravações dos jovens. Ela se lembra de ter sido levada às lágrimas em muitas ocasiões, tendo vez ou outra de fazer pausas em seu trabalho antes de se sentir pronta para voltar à tarefa em questão. Ela também achava que o trabalho de transcrever as últimas palavras dos pacientes, diferente de qualquer outro contrato de digitação que ela tinha, era "profundamente especial e significativo". Ela abraçou essa função com um senso de "responsabilidade e privilégio" únicos para esse trabalho. Demonstrou também uma curiosidade em relação a como o produto bruto inicial digitado por ela se transformaria num documento de legado, e esperava que isso proporcionasse conforto ao paciente.

É necessário que haja uma conversa completa sobre o propósito e o conteúdo da Terapia da Dignidade, a natureza das gravações e o papel muito direto e crítico que o transcritor desempenha no processo geral. O modo como os possíveis transcritores respondem a essa discussão também deve ser avaliado em sua aptidão para a tarefa. Eles também devem compreender a importância da pontualidade nesse trabalho. Ainda que não seja realista esperar que alguém deixe de lado todas as suas outras obrigações para transcrever, literalmente, uma gravação da Terapia da Dignidade, a tarefa deve ser realizada rapidamente. E deve ser concluída num prazo de 1 a 3 dias.

Lembre-se de que o tempo geralmente está trabalhando contra nós. Por esse motivo, ter uma equipe de transcritores (quatro a seis, dependendo do tamanho do programa da Terapia da Dignidade) é ideal. Se eles conseguem fornecer coletivamente uma cobertura adequada, o fluxo e o ritmo do protocolo da Terapia da Dignidade podem continuar sem obstáculos. À medida que os serviços evoluem, sem dúvida surgirão vários modelos de transcrição adequados para acomodar os contextos e as circunstâncias locais. Alguns centros podem considerar a incorporação dessa tarefa aos serviços de transcrição médica já existentes; quando esses serviços estiverem sobrecarregados, um sistema paralelo de prestadores de serviços independentes pode ser mais conveniente. Tendo em mente as considerações fiscais, alguns programas de cuidados paliativos podem optar pelo uso de transcritores voluntários competentes, enquanto outros podem examinar o papel que organizações voluntárias, como hospitais locais ou organizações similares de cuidados paliativos, poderiam desempenhar. Dependendo da duração da entrevista, o tempo necessário para cada transcrição individual varia de 2 a 3 horas; a transcrição literal geralmente leva cerca de 2 a 3 vezes a duração da entrevista. O tempo necessário para cada paciente não é oneroso, e concluir a transcrição o mais rápido possível ajuda a transmitir a mensagem: "Suas palavras são importantes, assim como a tarefa de tê-las documentadas de forma permanente e cuidadosa". As soluções sistêmicas para transcrição devem incluir tempos de resposta rápidos e que, portanto, preservem ou afirmem a dignidade. Quando os transcritores forem contratados, enfatize os seguintes pontos:

- **Abordagem geral:** a transcrição de uma entrevista da Terapia da Dignidade é uma tarefa especial e importante. Ser capaz de encontrar o tempo necessário e sentir-se pessoalmente envolvido no processo tornará essa tarefa não apenas viável, mas, segundo todos os relatos, emocional e intelectualmente gratificante.
- **Prazo:** é fundamental que o trabalho de transcrição seja concluído o mais rápido possível. Isso significa que, ao aceitar um trabalho, o transcritor se compromete a concluir o trabalho num prazo não superior a 3 dias.
- **Confidencialidade:** a transcrição conterá informações altamente detalhadas e pessoais. O transcritor deve manter a confidencialidade do paciente e aderir a todas as políticas institucionais, códigos profissionais e legislação relevante que regulamentam as informações pessoais de saúde.
- **O diagrama do documento de legado:** o diagrama da transcrição pode facilitar muito o processo de edição e, portanto, é um elemento padrão do protocolo da terapia da dignidade. Uma vez que a transcrição será lida como uma conversa entre o entrevistador e o paciente, cada nova troca de diálogo deve ser sinalizada para indicar quem está falando. Como as palavras do paciente são as únicas especialmente importantes, o entrevistador pode simplesmente ser identificado como "Entrevistador"

ou, de acordo com seu título completo na primeira vez em que aparece, e depois abreviado; por exemplo, "Dr. Smith" e, posteriormente, "Dr. S." ou "Entrevistador". As falas do paciente, por outro lado, devem ser claramente identificadas a cada vez, inicialmente com o nome completo e, depois, com o nome pelo qual ele prefere ser tratado, conforme indicado durante a entrevista; por exemplo, Sra. Rose Johnston e Rose, respectivamente.

Entrevistador: Sra. Johnston, antes de começarmos a entrevista, a senhora pode me dizer como gostaria que eu me referisse a você?

Sra. Rose Johnston: Não sei se entendi o que quis dizer.

Entrevistador: Bem, gostaria que eu a chamasse de Sra. Johnston ou prefere Rose?

Rose: Ah, agora entendi; todo mundo me chama de Rose, então me chame assim.

Entrevistador: Então, Rose, para começar, por que não me fala um pouco sobre você e sua vida? Especialmente sobre as coisas que considera mais importantes ou que mais gostaria que sua família soubesse.

Rose: Nossa, essa não é uma pergunta fácil... para ser sincera, não sei bem por onde começar.

Entrevistador: É perfeitamente compreensível. Creio que posso ajudá-la! Tudo bem?

Equipamento: os transcritores precisam se lembrar de que os pacientes cujas palavras serão transcritas estão, invariavelmente, bastante debilitados. Os vários incômodos da doença podem dificultar o discernimento acurado das palavras do paciente. Não é incomum que o transcritor tenha de revisar um segmento de diálogo várias vezes, a fim de tornar a transcrição acurada.

- Um equipamento de transcrição de boa qualidade é essencial. A gravação analógica ou digital será suficiente, dependendo com qual delas o terapeuta estiver mais familiarizado e qual delas melhor se adaptar aos requisitos do protocolo local. Por exemplo, as gravações digitais podem ser enviadas fácil e eletronicamente entre o terapeuta da dignidade e o transcritor. Isso deve ser feito em redes que sejam bastante seguras, para não colocar em risco a privacidade de qualquer pessoa envolvida.
- **Precisão:** o transcritor deve ser orientado a transcrever o documento com a maior precisão possível. Embora seja uma orientação objetiva, isso

não é, de forma alguma, fácil de ser alcançado. Quando os pacientes estão muito debilitados, não é incomum que o volume da voz aumente e diminua. Tosse, chiado no peito e falta de ar são apenas algumas das realidades do avanço da doença, o que pode complicar ainda mais a precisão da transcrição. Os transcritores devem ser alertados sobre esses desafios e fazer pausas quando perceberem a diminuição da concentração. Eles também devem estar cientes de que a precisão literal é menos problemática ao documentar as palavras do entrevistador, cujos comentários serão, em grande parte, editados ou reconstruídos. Por outro lado, todo esforço deve ser feito para documentar as palavras do paciente da forma mais precisa possível. Se determinadas palavras ou frases forem inaudíveis, é possível usar colchetes [] para mostrar lapsos ou intervalos periódicos. A documentação parcial do que foi dito é melhor do que nada, e pode permitir que o editor/terapeuta reconstrua a essência das palavras pretendidas pelo paciente. Por exemplo:

Entrevistador: Você estava começando a dizer algo sobre sua filha.
Lydia: Sim [ ] tão linda.
Entrevistador: E diga-me, Lydia, quando você a descreve como linda, está pensando em alguma lembrança específica que possa descrever para mim?
Lydia: Sim [ ] eu estava pensando no primeiro dia de aula dela e [ ] no lindo vestido novo que ela usou.
Claramente, a intenção da paciente, embora não tenha sido totalmente captada pelo transcritor, era transmitir sua lembrança do quão bonita sua filha estava com seu lindo vestido novo no primeiro dia de aula. A versão editada provavelmente seria da seguinte forma:
Lydia: "Ela estava tão bonita. Eu estava pensando em seu primeiro dia de aula e no lindo vestido novo que ela usava."

Às vezes, não é a doença, mas sim o fato de estar envolvido na emoção da Terapia da Dignidade que pode dificultar a articulação clara e a transcrição subsequente das palavras do paciente. Em geral, não pedimos aos transcritores que registrem o tom emocional da entrevista. Entretanto, se o riso ou as lágrimas causarem uma interrupção significativa na entrevista, pode ser útil que isso seja registrado. Muitas vezes, o editor/terapeuta se lembrará dessas "emoções". Caso as expressões não verbais da emoção estejam bastante presentes, elas não precisam ser documentadas em todos os casos, mas sim seletivamente – a critério do transcritor – para lembrar o editor/terapeuta do tom emocional. Esses lembretes do tom podem ajudar a informar o processo de edição.

> **Entrevistador:** E o que você lembra que aconteceu em seguida?
> **Frank:** [ ] (risos) [ ] é difícil de descrever [ ] Você tinha de estar lá!

Nesse caso, a inclusão do tom esclarece o significado pretendido, enquanto as palavras em si transmitem uma mensagem que pode ser interpretada de outra forma.

- **Processamento de texto e compatibilidade de programas:** é importante que o transcritor use o mesmo programa de processamento de texto que o editor/terapeuta usa no processo de edição. Seja qual for o programa selecionado, é altamente recomendável que ele inclua uma função de "rastreamento de alterações". O que implica na garantia da qualidade, pois permite que todos os documentos sejam visualizados em três versões: a transcrição original não editada, a versão editada das alterações rastreadas (que exibe todas as adições e exclusões, geralmente com codificação de cores e anotações de margem) e a versão final editada. Isso permite que os terapeutas da dignidade compartilhem seu trabalho com outros terapeutas, supervisores ou mentores, possibilitando um retorno crítico sobre seus pontos fortes e fracos da terapia e de suas habilidades de edição.
- **Transferência eletrônica da transcrição:** é fundamental que o terapeuta/editor receba uma versão eletrônica da transcrição. Isso permite que a edição seja concluída, usando a função "rastrear alterações" do programa de processamento de texto. Devido a questões de confidencialidade, a transferência de transcrições por *e-mail* deve ser feita com a devida cautela e medidas de segurança apropriadas (usando criptografia ou outras proteções apropriadas); como alternativa, elas podem ser salvas e entregues num CD ou *pendrive*.
- **Avaliação:** os transcritores devem ser questionados com certa frequência sobre a experiência de fazer esse trabalho. Conforme indicado anteriormente, o conteúdo é muitas vezes emocionalmente significativo; mesmo o material emocionalmente neutro pode ressoar de forma bastante pungente, dadas as circunstâncias das pessoas que participam da terapia da dignidade. O simples fato de ouvir as respostas do transcritor pode

fornecer um apoio importante e avaliar se o indivíduo é adequado para esse trabalho. Vez ou outra, pode ser muito útil – e bastante esclarecedor – reunir os transcritores para que compartilhem suas experiências e sentimentos sobre a realização desse trabalho especial.

EDIÇÃO DA TRANSCRIÇÃO LITERAL

Após a conclusão da transcrição e sua entrega em formato eletrônico, a edição pode começar a ser feita. Como em todas as outras facetas da Terapia da Dignidade, um senso duplo de imediatismo e de respeito é essencial. A mensagem que está sendo transmitida através do ritmo e do tom deve ser clara e inequívoca: "O que você tem a dizer é valioso, e o processo de resgatar suas palavras é importante demais para ser adiado". O fato de a entrevista ter sido concluída não significa que essa etapa seja menos rigorosa. Isso precisa ser explicitado para o paciente, que deve ser informado ao final da entrevista que o processo de transcrição e a edição começarão imediatamente e não devem levar mais do que alguns dias.

A tarefa de editar deve ser abordada com sentimentos de deferência e responsabilidade. Durante o decorrer dessa tarefa, as palavras e o legado de outra pessoa, literalmente, estão nas mãos do editor. Além dessa atitude importantíssima, os editores são sempre aconselhados a criar um espaço confortável para realizar esse trabalho especial. Katherine Cullihall, enfermeira de pesquisa sênior e experiente terapeuta da dignidade da Manitoba Palliative Care Research Unit, sugere que é preciso uma xícara de chá ou café, um computador e uma impressora, uma cadeira confortável e tempo sem distrações.

O editor ideal, pelo menos em nossa experiência, é a pessoa que conduziu a entrevista dessa terapia. Ao contrário de qualquer outra pessoa que possa assumir essa tarefa, o terapeuta da dignidade participou do processo da entrevista e ouviu, em primeira mão, tudo o que o paciente disse. Isso proporciona algumas percepções privilegiadas, transmitidas de forma explícita ou com mais nuances. O terapeuta pode se lembrar de palavras que os transcritores deixaram passar; porém, o mais importante é que ele se lembrará da mensagem pretendida pelo paciente, dos aspectos a serem enfatizados; quais temas foram transmitidos com intensidade emocional e quais materiais podem ter tido uma menor importância. Embora isso tenha implicações óbvias em termos de recursos, à medida que os terapeutas da dignidade aprimoram suas habilidades, a edição se torna mais eficiente e consome menos tempo. Uma terapia da dignidade bem conduzida resulta em uma tarefa de edição mais fácil. Nas mãos de terapeutas experientes, a edição geralmente leva o dobro do tempo necessário para a entrevista em si, ou seja, uma entrevista de uma hora deve levar cerca de duas horas para ser editada.

Para começar, é recomendável que os editores configurem o tipo e o tamanho da fonte do seu processador de texto para algo que considerem fácil de ler (por exemplo, Garamond 14, com espaçamento entre linhas de 1,5 a 2,0; as margens esquerda e direita podem ser definidas em 1,5 cm). Em seguida, ative a função de rastreamento para ajudar você e outras pessoas que desejam revisar as alterações no documento. Isso cria excelentes oportunidades de controle de qualidade e de aprendizado. Quando as transcrições originais são recebidas, pode haver partes faltando no diálogo. Talvez o editor tenha de revisar a fita de áudio; por ter participado da entrevista, o terapeuta encontra-se numa posição melhor para compreender coisas que podem ter passado despercebidas pelo transcritor.

O processo de edição propriamente dito é dividido em quatro etapas ou tarefas principais. Embora a sequência dessas etapas não seja fundamental, é essencial que cada uma delas seja executada. Essas etapas consistem em (1) limpar a transcrição; (2) esclarecer a transcrição; (3) corrigir sequências de tempo; e (4) encontrar um desfecho adequado. À medida que os editores ganham experiência e se tornam mais hábeis, a eficiência se desenvolve, permitindo que várias etapas sejam executadas simultaneamente. Qualquer que seja a experiência do editor, é aconselhável reservar um tempo de silêncio para que a concentração e o cuidado possam ser ideais. Katherine Cullihall descreve sua abordagem à edição da seguinte forma:

> Quero ter certeza de que cada manuscrito será específico para aquela pessoa; não é o caso de uma simples abordagem igual para todos. Os editores devem ser sensíveis ao que cortam ou acrescentam, sendo sempre fiéis às palavras e aos desejos do participante. A edição às vezes é como montar um quebra-cabeça; você tem todas as peças, só precisa encaixá-las para que contem a história do paciente da melhor maneira possível. Fazer esse trabalho é um privilégio; você recebe as palavras de uma pessoa, palavras que ela talvez não tenha compartilhado com mais ninguém, e recebe a confiança para garantir que a voz e a mensagem dela sejam ouvidas pelas pessoas que ela mais ama e se importa.

Limpeza da transcrição

A linguagem falada é diferente da linguagem escrita. A primeira tarefa da edição é limpar o manuscrito para que ele se pareça mais com prosa do que com uma conversa gravada. Por exemplo, Brenda era uma mulher de 42 anos com câncer em estágio avançado e terminal. Ela e seu marido haviam se divorciado alguns anos antes, o que fez com que Brenda criasse a filha, Amanda, sozinha. Quase no início da entrevista, Brenda foi convidada a refletir sobre as partes de sua vida que considerava mais importantes.

Brenda: Bem, eu tenho algumas lembranças de minha mãe, mas são poucas. Então acho que, hmm, as partes que me lembro de minha mãe. Como coisas importantes em minha vida; fazer bons amigos. Muitos amigos realmente bons. Trabalhar, você sabe que isso era importante para mim. Até a chegada da Amanda, isso era muito mais importante, mas sim... Eu gostava do meu trabalho, de viajar e de ver coisas diferentes, e gostaria de poder estar ainda nesse meio.

Observe que, tipicamente na linguagem falada, há pensamentos e frases que são incompletos e que acrescentam pouco ou nada em termos de clareza. Há também palavras sem sequência e palavras que denotam hesitação (por exemplo, "sei lá"). Todas essas características da linguagem falada são facilmente abordadas na etapa inicial da edição. Após a edição, a passagem anterior passa a ter a seguinte redação:

Tenho algumas lembranças de minha mãe, mas são poucas. Quanto às coisas importantes em minha vida: ter feito bons amigos, muitos bons amigos. Trabalhar era importante para mim. Até a chegada da Amanda, isso era muito mais importante. Eu gostava do meu trabalho, de viajar e de ver coisas diferentes. Gostaria de ainda estar nesse meio.

Observe como a leitura está muito melhor. Na ordem em que as alterações foram feitas, a palavra "bem" foi excluída, pois ela se adéqua mais à linguagem falada e menos à prosa escrita. A frase "Então, acho que, hmm, as partes que me lembro de minha mãe" pode ser excluída, sem perder o fio das lembranças que ela tem de sua mãe. A eliminação das palavras "sei lá" converte a frase "Trabalhar, sei lá, era importante para mim" em "Trabalhar era importante para mim". A expressão "mas sim" foi eliminada do início da frase "mas sim... Eu gostava do meu trabalho", sem alterar o sentido da frase. Por fim, a última frase, que originalmente continha a frase *"gostaria de poder estar ainda nesse meio"* foi reformulada em duas frases e a sintaxe alterada, de modo a ficar "Gostaria de ainda estar nesse meio".

Esta noção de limpeza é particularmente fácil de ser aplicada à voz do entrevistador. Na medida do possível, as palavras do entrevistador devem ser limpas e, sempre que possível, eliminadas. Isto ajuda a reduzir a probabilidade de a transcrição ser lida como uma conversa em vez de prosa. Por conseguinte, a regra geral é que as palavras do entrevistador devem permanecer apenas na medida em que proporcionam clareza. Por exemplo, numa determinada altura da entrevista, Brenda descreve sua filha, Amanda, da seguinte forma: *"A Amanda é encantadora, inteligente, divertida e generosa. Sempre vejo qualidades maravilhosas nela e elas parecem vir naturalmente"*. Neste ponto, Brenda precisou de um estímulo, levando o entrevistador a perguntar, "Você tem uma imagem em sua mente ao falar sobre essas qualidades da Amanda? Está pensando em algum momento?" O que ajudou Brenda a se lembrar da maneira como Amanda era na escola, da facilidade com que fazia amigos e de como as pessoas falavam dela? No manuscrito final editado, as palavras do entrevistador foram eliminadas, deixando o seguinte parágrafo ininterrupto:

Amanda é encantadora, inteligente, engraçada e generosa. Sempre vejo qualidades maravilhosas nela e elas parecem vir naturalmente. Amanda faz amigos com facilidade e se adapta facilmente ao ambiente e às pessoas. Ela é realmente simpática. "Amanda, Amanda, Amanda" é o que você ouve na sala de aula ou na escola.

Qualquer coisa na transcrição pode ser editada, resultando em alterações sutis ou alterações substanciais. É claro que as palavras que, mais tarde, os pacientes consideram embaraçosas, palavras que eles se arrependeram de ter dito, qualquer coisa que possa ser prejudicial aos entes queridos sobreviventes, todas elas podem ser pronta e facilmente descartadas no processo de edição.

Um senhor idoso que vive num asilo achou que poderia ter feito revelações demais em sua terapia. Especificamente, ele se preocupava com o fato de que seus filhos pudessem se magoar ao ouvir sobre seus sentimentos em relação à ex-mulher e ao desempenho insatisfatório dele como pai após o divórcio. Ao revisarmos juntos a transcrição, pareceu que ele fora bastante cuidadoso ao abordar essas questões, e ele concordou com essa impressão. Com isso, sentiu-se mais confortável e tranquilo. Foi aconselhado a revisar a transcrição e, é claro, tranquilizou-se com o fato de que o documento poderia ser editado posteriormente e que a decisão final sobre sua disposição seria dele.

Tornando a transcrição mais clara

Às vezes, os pacientes podem dizer algo que consideram bastante óbvio, mas que mais tarde não parece tão claro. Mesmo as mudanças iniciais feitas com a limpeza podem não esclarecer esses casos de ambiguidade. Por exemplo, no início da terapia de Brenda, o entrevistador lhe perguntou por que ela estava participando. De acordo com a transcrição original, sua resposta foi: "Faço isso pela Amanda para que ela saiba um pouco de mim". Com alguns pequenos esclarecimentos, a declaração foi reformulada e ficou com a seguinte redação: "Eu estou fazendo isso pela Amanda, para que ela possa me conhecer um pouco mais". Observe que a voz original do paciente está totalmente preservada e, embora algumas palavras tenham sido adicionadas à transcrição [Eu estou], elas estão de acordo com o tom e a "voz" do paciente. Acrescentar as palavras "Eu estou... fazendo isso pela Amanda" é bem diferente de mudar as palavras para "Meus motivos para participar desse exercício de legado para a Amanda..." Isso, é claro, teria sido muito formal e fora de sintonia com o estilo de fala do paciente.

Às vezes, o esclarecimento exigirá um pouco mais de trabalho, pois talvez seja necessário incorporar uma frase à outra. Por exemplo, Frank era um senhor de 62 anos com um câncer agressivo de cabeça e pescoço, cuja morte estava se aproximando rapidamente. Ele identificou a esposa e os dois filhos como sendo as pessoas mais importantes em sua vida, mas a transcrição original diz o seguinte:

> **Entrevistador:** E a primeira pergunta que quero lhe fazer é: o que você lembra como sendo importante em sua vida, ou momentos que você lembra como sendo importantes e por quê?
> **Frank:** Bem, casar por exemplo.
> **Entrevistador:** Sim.
> **Frank:** E ter meus filhos.
> **Entrevistador:** Sim.
> **Frank:** E, hmm, isso é a vida. Essas são as duas coisas importantes em minha vida.
> **Entrevistador:** Sim. Pode me falar sobre o casamento? Pode me dizer quando você e sua esposa se conheceram?

Frank: Nós nos conhecemos quando ambos tínhamos 16 anos de idade.
Entrevistador: Dezesseis... e o primeiro nome de sua esposa? Só para constar...
Frank: Heather.
Entrevistador: Heather, sim. Você tinha 16 anos.

Com as alterações editoriais, o trecho anterior passa a ter a seguinte redação:

Entrevistador: Frank, pode me falar sobre sua vida, especialmente sobre as partes de que mais se lembra ou que considera mais importantes?
Frank: Bem, casar, por exemplo, e ter meus filhos. A vida é assim. Essas são as duas coisas importantes em minha vida. Heather, minha esposa, e eu nos conhecemos quando ambos tínhamos 16 anos de idade.

Observe que, para maior clareza, o editor combinou as frases "Bem, casar, por exemplo" e "Ter meus filhos". Além disso, o nome da esposa do paciente, Heather, foi inserido na frase: "Nós nos conhecemos quando ambos tínhamos 16 anos de idade", resultando na versão editada: "Heather, minha esposa, e eu nos conhecemos quando ambos tínhamos 16 anos de idade".

Às vezes, uma única palavra ou frase de uma sentença anterior talvez precise ser transplantada. Em outros casos, talvez seja necessário mover frases ou parágrafos inteiros, caso isso aumente a clareza ou a coerência cronológica. Por exemplo, mais tarde na entrevista, Frank indicou que seus primeiros anos – antes dos 16 anos – tinham sido horríveis, e que não era uma época de sua vida sobre a qual ele queria falar. Essencialmente, esse homem estava dizendo que a vida começou aos 16 anos, quando ele conheceu e se apaixonou por sua esposa, Heather. Mais tarde, na entrevista com Frank, houve esta breve troca de palavras:

Entrevistador: Vou voltar um pouco atrás, para ver se você quer ir até lá ou não. Hmm, você falou sobre a época em que tinha 16 anos e conheceu a Heather. Como era sua vida antes dos 16 anos? Você queria falar sobre coisas importantes durante esse período?
Frank: Hmm, antes dos 16 anos?
Entrevistador: Isso.
Frank: Bem, não há muito sobre o que eu queira falar.
Entrevistador: OK, está bem. Eu só queria checar o porquê disso... tudo bem. Não tem problema. Então, foi aos 16 anos que a vida começou a...
Frank: Sim.

Entrevistador: ...ser boa para você?

Frank: Até então, bem...

Entrevistador: Sim.

Frank: Não era boa.

Entrevistador: OK. Vamos deixar essa parte para lá.

A partir desse segmento da transcrição, a seguinte frase poderia ser construída e inferida: "Até então, a vida não era boa". Isso poderia então ser acrescentado ao diálogo anterior, referindo-se ao momento em que ele conheceu sua esposa aos 16 anos, sendo o resultado final parecido com este: "Bem, casar, por exemplo, e ter meus filhos. A vida é assim. Essas são as duas coisas importantes em minha vida. Heather, minha esposa, e eu nos conhecemos quando ambos tínhamos 16 anos de idade. Até então, a vida não era boa".

Muitas vezes, quando há mais de uma entrevista, a(s) sessão(ões) de acompanhamento fornecerá(ão) material que pode ser inserido no contexto da primeira transcrição. Ocasionalmente, as pessoas podem simplesmente continuar de onde pararam na sessão anterior, mas, o que é mais comum, elas fornecerão detalhes sobre o material compartilhado anteriormente. Por exemplo, uma mulher, que havia falado muito sobre a filha durante a primeira entrevista, achou que não havia compartilhado material suficiente sobre o filho. A segunda sessão, portanto, concentrou-se principalmente nas anedotas que ela relembrou sobre a vida dele. Mais tarde, esse material foi perfeitamente combinado com a primeira transcrição, onde se encaixava melhor em termos cronológicos.

Correção de sequências temporais

Os pacientes não falam sobre as coisas necessariamente na sequência em que elas ocorreram, mas sim na ordem em que se lembram delas. O que não representa um problema. Na verdade, a lembrança espontânea geralmente é acompanhada de energia e engajamento. Por outro lado, a leitura de um documento de legado que não seja cronologicamente coerente pode ser problemática. As diferenças de tempo podem tornar o documento menos acessível e difícil de acompanhar. Em outras palavras, a ordem em que as coisas são divulgadas e a ordem ideal em que elas aparecem no documento de legado não são necessariamente as mesmas.

Depois que o processo de edição tiver limpado e esclarecido a transcrição, a correção das sequências de tempo é relativamente fácil. Isso geralmente é tão simples quanto mover qualquer coisa, desde uma frase até parágrafos inteiros, para outro local do documento. Fazer isso de forma a seguir a linha cronológica da história do paciente resultará num documento muito mais coerente e legível; isso também ressalta a importância de esclarecer os detalhes relativos ao tempo e à sequência de eventos durante a própria sessão da Terapia da Dignidade.

Como em todos os aspectos da edição, o princípio orientador ao abordar as sequências de tempo deve ser contribuir para a clareza e a qualidade geral do documento. Por exemplo, certa vez, uma senhora idosa estava discutindo seus sentimentos em relação ao filho de meia-idade. Durante esse processo, ela compartilhou sua impressão de que ele personificava muitas das boas qualidades de seu falecido e muito amado pai. Ambos, em sua opinião, eram homens com um talento criativo único e uma natureza gentil. Embora essa fosse uma comparação adorável e se encaixasse bem nas observações feitas sobre o filho, a menção ao pai evocou lembranças vívidas de sua infância e da forma como seus pais influenciaram de forma marcante sua própria visão de mundo. Esses aspectos da transcrição foram facilmente transferidos para o início do documento, fornecendo assim um contexto rico para eventos posteriores da vida que ela já havia compartilhado, incluindo seu tempo no mercado de trabalho, o encontro com o marido e, mais tarde, a formação de uma família.

Encontrar um final adequado

Parte da tarefa do editor é determinar o que seria um final adequado para o documento da Terapia da Dignidade. Na maioria dos casos, quando os pacientes estão chegando ao fim da sua sessão, a conversa pode se voltar para questões bastante rotineiras, como cansaço, necessidade de atendimento de algum aspecto dos cuidados ou a sensação de que é hora de desligar o gravador. Lembre-se de que os pacientes às vezes dizem coisas muito comoventes e adoráveis quando sabem que a oportunidade de registrar suas palavras está se encerrando. Na maioria das vezes, as coisas que são ditas no final da sessão são surpreendentemente corriqueiras, em comparação com as questões muitas vezes profundas, pungentes ou emocionais que foram levantadas durante a entrevista. A última coisa que alguém disse no final da sessão ter sido que precisava de um banheiro não obriga o editor da Terapia da Dignidade a usar isso como a declaração final do manuscrito. Dada a importância desse documento, fazê-lo seria uma afronta ao processo e certamente não estaria de acordo com o compromisso terapêutico de tornar esse o melhor documento possível.

Com isso em mente, durante a edição, é importante prestar atenção a uma declaração que possa resultar num final apropriado. Por exemplo, em algum momento o paciente pode ter dito: "Não sei se sempre tomei todas as decisões certas, mas meus amigos e minha família sabem que fiz o melhor que pude". Talvez numa resposta anterior, o paciente pudesse ter dito algo reflexivo e sintético: "Tem sido uma boa vida" ou "Depois de dizer às pessoas que você ama que as ama, não há muito mais a dizer". Essas declarações, compostas de finais reais de transcrições da Terapia da Dignidade, têm um tom respeitoso com o processo, em sincronia com o tom geral do documento e, esteticamente, uma maneira adequada de encerrar um documento de legado.

A palavra final é do paciente

Quando o manuscrito tiver sido formatado e retocado da melhor forma possível pelo terapeuta/editor, ele será devolvido ao paciente para aprovação final. Esse elemento crítico da edição exige que o terapeuta da dignidade leia todo o manuscrito editado para o paciente, permitindo que sejam feitas quaisquer correções finais. (Como alternativa, se preferirem, os pacientes podem optar por ler o manuscrito sozinhos). Em muitos casos, essa é uma experiência profunda para ele. Ouvir um resumo de suas reminiscências, pensamentos, sentimentos e desejos pode ser profundamente comovente para os pacientes e geralmente é muito gratificante. Lembro-me de um senhor que foi às lágrimas ao se reconhecer num documento que ele tanto temia que não captasse a essência de quem ele era e de tudo o que ele queria dizer. As alterações podem ser pequenas, ou seja, a correção de um nome, de uma data ou de um local. Às vezes, como nem tudo será captado na entrevista, palavras pontuais ou nomes de pessoas ou lugares podem ser verificados com o paciente durante a leitura. Em outros casos, as mudanças podem ser grandes. Por exemplo, a mulher que percebeu que havia falado muito pouco sobre seu filho precisou corrigir esse descuido adicionando conteúdo para se sentir satisfeita com seu documento da Terapia da Dignidade. Esse processo alivia a ansiedade de ambos os lados da equação paciente-terapeuta. O terapeuta pode ter certeza de que a edição é precisa e fiel às palavras do paciente. Por outro lado, este pode ouvir a versão editada da transcrição e garantir que ela seja satisfatória. Basicamente, e não poderia ser diferente, o paciente tem a palavra final.

O Capítulo 6 fornecerá duas transcrições completas não editadas e suas contrapartes editadas. No entanto, a transcrição abaixo fornece um exemplo mui-

O documento de legado

to curto da terapia da dignidade, facilitando a visualização de onde as decisões de edição foram tomadas. O paciente, nesse caso, era um senhor de 71 anos que estava muito próximo da morte. Embora, por causa da doença, sua terapia da dignidade tenha sido atipicamente rápida, sua esposa e seus quatro filhos ficaram muito satisfeitos com o resultado final.

Entrevistador: George, gostaria de saber se você poderia me contar um pouco sobre sua vida, ou talvez compartilhar comigo algumas das coisas que considera especialmente importantes.

George: A compra de meus carros novos ao longo dos anos sempre foi uma coisa empolgante para mim e, portanto, essas são, na minha opinião, as coisas mais importantes.

Entrevistador: Você sabe o que tornou essas coisas importantes para você? Você se lembra do que tornou os carros algo importante?

George: Na verdade, não sei, só sei que foi algo empolgante participar disso. Eles fazem eu me sentir bem. De modo geral, eles me davam uma boa sensação.

Entrevistador: Você se lembra de algum em especial?

George: Bem, acho que provavelmente o Mercury de 1949. Ele ainda é uma parte muito importante da minha vida e do Mercury de 1951. Essas foram compras importantes em minha vida.

Entrevistador: Você sempre gostou de carros e, acho, de motocicletas também?

George: Eu estava chegando a essa conclusão. As motocicletas eram [ ] carros [ ]. Eu estava subindo na carreira, mas certamente eram motocicletas. As duas últimas motocicletas novas eram muito, muito boas. Eu realmente gostei delas.

Entrevistador: Você consegue se lembrar da idade que tinha quando começou a gostar delas?

George: Dos de 1998, o que comprei no ano passado, o de 1999, o que comprei em 1998, comprei os dois em 1998, um no início da primavera e o outro no [ ] e essas foram as compras. Claro, acho que a coisa mais importante em minha vida foi meu casamento. Obviamente, isso foi primordial. Não há dúvida quanto a isso.

Entrevistador: Você estava dizendo que seu casamento foi fundamental na sua vida.

George: Sim, foi isso. Esse seria o item mais importante. Isso criou o maior trauma, por assim dizer. Eu me preocupo se devo assumir todas essas responsabilidades. Isso provavelmente me impediu de me mexer por pelo menos um ano. Se eu conseguiria fazer isso ou não. Se eu conseguiria lidar com a responsabilidade.

Entrevistador: Essa é uma grande responsabilidade, especialmente quando se trata de algo importante. Você e Shirley se conheciam há muito tempo?

George: Alguns anos, o que não é muito tempo hoje em dia, mas era naquela época. Sim, demorávamos muito mais do que agora. Antes, você sabe, seis meses e você terminava.

Entrevistador: Há outras coisas que gostaria de mencionar como sendo importantes em sua vida ou das quais se lembra como sendo importantes?

George: Bem, isso é tudo em que consigo pensar.

Entrevistador: Há papéis que você desempenhou na vida e com os quais se sente bem, papéis que desempenhou em sua casa, na comunidade ou no local de trabalho? Está achando difícil se concentrar nas perguntas?

George: Sim, estou cansado, com toda certeza. Até onde temos de ir?

Entrevistador: Só precisamos ir até onde você se sentir capaz de ir.

George: Não sei se algum dia vou me sentir mais alerta do que estou.

Entrevistador: Você quer continuar?

George: Acho que gostaria de continuar, mas acho difícil.

Entrevistador: Estou pensando em tentar fazer algumas perguntas diferentes, mas se quiser parar, por favor, diga-me. Há desejos ou sonhos para sua família, para seus filhos, netos, Shirley?

George: Sim, claro que sim. Antes de tudo, gostaria que eles realizassem todas as coisas que querem fazer. Tudo o que eu poderia ter feito no passado, é claro que já passou, mas tudo o que eu puder fazer agora que possa ajudá-los a alcançar esse objetivo, eu ainda gostaria de fazer. Obviamente, tudo o que posso fazer é monetário, mas gostaria muito de ajudá-los de todas as formas possíveis a captar a experiência de vida ou o que quer que seja que possa melhorar a vida deles no futuro.

Entrevistador: Há alguma coisa que você gostaria que seus netos soubessem sobre o avô deles? Coisas que você gostaria de dizer a eles?... acha que já está bom?

George: Sim, acho que sim.

Esse exemplo de Terapia da Dignidade é um tanto atípico. O paciente não está apenas muito doente, mas também tem pouca energia para se envolver em respostas detalhadas e ricas, que geralmente fazem parte dessa terapia. Porém,

O documento de legado

tanto ele quanto sua esposa estavam ansiosos para que ele aproveitasse essa oportunidade, mesmo que fosse de uma forma limitada. A versão final editada de sua transcrição ficou assim:

> **Entrevistador:** Você pode me contar sobre sua vida, especialmente sobre as partes que considera mais importantes?
>
> **George:** A compra de carros novos sempre foi uma coisa empolgante para mim ao longo dos anos. Os carros eram uma coisa excitante com a qual se envolver e me davam uma sensação boa. Lembro-me de um em particular, o Mercury de 1949. Ele e o 1951 ainda são uma parte muito importante de minha vida. Essas foram compras importantes em minha vida. As motocicletas também foram muito importantes. As duas últimas motocicletas novas eram muito, muito, muito boas. Eu realmente gostei delas.
>
> É claro que acho que a coisa mais importante em minha vida foi meu casamento com Shirley. Obviamente, isso foi o principal. Não há dúvidas quanto a isso. Esse seria o item mais importante. Isso também gerou o maior trauma. Eu me preocupava se deveria assumir todas as responsabilidades do casamento. Esse medo provavelmente me impediu de me casar por pelo menos um ano. Eu conseguiria fazer isso ou não? Eu conseguiria lidar com a responsabilidade? Shirley e eu nos conhecíamos há alguns anos, o que não é muito tempo hoje em dia, mas era naquela época.
>
> **Entrevistador:** Há algum desejo ou sonho que você tenha para sua família, seus filhos, netos ou Shirley?
>
> **George:** Com certeza. Gostaria que eles realizassem todas as coisas que desejam. Não posso ajudá-los como no passado, mas ainda assim gostaria de ajudá-los a atingir seus objetivos, da maneira que puder. Sinto que tudo o que posso fazer agora é contribuir monetariamente. No entanto, gostaria muito de ajudá-los de todas as formas possíveis a captar as experiências de vida que a tornariam melhor ao longo do caminho.

É fácil ver onde as alterações editoriais foram feitas. Na limpeza básica do manuscrito, frases parciais foram excluídas (por exemplo, "Motocicletas eram [] carros [] Eu estava subindo na carreira, mas certamente motocicletas") ou pequenas correções foram feitas para melhorar a sintaxe ("Alguns anos, o que não é muito tempo hoje em dia, se torna "Shirley e eu nos conhecíamos há alguns anos, o que não é muito tempo hoje em dia...") Também é fácil identificar o conteúdo que claramente não foi destinado ao documento final de legado; por exemplo, "Bem, é tudo em que consigo pensar" ou "Sim, estou cansado, com certeza. Até onde temos de ir?" A voz do entrevistador pode ser minimizada em muitos casos; observe os comentários do entrevistador ("Você sabe o que tornou essas coisas importantes para você? Você se lembra do que tornou os carros importantes?" "Você se lembra de algum em particular?" e "Você sempre gostou de carros e acho que de motocicletas também?") foram todas eliminadas do documento final. No entanto, as respostas a cada uma dessas perguntas aparecem no documento final como um parágrafo conciso, com a seguinte redação: "A compra de carros novos sempre foi uma coisa empolgante para mim ao longo dos anos. Os carros eram uma coisa excitante com a qual se envolver e me davam uma sensação boa. Lembro-me de um em particular, o Mercury de 1949. Ele e o 1951 ainda são uma parte muito importante de minha vida. Essas foram compras importantes em minha vida. As motocicletas também foram muito importantes. As duas últimas motocicletas novas eram muito, muito, muito boas. Eu realmente gostei delas".

A última coisa que George diz em sua entrevista real, em resposta a uma pergunta sobre o fato de ele achar que já foi o suficiente é: "Sim, creio que sim". Claramente, esse não é um final apropriado nem adequado para um documento de tamanha importância. O editor/terapeuta escolheu uma maneira muito mais adequada de concluir seu documento de legado: "Eu gostaria muito de ajudá-los de todas as formas possíveis a captar as experiências de vida que tornariam melhor a "estrada" da vida. Dessa forma, suas últimas palavras são aquelas que expressam amor e generosidade por sua família e olham a "estrada" em direção ao futuro.

Embora esse exemplo de Terapia da Dignidade possa não ser típico, a família de George ficou satisfeita e comovida com os resultados. Ainda que ele estivesse muito próximo da morte, sua esposa conseguiu lê-lo para ele. No final da leitura, ele disse, "Fiquei feliz por ter conseguido fazer isso". Sua esposa, que faleceu dois anos depois, disse que leu o documento muitas vezes e deu cópias para seus quatro filhos e suas famílias. Sua esposa disse que seus filhos achavam que a transcrição combinava perfeitamente com o pai; as coisas que eram importantes para ele incluíam carros, motocicletas e família. Nenhum deles teve qualquer problema com a ordem que ele escolheu para colocar tais coisas.

6

Do começo ao fim

Ele que se foi, e a nós só resta honramos sua memória, permanece conosco com mais força, ou melhor, mais presente do que quando era vivo.
— Antoine de Saint-Exupery

Descrever como fazer a Terapia da Dignidade, e talvez qualquer tipo de psicoterapia, acaba se assemelhando à tarefa de descrever a sensação de tomar um sorvete; nenhuma descrição ou variedade de adjetivos cuidadosamente escolhidos captam a experiência de sentir como é de verdade. Por mais que eu tenha tentado descrever a Terapia da Dignidade e todas as suas complexidades, é compreensível que os leitores sintam vontade de "experimentar". Ao ensinar a Terapia da Dignidade, não há melhor maneira de fazê-lo do que demonstrando como é uma entrevista real. Ao longo dos anos, tive o privilégio de conduzir essas sessões de demonstração em instituições de saúde em todo o mundo.

Na China, lembro-me de uma paciente que descreveu como a Revolução Cultural havia afetado a si e sua família. Sempre me lembrarei do paciente australiano que, poucos dias antes de morrer, me ensinou que o amor e o desejo de cuidar daqueles que nos são mais queridos permanecem até nossos últimos dias. Depois, houve uma aula no leste do Canadá, em que uma bela paciente veio de um asilo local numa van e chegou à sua sessão da Terapia da Dignidade numa cadeira de rodas – embora seu corpo, como ela descreveu, "estivesse quebrado", seu espírito era muito forte e íntegro. Memórias como essas são tão numerosas quanto as muitas vezes em que demonstrei, diante de um grupo de profissionais de saúde ansiosos para ver com seus próprios olhos, exatamente como a Terapia da Dignidade é feita.

Neste capítulo, os leitores encontrarão dois exemplos da Terapia da Dignidade do início ao fim, literalmente. (Devido a preocupações com o anonimato, esses dois exemplos resultam de entrevistas feitas com pacientes fictícios, isto é, atores profissionais). As entrevistas foram realizadas diante de plateias compostas de profissionais de saúde durante a realização de dois *workshops* de Terapia da Dignidade. Como acontece com qualquer paciente, as entrevistas não foram de forma alguma ensaiadas ou roteirizadas. De acordo com o protocolo usual, ambos os pacientes receberam a estrutura de perguntas antes da entrevista propriamente dita. Isso lhes deu a oportunidade de pensar sobre as perguntas e considerar o conteúdo que gostariam de incluir em sua Terapia da Dignidade.

Antes de iniciar as sessões, os pacientes responderam a algumas perguntas que forneceram uma *moldura* para suas sessões de Terapia da Dignidade (consulte o Capítulo 3). Lembramos aos leitores que as perguntas de estruturação geralmente são bastante breves e consistem em detalhes contextuais, como idade do paciente, estado civil, condição de vida atual, se tem filhos, situação de emprego e alguma percepção básica de sua doença atual. O primeiro exemplo ocorreu num congresso de cuidados paliativos em 2008 na Nova Zelândia. O paciente se identificou como "Dave", um homem de 57 anos, casado e pai de três filhos – duas filhas, Amy, de 18 anos, e Kate, de 21 anos, e um filho, Will, de 24 anos. Dave deu a entender que seu relacionamento com Will não tem sido fácil há algum tempo. Antes de ser diagnosticado com câncer colorretal avançado, Dave tinha seu negócio próprio de paisagismo externo.

TERAPIA DA DIGNIDADE DE DAVE

Dr. Chochinov: OK, Dave. O que já lhe explicaram sobre o que você e eu estamos prestes a fazer hoje?

Dave: Então, me disseram que se eu, se eu estivesse disposto, e capaz, que você me ajudaria a criar um documento, é essa a palavra?

Dr. C.: Exato.

Dave: Sim.

Dr. C.: Sim.

Dave: Para entregar para as pessoas quando eu me for.

Dr. C.: Isso mesmo. Para você criar algo que possa captar aspectos seus que você gostaria que os outros conhecessem.

Dave: É isso mesmo. Sim. Quero dizer, acho que a maioria da minha família, as pessoas próximas a mim provavelmente sabem, mas talvez haja coisas que elas não saibam.

Dr. C.: OK.

Dave: Sim.

Dr. C.: E parece que a ideia é algo que você achou atraente, pois decidiu vir até aqui e fazer isso.

Dave: Sim. Eu, eu, eu não, eu sou como muitos neozelandeses. Eu não acho fácil, sabe? Sabe, falar sobre as coisas.

Dr. C.: Bem, eu sou apenas um canadense, portanto, você terá de me informar e me dizer quando as coisas que estou pedindo não funcionam para você e quando funcionam.

Esse comentário tem o objetivo de fazer com que Dave sinta que nosso tempo juntos deve ser confortável e que, às vezes, uma certa dose de casualidade e leveza é perfeitamente apropriada.

Dave: Sim.

Dr. C.: OK.

Dave: Sim.

Dr. C.: Como acontece quando fazemos isso, Dave, sei que você recebeu uma lista de perguntas para que possamos escolher sobre as quais conversar, mas também quero que saiba que você é livre para ignorar totalmente essas perguntas. Na verdade, se houver alguma coisa que eu lhe perguntar e você não quiser ir adiante, basta me avisar que quer passar para outra coisa.

Dave: Claro.

Dr. C.: Espero que conversemos por cerca de uma hora, portanto, se estiver cansado em algum momento, por favor, avise-me. Temos um pouco de água aqui para você; avise-me se precisar de mais alguma coisa.

Dave: OK. Tudo bem.

Dr. C.: Então, como está se sentindo em relação a tudo isso?

Dave: Estou me sentindo um pouco nervoso ao falar sobre isso. De algumas partes. Como eu disse, não estou acostumado a falar sobre coisas pessoais.

Dr. C.: Você parece um pouco nervoso. Há algo que eu possa fazer para aju-dá-lo a se sentir mais tranquilo?

Dave: Oh, não, é só isso. Você está se saindo bem. De verdade.

Dr. C.: Espero que sim.

Dave: Sabe, estou começando a me sentir bem. Quero dizer, sei que há ques-tões sobre as quais posso me sentir desconfortável, sabe como é. Mas a maioria das coisas em minha vida tem sido muito, muito boa, sabe? Então, se esse for o tipo de coisa, vai ser fácil para mim, porque tive muitas coisas boas.

Dr. C.: Dave, algumas pessoas têm ideias específicas em mente sobre o que querem falar. Há uma maneira específica que prefira fazer isso ou, como a maio-ria das pessoas, você prefere que eu o ajude a começar e lhe faça perguntas ao longo do caminho?

Dave: Eu prefiro que você me ajude um pouco. Assim, me fazendo pergun-tas.

Dr. C.: Perfeito. Então, antes de ligar o gravador, deixe-me lembrá-lo de que a primeira pergunta que farei é sobre recordações de sua vida que você gostaria de compartilhar.

Dave: OK.

Até este ponto, a entrevista serviu para, primeiramente, deixar Dave à von-tade, certificando-se de que ele tivesse compreendido completamente o proces-so e soubesse que tem controle total sobre o que incluirá ou não. O tom dessa parte introdutória da entrevista deve ser calmo e as respostas, tranquilizadoras. Mesmo que Dave tenha recebido uma explicação prévia sobre a Terapia da Dig-nidade, é fundamental revisar os pontos que não estão claros, esclarecer quais-quer mal-entendidos e responder a todas as perguntas. Se bem-feito, isso deve ajudá-lo a prever o que acontecerá durante a entrevista e permitir que ele se adapte mais facilmente a ela.

Dr. C.: Para começar, Dave, gostaria que você me dissesse quais são as lem-branças que mais gostaria de compartilhar ou as que mais gostaria que fossem lembradas.

As habilidades de comunicação são extremamente importantes na medici-na, e isso é ainda mais verdadeiro quando estamos lidando com questões rela-cionadas à vida e à morte. Por isso, uma atenção especial deve ser dada à forma como os médicos escolhem suas palavras. As palavras são ferramentas que podem ajudar ou prejudicar, dependendo de como são escolhidas e aplicadas. Lembre-se de que quando Dave é questionado sobre seu entendimento da Terapia da Dignidade, ele faz uma clara referência ao fato de passar o documento adiante quando *ele se for*. A capacidade de Dave de articular sua situação dessa forma direta fornece uma permissão implícita para usar um vocabulário igualmente explícito. "As que mais gostaria que fossem lembradas" é relativamente explícito, pois implica que você logo partirá. Se Dave tivesse usado uma linguagem mais eufêmica ou evitado referências à morte (por exemplo, a Terapia da Dignidade me permitirá compartilhar histórias com as pessoas que amo ou a Terapia da Dignidade deve me ajudar a esclarecer as coisas com a minha família), o terapeuta precisaria estar atento para escolher as palavras com menor probabilidade de agredir suas defesas saudáveis. Se fosse esse o caso, a pergunta inicial poderia ter sido reformulada da seguinte forma: "Para começar, Dave, gostaria que você me dissesse se há aspectos da sua vida que você mais gostaria que os outros conhecessem". Embora essas diferenças possam parecer sutis, muitas vezes elas fazem a diferença entre uma interação confortável e delicada e outra em que o paciente considera as perguntas conflituosas, irritantes ou até mesmo agressivas.

> **Dave:** Há, há sim. Há um, há um período da vida. Quando Jean e eu estávamos juntos pela primeira vez, não éramos casados, não tínhamos filhos.
> **Dr. C.:** Então, a Jean é sua esposa?

A interrupção para obter esse tipo de clareza é importante. A menos que o documento de legado contenha esses detalhes pessoais, há o risco de ele parecer um tanto genérico. A diferença entre "minha esposa" e "Jean" ajuda a garantir que o documento de Dave seja único e especificamente elaborado em benefício das pessoas para as quais ele pretende deixá-lo.

> **Dave:** É, minha esposa.
> **Dd. C.:** OK.
> **Dave:** Sim. E não éramos casados, mas eu sempre gostei de atividades ao ar livre. Eu estava fazendo, é fácil de fazer. Eu era, eu era o que se pode chamar de "*hippie* de cruzeiro".
> **Dr. C.:** Parece divertido. (*leve risada*) Quantos anos você tinha nessa época?

Mais uma vez, obter esse tipo de informação não apenas proporciona clareza no documento, mas ajuda o entrevistador a se orientar dentro da cronologia da história específica que está sendo contada.

> **Dave:** Ah, uns 20. Nós dois tínhamos vinte e poucos anos.
> **Dr. C.:** OK.
> **Dave:** E nós dois estávamos navegando pelo Pacífico Sul.
> **Dr. C.:** Tenho a sensação de que, quando você balança a cabeça, há algumas lembranças ou imagens específicas que lhe vêm à mente.
> **Dave:** Sim.
> **Dr. C.:** Se não for muito difícil, você poderia compartilhar algumas dessas imagens que está vendo em sua mente?

Na Terapia da Dignidade, a metáfora de uma fotografia costuma ser útil e sugestiva. A aplicação dessa abordagem incentiva os pacientes a mergulharem em suas memórias; conectar a lembrança a uma imagem visual concreta geralmente permite que os pacientes descrevam a lembrança com mais facilidade. Os terapeutas podem ajudar nesse processo perguntando sobre os detalhes contidos nessas imagens.

> **Dave:** Hmm. As pessoas que conheci estavam nas ilhas e, isto é, especialmente nas Ilhas Salomão.
> **Dr. C.:** Certo.
> **Dave:** E eram pessoas maravilhosas. Hmm... Hmm... Não acho que as outras pessoas daqui da Nova Zelândia que me conhecem (*risos*) entendam tanto como foi esse período da minha vida.
> **Dr. C.:** Isso pode ser difícil, e pode ser até mesmo difícil de articular. Enquanto você falava, notei que ficou bastante emocionado. Há alguma imagem específica que lhe veio à mente nesse momento? Se sim, você poderia descrevê-la para mim? E poderia descrevê-la com o máximo de detalhes de que se lembra?

Essa é uma aplicação típica da metáfora da fotografia. Da mesma forma que esclarecer o nome da esposa de Dave, obter uma descrição detalhada de suas memórias garante que o documento seja totalmente exclusivo. Embora outras pessoas tenham visitado as Ilhas Salomão, a inclusão de detalhes garante que somente Dave poderia ter produzido esse documento específico. Dessa forma, em sua particularidade, o documento transmite a vida inimitável de seu criador.

Dave: Hmm, hmm, a imagem seria a, hmm, do próprio vilarejo e das pessoas. Quase como se você estivesse saindo de uma exposição sobre a Polinésia de um museu de Auckland.

Dr. C.: Hmm.

Dave: Onde, literalmente, eles estavam vestindo muito pouco além da tradicional saia de capim, e [ ] recém-saídos das canoas e eles, eles vivem em casas que são apenas de palha, e você sabe, é terceiro mundo, é um estilo de vida de subsistência, mas seus valores me pareciam, na época, fantásticos, e eu tive o privilégio de fazer parte da comunidade deles, e aquela foto minha, fazendo parte da comunidade deles, quero dizer, há muitas fotos minhas, tive o privilégio deles matarem um porco para mim. Sei que parece horrível, mas é um verdadeiro privilégio matar um porco, é algo muito importante. Ajudei a consertar o abastecimento de água deles. Instalei poços, pelo menos. Não o fiz pessoalmente, mas dei a eles muitos conselhos.

Dr. C.: Certo. Certo.

Dave: De consertar o abastecimento de água, que eles tinham, porque, caso contrário, as mulheres carregavam, sabe, vasilhas com água durante todo o dia. Eu fiz uma torneira. Sim. Uh, só uma torneira. Enchi piscinas e fiz essa torneira. Essa torneira era muito mais útil do que a piscina.

Dr. C.: Com certeza. Mais uma vez, percebo que quando você fala sobre isso, Dave, parece ser uma lembrança feliz, mas parece evocar muita emoção. Isso é algo sobre o qual você gostaria de falar?

Neste ponto, é preciso fazer uma observação de advertência. Seguir a emoção é uma técnica comum à maioria das psicoterapias. Ela é frequentemente aplicada com o objetivo de promover a percepção ou, de modo mais geral, de permitir que os pacientes participem do trabalho terapêutico de "descoberta". No entanto, na Terapia da Dignidade, seguir a emoção é uma forma de ajudar os pacientes a se conectarem com suas memórias, obtendo assim a riqueza de detalhes que aprimorará seu documento de legado. Essa maneira diferente de buscar a emoção pode ser um ajuste para muitos psicoterapeutas, que talvez precisem mudar sua abordagem para não desviar a Terapia da Dignidade, redirecionando-a para uma abordagem orientada para o discernimento.

Dave: Hmm. Acho que é emocionante porque foi uma época muito feliz.

Dr. C.: Certo.

Dave: E um momento *descomplicado*, simples, do tipo que eu gostaria de ter mais vezes em minha vida.

Dr. C.: Hmm.

Dave: Minha vida se tornou mais complexa quando abri a empresa e comecei a empregar pessoas.

Nesse momento, não ficou claro se a mudança para seus negócios e as várias complicações resultantes foi uma seleção de uma "fotografia" que ele queria compartilhar ou simplesmente se ele estava seguindo uma linha do tempo aparentemente lógica, tendo pouco a ver com a escolha consciente de conteúdo adicional para fins de generatividade. Para esclarecer esse ponto, a metáfora do álbum de fotografias foi sugerida, permitindo que Dave fizesse uma escolha consciente sobre o que fazer em seguida.

Dr. C.: Talvez antes de pularmos para esse capítulo de sua vida, as pessoas que fazem a Terapia da Dignidade geralmente se imaginam compartilhando fotos num álbum de fotografias comigo. Agora que você me mostrou a foto das Ilhas Salomão, há outras que lhe vêm à mente, momentos que você gostaria que as pessoas soubessem sobre você ou que, de alguma forma, pudessem compartilhar?

Dave: Sim. A maioria das fotos tem a ver com coisas ao ar livre, porque acho que foi onde tive os meus melhores momentos. Mas em termos de fotografia da juventude, estaria novamente relacionada com a Outward Bound Association. Porque eu a frequentava quando era criança.

Dr. C.: Certo.

Dave: E faço parte da All Boys Association, e sim, uma foto, he, he, he, uma série de fotos minhas, escalando montanhas e navegando em corredeiras.

Dr. C.: E, novamente, isso foi nas Ilhas Salomão?

Dave: Não, isso foi antes. Isso foi quando eu era mais jovem, na verdade.

Dr. C.: Bem, quantos anos você tinha e onde essa foto foi tirada?

Dave: Dezoito. Hmm. Sim. Em Anakiwa, que fica em Marlborough Sounds e no topo da ilha sul.

Dr. C.: Aham.

Dave: Hmm, essas fotografias, embora tenham sido, hmm, foram, uma parte muito importante parte de minha vida.

Dr. C.: De que forma?

Dave: Interesse por atividades ao ar livre. Sim. É verdade. Há, veja bem, o interesse por atividades ao ar livre ocorreu antes disso, com meu pai. Meu pai, ah, eu fui criado numa comunidade rural.

Dr. C.: E onde era?

Dave: Na fazenda. No que hoje é quase parte de Auckland.

Dr. C.: Aham.

Dave: E, ih, meu, meu, meu pai era fazendeiro.

Dr. C.: Certo.

Dave: Aham. Então. Sim, quero dizer, a fazenda e o ar livre faziam parte da minha vida.

Ao mencionar o pai, as primeiras experiências juvenis e o local onde foi criado, fica claro que as lembranças de Dave não estão organizadas numa cronologia rígida. Ele começou sua reminiscência compartilhando uma lembrança que remonta aos seus vinte e poucos anos. Em seguida, mencionou brevemente sua afiliação à Outward Bound Association a partir dos 18 anos de idade. Para não perder o fio da meada relacionado à sua formação inicial, as lembranças da infância são, nesse momento, explicitamente questionadas.

Dr. C.: E há alguma imagem de infância que surge em sua mente quando você fala sobre isso ou é mais vago?

Dave: Curiosamente, não foi na fazenda, na verdade. Provavelmente no campo de golfe. Provavelmente, em aventuras, tentando andar atrás do papai, pois ele era um grande jogador de golfe.

Dr. C.: Ah, sério.

Dave: Sim. Sim. Coisas muito, muito, muito, muito ao ar livre.

Dr. C.: Quantos anos você tinha nessa cena em particular?

Dave: Quatro. Ha, ha, ha. Tentando ser um *caddy*.

Dr. C.: Certo. (*risos*)

Dave: Sim. Sim. Quatro. Essa foi, provavelmente, uma parte do desenvolvimento do meu interesse pela vida ao ar livre. Havia muitos pinheiros bonitos, grandes e velhos. Desde então, eu adorava o cheiro do pinheiro.

Dr. C.: Hmm.

Dave: Sim.

Dr. C.: Esse fio condutor da vida ao ar livre é algo que podemos encontrar em cada uma das três imagens que você compartilhou, desde o campo de golfe até escalar montanhas e as Ilhas Salomão.

Este comentário específico não tem a intenção de ser interpretativo. Em vez disso, ele resume e tem o objetivo de ilustrar para Dave que ele está sendo ouvido com atenção, que suas palavras são importantes e que captaram totalmente a atenção do terapeuta.

Dave: Sim. Sim. São todas as coisas ao ar livre.

Além de orientar gentilmente o fluxo da entrevista, o terapeuta deve prestar atenção no controle do tempo. Por causa da doença avançada, os pacientes raramente têm energia para estender a sessão por mais de uma hora. Como regra geral, a primeira metade da entrevista é dedicada a lembranças e recordações pessoais. Depois de cerca de 20 minutos de entrevista, e como Dave ainda não havia falado sobre sua esposa, essa parecia ser uma oportunidade apropriada para orientá-lo nessa direção.

Dr. C.: É. Você mencionou que também foi nas Ilhas Salomão que você e Jean se conheceram.

Dave: Sim. Nós, na verdade, estivemos juntos na Nova Zelândia. Fomos embora juntos. Nós dois fomos. Nos conhecemos num clube de vela. Ambos nos interessávamos por velejar. E então, nos juntamos, pegamos um barco e navegamos para o Pacífico, por três temporadas, três gloriosas temporadas, na verdade. Fizemos três temporadas.

Dr. C.: Não consigo nem começar a imaginar como deve ter sido isso.

Dave: Um estilo de vida fantástico. Hmm.

Dr. C.: Pode ser difícil colocar isso em palavras, já que se trata de uma experiência tão importante. Você a descreveu como um estilo de vida fantástico, que se estendeu por quase três anos de sua vida.

Dave: Sim.

Dr. C.: Há histórias, lembranças ou imagens que você gostaria de contar ou incluir como parte disso?

Dave: Hmm. Com certeza. Hmm, a história principal é importante e, para mim, o fato de eu ter colocado o suprimento de água para as pessoas do vilarejo. Outras histórias, como ser pego numa tempestade terrível. Sem risco de vida, mas desagradável e muito incerta, porque foi antes do GPS. Estava navegando com um sextante. Essa é uma arte perdida hoje em dia.

Dr. C.: Hmm.

Dave: Navegação por satélite, e eu estava um pouco inseguro. Eu tinha feito a estimativa da localização, havia correntes e recifes ao redor e eu não tinha certeza de onde estávamos, eu conhecia as informações básicas, mas estava preocupado com a possibilidade de bater num recife. Estávamos apenas tentando manter a posição e evitar a possibilidade de ir de encontro a um recife. E havia uma canoa. Quer dizer, eu estava num barco de 10 metros, sabe? Digo, era um barco em condições de navegar. E havia esse pequeno, quero dizer, apenas ..., digo, algo saído do Museu de Auckland, e a vela era, você sabe, tecida de forma achatada, e essas pessoas nos guiaram. Eles tinham nos visto. Eles estavam pescando, e perguntavam: "Gente, o que vocês estão fazendo aí?"

Dr. C.: (*risos*)

Dave: Mas, de qualquer forma eles se apresentaram, você sabe como é, oi, oi?

Dr. C.: (*risos*)

Dave: Onde estamos? Ah, você sabe. Venham me seguindo, por exemplo. Bem, na verdade, quando eles subiram a bordo, eles se amarraram a nós.

Dr. C.: Uau.

Dave: E eles me mostraram o caminho por essa passagem através do recife, onde eu sabia que havia um recife e estava preocupado com isso. Eles me mostraram a passagem, eles sabiam, eram nativos. E a quem eles salvaram – a mim? Que situação.

Dr. C.: Extraordinário.

Dave: E quero dizer que nós, eu estava, estávamos à deriva, não exatamente, não à deriva, mas estávamos no mar há alguns dias naquele momento. E eu estava realmente exausto, mas só a sensação, ter ficado exausto, sabe, cheio de sal e de estar muito preocupado. E o alívio. Essas pessoas me guiaram. Foi uma ancoragem simplesmente maravilhosa. Proteção de 360 graus. Isso é o que se quer em termos de proteção: 360 graus de proteção e a tempestade lá fora.

Dr. C.: (*risos*) Hmm. Seguindo em frente, Dave. Quase relutante em deixar os anos 1970.

Dave: Sim. Sim.

Dr. C.: Parece espetacular.

Dave: Foi espetacular.

Dr. C.: (*risos*) Mas continuando, há outras imagens que aparecem em seguida? Novamente, se você e eu estivéssemos olhando esse álbum de fotografias, quais você mostraria como momentos ou capítulos importantes da sua vida?

Dave: Família.

Dr. C.: Fale-me sobre isso.

Dave: Bem, foram tantas pessoas. A maioria das pessoas tinha sua família. Hmm, nas ocasiões mais importantes de suas vidas. Com certeza foi o meu caso.

Dr. C.: E quando você diz família, a quem está se referindo?

Dave: Meus três filhos. Will, o primeiro, você sabe, e isso foi há 24 anos. Primeiro o Will.

Dr. C.: Certo.

Dave: Kate, alguns anos depois. Amy. Hmm, sim, só o fato de ter filhos já foi uma experiência incrível. Primeiro, você é um cara quase adolescente que, quero dizer, eu, eu, eu tinha irmãos e irmãs e tudo o mais, então já estava acostumado com a ideia de família.

Dr. C.: Certo.

Dave: E, hmm, mas depois ter minha própria família... foi fantástico! Sim. E também, naquela época, eu estava conseguindo que os negócios fossem bem. Então, na verdade, estávamos indo bem, não foi uma luta muito grande.

Dr. C.: Parece que, para você, ter uma família foi uma experiência surpreendente.

Dave: Foi.

Dr. C.: O que te pegou de surpresa? O que fez com que fosse tão extraordinário?

Dave: Ter um, ter um menino, ele era, era, ótimo. Bebê. Garoto. Na verdade, as coisas ficaram mais difíceis. Quando pequeno, ele era fantástico. E quando bebê, recém-nascido, ele era lindo. Nunca vou me esquecer. O primeiro bebê, sabe. Quero dizer, ele era lindo. Um carinha totalmente loiro. Ele tinha cabelos loiros. Oh, meu Deus. Ele era, ele era a luz de nossas vidas, sabe. Sim, as outras duas, quero dizer, a Kate e a Amy também foram igualmente empolgantes quando vieram ao mundo. Foi, sim. Eu, eu adorei. Ser pai tem sido muito bom. Sim. É. Tem sido uma experiência mais legal que velejar.

Dr. C.: (*risos*) Acho que o que une as duas coisas é a importância dos portos seguros.

Dave: Sim. Sim. E é mais desafiador. Sim.

Dr. C.: Aposto que sim.

Dave: Hm. Quero dizer, as moças são ótimas. As moças têm sido ótimas. Quero dizer, a Kate está na universidade. E provavelmente vai se dedicar ao ensino, como a mãe. Jean é professora, minha esposa.

Dr. C.: Certo.

Dave: E ela provavelmente vai. Ela está planejando fazer Pedagogia, ensinar.

Dr. C.: E a Amy?

Dave: A Amy é boa na escola, mas é boa em Ciências. Ela está pensando em fazer fisioterapia, talvez.

Dr. C.: E você aludiu ao fato de que as coisas com Will não estão tão tranquilas. Isso é algo sobre o que você esperava falar nesse documento?

O atrito a que Dave menciona entre ele e o filho pode ou não ser algo que ele queira abordar na Terapia da Dignidade. O fato de ser uma questão familiar importante não a torna um conteúdo obrigatório para a Terapia da Dignidade. Na verdade, somente Dave pode determinar qual conteúdo deve ser incluído em sua terapia. No entanto, ao abrir essa possibilidade, é preciso ter o cuidado de monitorar e, se necessário, gerenciar as chamadas histórias "feias", ou seja, o conteúdo que pode ser prejudicial a um destinatário de um documento de legado.

Dave: Sim. Provavelmente foi a coisa que mais me desafiou quando pensei nisso de falar sobre a vida, sabe. Falar sobre questões pessoais. É falar sobre ele. Sim. Sim, mais ou menos. É isso. Não tem sido fácil ultimamente. Hmm. Mas acho que preciso dizer que sim, acho que provavelmente ele nem está no país, ainda está em Paris. Ele já deveria ter voltado.

Dr. C.: Você acha que ele já teria voltado, por conta de...?

Dave: Intuição. Quero dizer, temos apenas alguns meses, você sabe. Hmm. Acho que ele veio, há, que ele simplesmente perdeu tempo, eu acho. Eu esperava que ele já tivesse voltado.

Dr. C.: Há quanto tempo as coisas entre você e Will estão difíceis?

Dave: Há alguns anos, pelo menos. Desde a universidade. Ele foi para a universidade.

Dr. C.: Certo.

Dave: Mas ele desistiu.

Os psicoterapeutas iniciantes na Terapia da Dignidade às vezes se sentem divididos entre buscar linhas de investigação "reveladoras" e aderir a uma agenda de generatividade. Esse momento da entrevista é um exemplo perfeito de quando os terapeutas da dignidade novatos podem passar por esse mesmo dilema. Nesse momento da entrevista, os psicoterapeutas podem se sentir inclinados a buscar mais detalhes sobre a natureza desse conflito, a fim de revelar a delicada e importante dinâmica interpessoal desse relacionamento entre pai e filho. Por outro lado, o terapeuta da dignidade está sempre atento à história do paciente e à necessidade de facilitar o compartilhamento de reflexões sobre o fim da vida. No entanto, nunca se deseja buscar esse compartilhamento correndo o risco de parecer indiferente ao primeiro. O terapeuta da dignidade habilidoso deve encontrar uma maneira de reconhecer a dor implícita, embora vagamente descrita, ao mesmo tempo em que aponta oportunidades para informar conteúdos relevantes para a generatividade. O terapeuta tenta fazer isso da seguinte maneira:

> **Dr. C.:** As pessoas normalmente não usam a Terapia da Dignidade para consertar coisas que a vida negou a possibilidade de resolução. Mas as pessoas geralmente usam a Terapia da Dignidade para dizer coisas que querem que sejam ditas. Não que você não tenha outras oportunidades para falar com Will, mas se esta fosse uma chance de lhe dizer o que você quer que ele saiba, o que você diria?
>
> **Dave:** Desculpe-me por ter sido um idiota. O que eu fui. Às vezes, babaca. Eu fui uma figura paterna autoritária. Num momento em que ele não precisava desse tipo de coisa. Tive uma reação nada a ver, sabe? Fiquei irritado. Disse que eu não ia pagar pelas coisas que ele queria. Eu estava preparado para pagar pela universidade dele, mas não estava preparado para pagar por outras coisas.
>
> **Dr. C.:** Hmm.
>
> **Dave:** Então.
>
> **Dr. C.:** Então, gostaria de dizer que sente muito pela maneira como lidou com essas coisas?
>
> **Dave:** Sim. Isso foi há alguns anos. Talvez uns dois. Talvez. Ele estava indo bem, sabe, na universidade e em outras coisas. Ele fazia muitas coisas ao ar livre porque estava crescendo. Nós frequentávamos um clube de esqui. Ele é um ótimo esquiador.
>
> **Dr. C.:** Certo.
>
> **Dave:** Mas ele se afastou disso. Velejar, é claro. Embora ele não se sentisse assim, eu sempre achei que o estava pressionando um pouco. Foi um erro.
>
> **Dr. C.:** Hmm.
>
> **Dave:** Ele adorava andar de caiaque, coisas assim. Mas foi se afastando. Ele queria se tornar um artista de rua, basicamente um palhaço. Um palhaço. É isso que ele está fazendo. Ele está num lugar em Paris chamado Jacques Lecoq. É uma escola de mímica.
>
> **Dr. C.:** Hmm.
>
> **Dave:** E ele mesmo está pagando por isso. Bem. Eu não estou pagando.

Dr. C.: Você não está pagando, mas parece que uma parte de você sente que está pagando.

Dave: Eu, eu pensei que topografia seria uma ótima carreira, sabe? Ele era bom em matemática e tudo o mais.

Dr. C.: Sim. Mas você já parou um momento para dizer que sente muito pelo modo como as coisas aconteceram. Talvez se desculpar pelas decisões que tomou. Novamente, esta é sua oportunidade de acrescentar quantas palavras quiser. Há mais alguma coisa que deseja que o Will possa ouvir diretamente de você?

Observe que essas perguntas não tentam obter uma revelação completa do que aconteceu entre Dave e seu filho. Embora Dave pudesse ter entrado prontamente em detalhes que ilustrassem seu passado doloroso, é improvável que isso tivesse servido a um propósito útil em termos de sua Terapia de Dignidade. Por outro lado, lembrá-lo de que essa é uma oportunidade única de criar um registro das coisas que precisam ser ditas faz com que ele adote imediatamente uma postura mais conciliatória. Embora a pergunta "Há coisas específicas que você acha que precisam ser ditas aos seus entes queridos, ou coisas que você gostaria de dizer novamente?" apareça um pouco mais tarde no protocolo de perguntas da Terapia da Dignidade, introduzi-la nesse ponto torna a entrevista muito mais suave e menos rígida.

Dave: Que eu ainda. Sim, que eu ainda o amo. Mesmo que ele venha a ser um palhaço.

Dr. C.: (*risos*) O mundo precisa de palhaços.

Dave: Ele, ele é naturalmente engraçado. Ele faz isso com facilidade, você sabe. Quero dizer, Deus, ele tem trabalhado com malabarismo, ou coisa do tipo, ele consegue fazer todas essas coisas. Mas agora ele vai tentar fazer carreira com isso, sabe. Que diabo. Eu estou tentando. É. Sim. Essa carreira de palhaço, eu nunca apoiaria isso.

Dr. C.: Isso está começando a fazer mais sentido com o tempo ou você está apenas aprendendo a aceitar?

Dave: Hmm. Acho que está fazendo mais sentido porque, é por isso que eu, na verdade, estava pensando nele, quando pensava nas pessoas daquelas ilhas de Salomão. Há uma conexão.

Dr. C.: Aham.

Dave: Hmm. Eles não teriam se importado se algum de seus filhos quisesse ser palhaço. Embora eles ainda tenham que comer, é claro.

Dr. C.: Certo.

Dave: Uh, e ele precisa comer, sim. Mas eles, a simplicidade, suponho, das escolhas que essas pessoas têm, é semelhante à simplicidade da escolha que Will está fazendo. E acho que acabei entendendo isso. Eu gostaria muito, eu gostaria de dizer a ele que entendo sua escolha.

Dr. C.: Acho que você acabou de dizer.

Dave: Sim.

Dr. C.: Dave, sem querer apressá-lo ou adiantar as coisas, você compartilhou uma série de imagens importantes comigo. Imagens que realmente captam alguns períodos diferentes de sua vida. Antes de passarmos para outras perguntas, há outras imagens importantes que você gostaria de adicionar à coleção?

Dave: Hmm. Me casar. Me casar com Jean. Hmm. Sim, ela tem sido ótima. Ela é. Jamais quis ser casado com outra pessoa. Mas eu disse isso a ela, e ela sabe disso. Mas, como imagem, sim, o dia em que nos casamos, isso é fundamental.

Dr. C.: O que você vê?

Observe novamente a eficácia com que a metáfora da imagem evoca lembranças. A tangibilidade da metáfora permite que o terapeuta use uma linguagem concreta – "o que você vê" – para tornar a tarefa de recordação muito mais fácil para os pacientes.

Dave: Hmm. Hmm, ao ar livre novamente. Nós nos casamos num barco.

Dr. C.: Que surpresa! (*risos*)

Dave: Sim. Sim, e nossa lua de mel eu vejo a imagem no barco, foto no barco.

Dr. C.: E quantos anos vocês tinham?

Dave: Tinha 26. Sim. E, sim. Ela, ela tinha um pouco menos, 25 na verdade.

Dr. C.: Mais alguma coisa antes de continuarmos?

Dave: Outra foto fundamental da minha vida?

Dr. C.: Somente se houver outras que venham à sua mente e que você ache importante compartilhar.

Dave: Hmm. Haveria, hmm, fotos sobre construir casas. Sabe como é a primeira casa. A primeira casa, sabe. Construir e depois se mudar para uma segunda. E seguir fazendo isso.

Dr. C.: Aham.

Dave: Sim. Hmm. Nós meio que já superamos isso. Estou cansado de construir casas.

Dr. C.: (*risos*)

Dave: Já fizemos algumas. Mas é muito bom, sabe...

Dr. C.: Certo.

Dave: Sim. Sujo de tinta. Não importa. Sujo de cimento. Sim. Mas fazendo reformas, fazendo casas. E houve coisas muito importantes, sabe? As crianças também ajudaram, por exemplo. Aham.

Dr. C.: Eu tenho uma ideia de como você responderia a isso, mas existem papéis e realizações específicas das quais você se sente mais orgulhoso?

Esse é o primeiro momento da entrevista em que as perguntas se afastam da investigação exclusivamente biográfica. As duas primeiras perguntas do protocolo da Terapia da Dignidade (consulte o Capítulo 4) abordam a história de vida e as lembranças a serem compartilhadas com os membros da família. As próximas duas perguntas tratam de papéis importantes, realizações e coisas das quais o paciente se orgulha. Dave já abordou muitas dessas questões até certo ponto. Por conta das limitações de tempo e por não ter se aprofundado muito em algumas das últimas lembranças de Dave, a questão dos papéis, do orgulho e das realizações foi levantada para proporcionar outra oportunidade de elaborar assuntos que ele abordou apenas superficialmente. Nem todas as perguntas do protocolo precisam ser feitas aos pacientes, pois muitas vezes há sobreposição entre elas. Essas decisões os terapeutas precisam tomar caso a caso, dependendo de como uma determinada sessão de Terapia da Dignidade se desenrola. Embora se queira criar aberturas e oportunidades para respostas, isso deve ser contrabalançado, evitando o que poderia ser percebido como redundâncias enfadonhas.

Dave: Hmm, a empresa. Sim, tem sido muito importante porque tem nos sustentado em nosso estilo de vida. Tivemos uma boa vida e, graças a Deus, agora tenho um sócio que pode assumir o controle e manter tudo funcionando. Sim, a empresa tem sido algo de que me orgulho, você sabe. É uma empresa muito boa. Fazemos um trabalho de boa qualidade. Num setor em que há riscos e, sabe como é. Não construímos nada que desabe. Sim, isso é algo de que realmente me orgulho. Posso dirigir por esta cidade e ver jardins que estarão por aqui e serão bons por 50, 100 anos, talvez, sabe? Espero que sim.

Dr. C.: Então, você tem muito orgulho da qualidade e da resistência de seu trabalho.

Dave: Tenho. Sim, tenho sim.. É isso.

Dr. C.: Hmm.

Dave: E a maneira como são bem projetadas também, você sabe. As coisas se encaixam num, com um, com, com os arredores. Não. Quero dizer, não são coisas grandes e feias que não parecem adequadas para o espaço em que estão. Hmm, sim. Não sou realmente um "ecológico", mas acho que sou, de certa forma. Sim. Sim, sou.

Dr. C.: Há outras funções ou realizações das quais você se orgulha particularmente?

Dave: Eu trabalho com a Out Bounders Association para jovens. A Out Bounders é uma ótima associação, é isso. Agora estou envolvido com ela e, sabe, eu participo das reuniões do comitê e ajudo a arrecadar fundos. É uma associação maravilhosa para os jovens porque, hoje em dia, eles estão ajudando outras pessoas cada vez mais, lidando com crianças com, sabe, é como se fossem crianças carentes.

Dr. C.: O que torna essa conexão importante para você? Quero dizer, por que essa associação?

Essa pergunta foi feita para demonstrar minha atenção cuidadosa e meu interesse em sua escolha pela Outward Bound. Também perguntei sobre a conexão pessoal para individualizar a justificativa para essa afiliação. Como em outros aspectos da Terapia da Dignidade, as perguntas que levam o paciente a obter respostas específicas, detalhadas e individualizadas contribuem para o sucesso geral do documento de legado.

Dave: Porque eu fui para lá quando era jovem e estou ajudando a manter o lugar funcionando e as finanças, os eventos de arrecadação de fundos e assim por diante. Nós estamos indo muito bem, e espero que continue assim. Porque eles ajudam muitas pessoas hoje em dia. Na minha época, não eram apenas as crianças privilegiadas, mas você tinha que ter algum dinheiro para frequentar, mas hoje em dia muitas, muitas pessoas vão lá, sabe? Eu pensei bem e isso ajuda as pessoas a tomarem novos rumos. Sim.

Dr. C.: Dave, além desses papéis profissionais e comunitários que você compartilhou, há outros? Por exemplo, tem algo a dizer dos papéis familiares?

Essa pergunta foi propositalmente direcionada, pois, embora Dave tenha falado bastante sobre o filho e alguns de seus problemas, os comentários sobre a esposa e, principalmente, sobre as filhas foram bastante breves. O papel do terapeuta é monitorar esses aspectos e tentar criar oportunidades que possam levar o paciente a uma Terapia da Dignidade rica, equilibrada e completa.

Dave: Tenho sido um bom pai.

Dr. C.: Você pode falar sobre isso?

Dave: Bem, eu sempre gostei muito do papel de pai nos bastidores, sem tentar gritar muito, sabe.

Dr. C.: Certo.

Dave: Mas encorajando eles, sempre ao lado deles, tentando arranjar tempo. Sim, porque é difícil quando se está administrando uma empresa e é muito tentador dizer: "Ah, tenho uma reunião, não posso ir ao jogo". Mas tentei sempre ir ao jogo e adiar a reunião, e fiz isso muitas vezes.

Dr. C.: Então, quando você descreve ser um bom pai, pode dizer em palavras o que isso significa para você?

Como em outros casos, esse tipo de pergunta tem o objetivo de tirar Dave de generalizações ou chavões, levando-o gentilmente a descrever sua própria perspectiva ou experiências.

Dave: Dando, bem, ah, o que eles precisavam para as necessidades deles e passando tempo junto, eu acho. Passar tempo junto com eles, é o que vejo com mais frequência. Na minha opinião, os pais costumam cometer um erro quando não passam tempo com seus filhos. Só porque acham que a reunião é mais importante. Você acha que o tempo para essa reunião é mais importante do que o tempo para torcer, dizendo: "Corra, Amy, corra".

Dr. C.: Certo.

Dave: Sim.

Dr. C.: E acho que você também tem muitas lembranças de dizer "Corra, Amy, corra".

Dave: Sim. Sim. Ela é uma boa corredora.

Dr. C.: (*risos*)

Dave: Sim. Sim. Sim. Esse momento de entrega é o que mais me orgulha, eu acho.

Dr. C.: Certo.

Dave: Porque isso não é fácil de fazer quando se está ocupado.

Dr. C.: Há outras lembranças da *paternidade* que lhe vêm à mente?

Dave: Hmm. Acho que, os aniversários, é claro, os bons momentos e os feriados. Pois é, sempre fomos uma família ativa, sabe. Mencionei o clube de esqui. Todos nós, eu não sou muito bom, mas meus filhos são bons. Todos nós também somos membros do clube de esqui local. Eu adoro ir ao clube de esqui. Sim. Hmm. Hmm. Sim. Há um tipo de experiência. As experiências de férias com os filhos.

Dr. C.: Aham.

Dave: Sabe, há tantas coisas boas que fizemos. Eu gostaria de poder retirar algumas das coisas ruins que, às vezes, tornaram a vida deles difícil.

Dr. C.: Parece que, se tivesse a chance, você gostaria de retirar ou consertar isso; e você começou a fazer isso com algumas das palavras que compartilhou comigo aqui hoje.

O terapeuta deve estar ciente de que a Terapia da Dignidade, embora trate da criação de um documento de legado, também se trata de uma experiência "aqui e agora". Comentários como esse demonstram uma profunda conexão empática, fazendo com que o paciente perceba que está sendo ouvido e que seus esforços e até mesmo sua angústia são considerados. Esse comentário em particular também afirma que o que ele realizou em sua Terapia da Dignidade é poderoso e possivelmente curativo para as pessoas que ele ama.

Dave: Aham.

Dr. C.: O que me leva a outra pergunta. Há coisas que você acha que precisam ser ditas ou que gostaria de aproveitar para dizer, mais uma vez, a determinadas pessoas em sua vida que são importantes para você?

Dave: Hmm. Bem, meus pais se foram, mas eu, eu, eu tenho um irmão que ficou cuidando da fazenda.

Dr. C.: Aham.

Dave: Eu nunca agradeci a ele porque, para ser honesto, a fazenda me ajudou muito na juventude.

Dr. C.: Qual é o nome do seu irmão?

Dave: Bill.

Dr. C.: Bill.

Dave: Sim. Will e Bill.

Dr. C.: Certo.

Dave: Will e Bill, é quase uma piada!

Dr. C.: É mesmo! (*risos*)

Dave: Quero agradecer porque ele, ele meio que… Ele é um irmão mais velho.

Dr. C.: Certo.

Dave: E acho que ele não queria ficar na fazenda. Nenhum de nós queria. Mas ele foi leal ao nosso velho e ficou na fazenda, então acho que lhe devo um agradecimento porque ele meio que me ajudou no início da minha vida.

Dr. C.: Hmm.

Dave: E. Eu, você sabe, agora eu deveria estar. Eu, eu meio que sumi de vista naqueles dias, aqueles dias meio *hippies*, sabe. Enquanto ele estava mantendo a fazenda em funcionamento.

Dr. C.: OK.

Dave: E acho que ele, no fundo, não sabia se queria, acho que tinha ciúmes, não ciúmes, mas um pouco, pelo fato de eu ter ido embora e ele ter ficado.

Dr. C.: E há outras pessoas que você gostaria de citar ou aproveitar o momento para mencionar mais uma vez?

Dave: Também tenho duas irmãs. Eu nunca agradeci o apoio delas.

Dr. C.: E seus nomes são?

Dave: Preciso agradecer a Jean. Eu nunca, nunca, eu nunca agradeci o suficiente às pessoas, você sabe. Meu parceiro também. Wayne é ótimo. Há tantas pessoas a quem nunca agradeci e eu sempre meio que, eu, eu, eu, estive muito ocupado.

Dr. C.: Te ouvi dizendo que agradece ao Wayne.

Dave: Sim, ele é meu sócio porque tem sido um excelente parceiro de negócios.

Dr. C.: E você estava começando a dizer algo para suas irmãs.

Dave: Sim. Sim. Linda, sim, ela também é uma irmã mais velha.

Dr. C.: Hmm.

Dave: Ela, ela me ensinou muita coisa. Minha irmã. Acho que você provavelmente chamaria isso de respeito pelas outras pessoas. Ela é uma pessoa muito, muito boa. Uma pessoa muito boa. Assistente social. Está sempre preocupada com os outros. E ela me ensinou a ser menos egoísta do que eu poderia ter sido. Sim.

Dr. C.: E sua outra irmã?

Dave: Sim. Sim, ela é adorável. A irmã mais nova, na verdade um bebê.

Dr. C.: Desculpe-me, mas o nome dela é?

Dave: Oh, nós a chamamos de Poochie.

Dr. C.: Poochie.

Dave: O nome dela é Patricia. Pat.

Dr. C.: Certo.

Dave: Pooch.

Dr. C.: (*risos*)

Dave: Mas enfim. Sim, ela é como a caçulinha, sabe, a irmãzinha favorita.

Dr. C.: Certo.

Dave: Sim. Sim. Ela, ela sempre me faz rir. Ela é. Talvez seja isso, ela sempre gostou de dramatizar. Talvez seja daí que o Will herdou isso. Talvez seja de família, através dela.

Dr. C.: E quanto à sua família direta? Falamos um pouco sobre Jean. Falamos um pouco sobre seus três filhos; talvez você sinta que já tenha dito muito sobre eles. Mas, se tivesse a oportunidade de dizer ou de reservar um tempo para dizer algo mais uma vez, o que você deseja que cada um deles ouça?

Dave: Hmm. Isso eu sempre fiz. Hmm. Isso eu sempre, do meu jeito, sempre os amei de uma forma engraçada, sabe? Que talvez eu não tenha sido capaz de dizer isso. Eu sou, eu sou, é…, eu sou, eu, é engraçado com Jean, eu sempre fui capaz de dizer a ela que a amava, mas não ao resto da minha família.

Dr. C.: Hmm.

Dave: Não é algo que eu possa dizer. Nunca fui capaz de dizer isso ao meu irmão ou às minhas irmãs. Ou para o Will. Consegui fazer isso com as meninas, mas não com o Will.

Dr. C.: Ouvi você mencionar isso antes e acabei de ouvi-lo dizer a todos eles novamente que você os ama.

Dave: Sim.

Dr. C.: Há algo que você precise acrescentar a isso?

Dave: Acho que já disse isso antes ao Will, mas peço desculpas. Por ter sido um pouco ditatorial num momento em que acho que ele não precisava disso. Ele precisava de mais compreensão da minha parte.

Dr. C.: Hmm.

Dave: Hmm, quando ele estava seguindo um caminho diferente. Sabe, porque ele queria ser palhaço e eu queria que ele fosse topógrafo. Quer dizer. É verdade.

Dr. C.: Dave. Nenhum de nós sabe quanto tempo tem. Nenhum de nós sabe exatamente nosso número de dias. Mas, ao pensar no futuro e para ajudá-los a se preparar para um futuro do qual você talvez não faça parte, há algum conselho ou instrução que você gostaria de lhes deixar para, de alguma forma, ajudá--los com o que vier pela frente?

A pergunta sobre esperanças, desejos e sonhos para entes queridos costuma ser muito comovente e suscita respostas maravilhosas e significativas. No entanto, como Dave tinha acabado de expressar seus profundos sentimentos de amor por sua família e pedido perdão ao filho, ele não estava se sentindo à vontade para responder a essa pergunta – e estávamos chegando ao fim do nosso tempo juntos, optei por fazer uma pergunta sobre palavras finais de conselho ou instruções. Essa pergunta parecia mais consistente com as perguntas anteriores sobre o que precisava ser dito e parecia uma transição mais suave para o encerramento dessa sessão terapêutica.

Dave: Reserve tempo para outras pessoas. Uh. E viva cada dia como se fosse o último.

Dr. C.: Hmm.

Dave: Hmm. Sim, faça os dias valerem a pena. Realmente, faça-os valer a pena. Sim. Eu digo isso especialmente para o Will. Sim. A vida pode ser curta. Pois é. E é uma espécie de ditado bíblico, suponho. Mas, você sabe, seja bom com os outros, faça com as outras pessoas o que, você sabe, você só faria a si mesmo.

Dr. C.: Esses parecem ser conselhos muito atenciosos e sábios.

Dave: Hmm. É o povo das Ilhas Salomão. É como eles viviam. Sim. E eles não tinham nada. Eles não tinham nada. Hmm.

Dr. C.: Parece que você aceitou muitos dos conselhos deles e talvez tenha vivido sua vida, de certa forma, guiado por esses mesmos conselhos.

Dave: Sim. Hmm. Sim. Porque eu não fiz, quero dizer, nem sempre fiz isso.

Dr. C.: Dave, há mais alguma coisa que você queira dizer antes que eu desligue o gravador?

Dave: Não, acho que já fiz o que vim fazer aqui. O senhor pode desligá-lo agora.

O Capítulo 5 fornece uma descrição detalhada de como a edição da Terapia da Dignidade deve ser feita. No entanto, ver uma transcrição inteira e bruta transformada num documento de legado completo pode ser esclarecedor e torna o processo muito mais tangível. Grande parte da abertura da transcrição de Dave foi excluída, pois fornecia informações demográficas sobre seus filhos que poderiam ser facilmente incorporadas ao documento posteriormente. Sua frase, "Sou como muitos neozelandeses..." abre a transcrição editada, pois parece um bom começo para o documento de legado de Dave.

DOCUMENTO DE LEGADO DE DAVE

Dr. Chochinov: Dave, você pode me falar sobre sua vida, principalmente sobre as partes que você lembra mais ou acha que são mais importantes?

Dave: Sou como muitos neozelandeses; não acho fácil falar sobre *coisas*. Houve um período em minha vida, como quando Jean, minha esposa e eu, estávamos juntos pela primeira vez. Não éramos casados e não tínhamos filhos. Eu era o que se poderia chamar de *hippie de barco*. Jean e eu estávamos com vinte e poucos anos na época. Nós nos conhecemos num clube de vela na Nova Zelândia e fomos embora juntos. Nós dois tínhamos interesse em velejar e compramos um barco juntos. Navegamos pelo Pacífico por três anos. Um estilo de vida fantástico.

Os tipos *itálico* e **negrito** podem ser usados com moderação no documento escrito para dar ao leitor uma noção de onde o paciente colocou a ênfase, por exemplo, "coisas" e "hippie de barco". O itálico implica uma ênfase suave, enquanto o negrito implica uma ênfase forte. As palavras "como quando" não seriam usadas num estilo mais formal de falar, mas fazem parte do estilo particular de Dave e tornam a sua voz distinta.

Conhecemos pessoas nas Ilhas Salomão, em especial, que eram simplesmente maravilhosas. Acho que as outras pessoas aqui na Nova Zelândia, que me conhecem, não entendem muito bem como foi esse período da minha vida. Uma imagem daquela época que me vem à mente é a de um vilarejo e das pessoas que moravam lá. Era quase como entrar numa exposição sobre a Polinésia no museu de Auckland. As pessoas se vestiam muito pouco, exceto pela tradicional saia de capim. Moravam em casas de palha. Era um estilo de vida de subsistência de terceiro mundo, mas seus valores me pareceram, na época, simplesmente fantásticos. Tive o privilégio de fazer parte da comunidade deles. Eu me sentia parte da comunidade deles. Tive o privilégio de eles matarem um porco para mim. Sei que isso parece horrível, mas é um verdadeiro privilégio, matar um porco. É uma grande coisa. Instalei poços para eles – bem, não o fiz pessoalmente, mas lhes dei muitos conselhos. Ajudei a melhorar o abastecimento de água criando uma torneira, apenas uma torneira, porque as mulheres carregavam vasilhas de água durante muitas horas do dia. Construí piscinas, mas essa torneira era muito mais útil do que uma piscina. A história da torneira e a ajuda para instalar o abastecimento de água são importantes.

Do começo ao fim

Algumas palavras na transcrição original podem não estar claras – por exemplo, as Ilhas Salomão foram originalmente transcritas como "Ilhas Saltzman"; é importante obter o nome e a grafia corretos.

Falar sobre essa época é emocionante para mim porque foi uma época muito feliz, simples e sem complicações. Gostaria que mais momentos de minha vida pudessem ser assim. Minha vida se tornou mais complexa quando comecei o negócio de paisagismo e a empregar pessoas.

Outra imagem que me vem à mente nessa época é a de ser pego numa tempestade difícil. Não era uma ameaça à vida, mas era desagradável e muito incerta, porque era antes do GPS. Eu estava navegando utilizando um sextante, o que é uma arte perdida hoje em dia. Sabia que havia correntes e recifes ao redor, mas não tinha de onde, e estava preocupado com isso. Que lugar! Eu sabia o básico, mas estava preocupado, porque você tem a possibilidade de ir de encontro a um recife.

Estávamos apenas tentando manter a posição e evitar a possibilidade de encontrar um recife. Naquele momento, já estávamos no mar há alguns dias e eu estava exausto, cheio de sal e muito preocupado. Lá estava eu, num barco de 10 metros em condições de navegar, quando vi no mar um pequeno barco, algo que poderia ter saído do Museu de Auckland, com a vela tecida de forma plana. Eram duas pessoas que estavam pescando num barco parecido com uma canoa e eles nos viram. Tenho certeza de que estavam pensando: "Gente, o que vocês estão fazendo aí?" Quando subiram a bordo, eles se amarraram a mim e me mostraram uma passagem pelo recife. Ambos eram moradores nativos e sabiam onde ficava a passagem. Essas duas pessoas me salvaram! Que alívio! Essas pessoas me guiaram até um ancoradouro absolutamente lindo, com proteção de 360 graus. É isso que se deseja: proteção de 360 graus contra a tempestade lá fora. Foi espetacular.

As palavras de Dave na página 126 da transcrição original foram adicionadas às que ele compartilhou no início da entrevista; elas se encaixam cronologicamente, melhoram a imagem que ele está descrevendo e ajudam a transcrição a ser lida como prosa, em vez de diálogo. A conversa nas páginas 126 e 127 foi condensada, eliminando as palavras do terapeuta.

Dr. C.: Há outros momentos especiais sobre os quais você gostaria de falar?

Dave: A maioria dos momentos tem a ver com atividades ao ar livre, porque acho que foi onde tive os melhores momentos. No início, eu estava envolvido com a *Outward Bound Association*. Fui para lá quando era criança e agora faço parte da *All Boys Association*. Quando eu era mais jovem, com cerca de 18 anos, eu escalava montanhas e navegava em corredeiras. Esses tempos foram uma parte muito significativa de minha vida, em termos de interesse por atividades ao ar livre.

O interesse por atividades ao ar livre surgiu antes disso, com meu pai. Fui criado numa comunidade rural e agrícola, que hoje é quase parte de Auckland. Meu pai era fazendeiro, portanto, a agricultura e o ar livre faziam parte da minha vida. Curiosamente, o que mais me lembro não é da fazenda, na verdade. É caminhar até a beira de um campo de golfe, tentando andar atrás de papai, porque ele era um grande jogador de golfe. Na época, eu tinha cerca de quatro anos de idade e tentava ser um *caddy*! Havia muitos pinheiros grandes e antigos naquele campo de golfe. Desde então, adoro o cheiro de pinheiro. Provavelmente essa foi outra parte fundamental de meu interesse por atividades ao ar livre.

Dr. C.: Há outras lembranças importantes, Dave?

As informações demográficas fornecidas no início da entrevista, referentes aos nomes e idades dos filhos, foram adicionadas à seção a seguir, onde Dave fala sobre sua família.

Dave: Tenho três filhos. Amy tem 18 anos, Kate tem 21 e Will tem 24. Só o fato de ter filhos já foi uma experiência muito surpreendente. Primeiro eu era um jovem adolescente e logo depois tinha minha própria família! Eu tinha irmãos e irmãs, então estava acostumado com a ideia de família, mas *minha própria* família era uma ideia fantástica. Na época em que o Will nasceu, a empresa estava indo bem e a vida não era muito difícil, portanto, ter um menino foi ótimo. No entanto, as coisas ficaram mais difíceis com ele. Quando pequeno, Will era maravilhoso e, como bebê recém-nascido, era lindo. Nunca me esquecerei: nosso primeiro bebê. Ele era lindo e tinha cabelos loiros. Ele era a luz de nossas vidas.

Na transcrição não editada, Dave disse: "Primeiro, você é um jovem adolescente que, quero dizer, eu tinha irmãos e irmãs e tudo mais, então estava acostumado com a ideia de família. E, depois, minha própria família; isso foi fantástico". Para facilitar a leitura da narrativa, a frase foi reorganizada da seguinte forma: "Primeiro eu era um jovem adolescente e logo depois tinha minha própria família!"

Falar sobre Will e sobre questões pessoais foi provavelmente o que mais me desafiou quando pensei em participar desta entrevista. Não tem sido fácil ultimamente. Ele está em Paris. Eu esperava que ele já tivesse voltado. As coisas têm sido difíceis entre nós há alguns anos, pelo menos, desde que ele abandonou a universidade.

Dr. C.: Há alguma coisa que você gostaria de dizer ao Will?

Dave: Desculpe-me por ter sido um idiota, o que eu fui e, às vezes, fui um babaca. Eu era uma figura paterna autoritária, numa época em que ele não precisava desse tipo de coisa. Há alguns anos, eu disse que não pagaria pelas coisas que ele queria. Eu estava disposto a pagar pela universidade dele, mas não estava disposto a pagar por outras coisas.

As palavras "idiota" e "babaca" podem soar chocantes, no entanto, são as palavras que Dave escolheu e usou. Quando Dave ouvir ou ler o documento editado em sua totalidade, ele terá a oportunidade de remover essas palavras, se assim o desejar. No entanto, elas não fazem parte de uma "história feia", pois não serão interpretadas como agressivas, mas ajudam a articular um pedido de desculpas claro e sincero.

Ele fez muitas coisas ao ar livre enquanto crescia. Ele é um ótimo esquiador, mas se afastou dessa atividade. Eu sempre senti que o pressionava um pouco. Isso foi um erro. Certamente ele adorava andar de caiaque e coisas do gênero, mas acabou se afastando. Ele queria se tornar um artista de rua, basicamente um palhaço. É isso que ele está fazendo na escola de mímica Jacques Lacoq, em Paris. Ele mesmo está pagando por ela. Ele era bom em matemática, e eu pensei que a topografia seria uma ótima carreira para ele.

Eu ainda o amo, mesmo que ele venha a ser um palhaço. Ele é um cômico nato, mas agora vai tentar fazer carreira com isso. Puxa! Eu estou tentando. Uma carreira como palhaço!

Eu nunca consegui entender isso. Mas acho que agora está fazendo mais sentido. Eu estava pensando nele quando falei sobre as pessoas nas Ilhas Salomão. Há uma conexão. Eles não teriam se importado se algum de seus filhos quisesse ser palhaço, embora ainda tivesse que comer, é claro. Mas a simplicidade, suponho, nas escolhas que essas pessoas fizeram é semelhante à simplicidade da escolha que Will está fazendo. Acho que já entendi isso. Gostaria de dizer a ele que entendo sua escolha.

Essas palavras sobre Will foram combinadas na narrativa da página 127-131 e da página 137.

O diálogo diz: "Mas eles, a simplicidade, suponho, das escolhas que essas pessoas têm, é semelhante à simplicidade da escolha que Will está fazendo". Uma pequena revisão torna a frase muito mais fácil de ler e entender. "Mas a simplicidade, suponho, nas escolhas que essas pessoas fizeram é semelhante à simplicidade da escolha que Will está fazendo."

Dr. C.: Você pode falar sobre as lembranças que tem de suas filhas?

Dave: Foi igualmente emocionante quando Kate e Amy vieram ao mundo. Eu adorei ser pai. Foi muito melhor do que velejar! Além disso, é mais desafiador. As meninas são ótimas. A Kate está na universidade e provavelmente vai se dedicar à pedagogia e depois lecionar, como a mãe dela. Amy é boa na escola e em Ciências. Ela está pensando em fazer fisioterapia no próximo ano.

Dr. C.: Há outros momentos importantes que você acrescentaria aos que já compartilhou?

Dave: Casar-me com Jean. Ela tem sido ótima. Jamais quis ser casado com outra pessoa. Eu disse isso a ela, e ela sabe disso. A imagem do dia em que nos casamos – é fundamental. Foi novamente ao ar livre num barco. Quando penso em nossa lua de mel, penso no nosso barco. Jean tinha 25 anos e eu tinha 26.

Depois, seria a construção nossa casa. A construção de nossa primeira casa e, em seguida, a construção da segunda casa. Estou cansado de reformar casas! Hoje em dia, não fazemos mais isso. Mas foram ótimos momentos. Cobertos de tinta e cimento, reformando casas. Houve outros momentos realmente importantes com as crianças também.

Dr. C.: Existem coisas que você realizou em sua vida que foram importantes para você, Dave?

Dave: A empresa é algo de que me orgulho. Tem sido muito importante, porque nos ajudou em nosso padrão de vida. Tivemos uma boa vida e, graças a Deus, tenho um excelente parceiro de negócios, Wayne. Ele pode assumir o controle da empresa e mantê-la funcionando. É uma empresa muito boa, num setor em que há riscos. Fazemos um trabalho de boa qualidade e não construímos nada que desabe. Tudo o que construímos dura. Isso é algo de que realmente me orgulho. Posso dirigir por esta cidade e ver jardins que ainda existirão por mais 50, talvez 100 anos. E eles são bem projetados para se adaptarem ao ambiente. Não são lugares grandes e desagradáveis que não parecem apropriados para o espaço em que estão. Não sou realmente um "ecológico", mas acho que de certa forma sou!

No diálogo não editado, o entrevistador faz um comentário resumido: "Então você também se orgulha muito da qualidade e da robustez do seu trabalho". Embora Dave não diga especificamente "O negócio é algo de que me orgulho", ele confirma a declaração do terapeuta de várias maneiras. "Tudo o que construímos dura"; "E eles são bem projetados para se adaptarem ao ambiente. Não são lugares grandes e desagradáveis que não parecem apropriados para o espaço em que se encontram", ambos exemplificam seu orgulho. Não com frequência, mas ocasionalmente, o editor pode incorporar algo dito pelo entrevistador – e claramente confirmado pelo paciente – se isso parecer particularmente importante e não for mencionado em outro lugar com as próprias palavras do paciente.

Também tenho orgulho do trabalho que faço na Outward Bound Association. É uma associação maravilhosa para jovens, porque hoje em dia, cada vez mais, eles estão ajudando crianças carentes a lidar com suas situações. É um lugar importante para mim, porque eu ia lá quando era jovem. Na minha época, era preciso ter alguma grana para ir ao clube, mas hoje em dia muitas pessoas que não têm muita grana vão lá. Estou ajudando a manter o local funcionando com os eventos de arrecadação de fundos e reuniões de comitês. Está indo bem e espero que continue assim, porque ajuda muitas pessoas hoje em dia. Acho que isso faz com que as pessoas tomem novos rumos.

O uso de coloquialismos (por exemplo, "grana") nem sempre precisa ser eliminado, pois eles podem ajudar a captar a voz autêntica e distinta do orador.

Tenho sido um bom pai. Sempre gostei muito do papel de ser pai nos bastidores sem tentar gritar muito. Incentivei as crianças e sempre estive ao lado delas, tentando reservar um tempo para elas. É difícil quando você está administrando uma empresa e é muito tentador dizer: "Ah, tenho uma reunião, não posso ir para esse jogo". Mas tentei ir para o jogo e adiar a reunião. Fiz isso muitas vezes. Acho que ser um bom pai significa atender às necessidades das crianças e dedicar tempo. Acho que os pais muitas vezes cometem o erro de não passar tempo com os filhos, só porque acham que a reunião é mais importante do que o tempo de torcer, dizendo: "Corra, Amy, corra!". A propósito, Amy é uma boa corredora! Isso – passar tempo juntos – é o que mais me orgulha, porque não é algo fácil de fazer quando se está ocupado. Sempre fomos uma família ativa. Eu mencionei o clube de esqui. Eu não sou um grande esquiador, mas meus filhos são bons. Esses tipos de experiências são importantes, como as experiências de férias e aniversários com seus filhos. Há tantas coisas boas que fizemos e bons momentos que tivemos.

Embora o entrevistador tenha feito várias perguntas sobre realizações e conexões importantes nas três páginas anteriores do diálogo, não é necessário incluir a voz do entrevistador repetindo todas elas.

Embora algumas pessoas possam deixar de lado a frase "A propósito, Amy é uma boa corredora", o editor achou que ela acrescentou um toque agradável e bastante divertido ao documento.

Dr. C.: Há alguma coisa que você gostaria de dizer ou repetir para as pessoas que são importantes na sua vida?

Dave: Há tantas pessoas a quem nunca agradeci. Eu estava muito ocupado. Na verdade, nunca agradeci o suficiente às pessoas. Meus pais se foram, mas tenho um irmão mais velho, Bill, que continuou administrando a fazenda. Nunca agradeci a ele, porque, para ser sincero, a fazenda me ajudou muito nos primeiros tempos. Na verdade, acho que ele não queria ficar na fazenda. Nenhum de nós o fez. Mas ele era leal ao nosso velho e ficou. Acho que lhe devo agradecimentos, pois ele me ajudou no início de minha vida. Eu meio que sumi de vista naqueles dias, aqueles dias *hippies*, enquanto ele mantinha a fazenda em funcionamento. Acho que, no fundo, ele não sabia se era isso que ele queria. Acho que ele tinha um pouco de inveja pelo fato de eu ter ido embora e ele ter ficado.

Também tenho duas irmãs. Nunca agradeci o apoio delas. Linda, minha irmã mais velha, me ensinou muito sobre a importância de respeitar as outras pessoas. Ela é uma pessoa muito, muito boa. Linda é assistente social e está sempre preocupada com os outros. Ela me ensinou a ser menos egoísta do que eu poderia ser. Minha irmã mais nova, Patricia ou Pat, é adorável. Nós a chamamos de "Poochie". Ela é a irmãzinha favorita. Ela sempre me faz rir. Poochie sempre gostou de teatro, e talvez seja para ela que Will tenha puxado. Talvez seja de família, através dela.

Sempre amei minha família do meu jeito engraçado de neozelandês, mas nem sempre fui capaz de dizer isso. É diferente com Jean. Sempre fui capaz de dizer a ela que a amava, mas não ao resto da minha família. Nunca consegui dizer isso ao meu irmão ou às minhas irmãs. De alguma forma, tem sido mais fácil com as meninas, mas não com o Will.

As palavras do entrevistador: "Eu ouvi você mencionar isso antes e ouvi você dizer a eles que os ama" não são usadas. Em vez disso, as palavras do participante, "Eu sempre os amei do meu jeito engraçado" são muito mais autenticamente "Dave".

> **Entrevistador:** Dave, há algum conselho ou instrução que você gostaria de deixar para sua família, para ajudá-los de alguma forma com o que está por vir?
>
> **Dave:** Reserve tempo para as outras pessoas. Viva cada dia como se fosse o último. Faça com que os dias valham a pena, realmente valham a pena. A vida pode ser curta. As pessoas nas Ilhas Salomão não tinham nada, e era assim que viviam. Suponho que seja uma espécie de ditado bíblico, mas faça às outras pessoas o que você faria a si mesmo.

Isso certamente proporciona um final adequado e digno. Os finais apropriados podem ser encontrados em qualquer parte da transcrição. No entanto, elas geralmente aparecem no final da entrevista, depois que as perguntas sobre "palavras de recomendação" e "desejos ou sonhos".

Dave diz na transcrição: "Realmente faça com que eles valham a pena. Sim. E digo isso especialmente para o Will". O editor não incluiu essa frase específica; ela pode ser discutida posteriormente com Dave, para ver se ele de fato queria que ela fosse incluída, ou se achava que poderia ser prejudicial para Will ler e talvez não entender o contexto.

Observe em todo o documento final editado que a gramática e a pontuação não são totalmente perfeitas ou formais. O objetivo da edição é tentar captar a forma como o participante usa a fala e a linguagem. Observe também que a transcrição original de dezenove páginas é agora um documento de sete páginas. No entanto, ele é lido de forma muito mais clara e coerente e, ao longo de todo o texto, de forma tão transparente e autenticamente "Dave".

TERAPIA DA DIGNIDADE DO BILL

Bill é um senhor de 69 anos com câncer em estágio terminal. Disseram-lhe, e ele entendeu, que lhe restam apenas alguns meses de vida. Ele e sua esposa,

Janet, estão casados há quarenta e cinco anos e têm três filhos: Donna, 45 anos, Ed, 42 anos, e David, 40. Ele tem cinco netos, incluindo Cole, de 18 meses, Jack, de 5 anos, Lindsay, de 11 anos, Dorie, de 13 anos, e Samantha, de 18 anos. Até ficar doente, Bill trabalhava como contador.

(Esta entrevista foi realizada na primavera de 2010, no primeiro Simpósio Internacional de Terapia da Dignidade, realizado em Winnipeg, Canadá)

(Gravador ligado)

Dr. Chochinov: OK, Bill. Talvez possamos começar com você me contando um pouco sobre sua vida. Principalmente as coisas que você considera importantes ou que gostaria que fossem conhecidas pela sua família.

Bill: Bem, eu acho que uma pessoa olha para trás em sua vida quando é confrontada com tudo isso.

Dr. C.: Hmm.

Bill: Não tenho certeza do tipo de vida empolgante que deixei de ter, mas, quero dizer, trabalhei em contabilidade por vários anos e depois fui para uma consultoria, com minha própria empresa, esse tipo de coisa. E…

Nesse ponto inicial da entrevista, foi importante nos orientar sobre a cronologia da história de Bill. Portanto, a seguinte pergunta foi feita.

Dr. C.: Quantos anos você tinha quando começou a trabalhar com contabilidade?

Bill: Ah, isso foi logo depois da escola, sabe? Sim, eu tinha cerca de 20 anos, acho, quando entrei para a contabilidade. É isso.

Dr. C.: Então, aos 20 anos, você já havia concluído seu curso de contador.

Bill: Fiz um curso e me tornei contador e, na época em que me casei, já era contador, eu era um contador.

Dr. C.: E quantos anos você tinha quando se casou?

Bill: Tinha 24.

Dr. C.: Então esse foi um momento muito importante em sua vida, encontrar uma profissão e se casar.

Bill: Sim. Não foi algo que planejamos. Isso é certo. Simplesmente acontece, sabe? Quando se é jovem, não se pensa muito no futuro. É só o que se está fazendo agora.

Dr. C.: Entendo.

Bill: E, sim, quando nos casamos, foi a coisa mais importante que aconteceu para mim naquela fase da minha carreira. O resto foram os filhos. Eles seriam a próxima coisa.

Dr. C.: Claro que sim.

Bill: Hmm, hmm, hmm, isso tinha algum tipo de significado. A contabilidade não é uma carreira muito empolgante. É carregar papel por aí.

Dr. C.: Mas Janet era mais empolgante.

Bill: Bem, eu tive um pouco de sorte com ela, sabe, porque ela acompanhou meus sonhos e minhas buscas.

Dr. C.: Hmm.

Bill: E isso, não sei, imagine que tivemos, nós tivemos a Donna logo de cara.

As respostas um tanto vagas e abrangentes fornecidas por Bill não são atípicas para alguém que não está se sentindo bem e tem pouca energia. Grandes trechos de história são apresentados de forma extremamente breve e sem descrições. Nesse ponto, as perguntas focam em obter detalhes sobre questões importantes.

Dr. C.: Talvez possamos voltar um pouco. Você estava falando sobre como conheceu a Janet, e eu gostaria de saber se pode me contar como isso aconteceu?

Bill: Bem, na verdade, nós pertencíamos à mesma igreja. Foi assim que nos conhecemos, e foi em diferentes eventos sociais na igreja que começamos a nos encontrar. A andar juntos.

Dr. C.: Certo.

Bill: E a primeira vez que saí com ela, na verdade, convidei ela e outra garota ao mesmo tempo (*risos*) para uma festa.

Dr. C.: Isso parece divertido.

Bill: Sim, foi divertido, ah, ah, mas terminou que a outra garota não gostou muito disso, ah, mas a Janet estava lá (*risos*), e, basicamente, começamos a sair juntos.

Como Bill acabou de mencionar que conheceu sua esposa, a metáfora da fotografia foi uma forma de incentivá-lo a fornecer mais detalhes ou outras histórias relacionadas.

Dr. C.: Bill, vamos imaginar que você e eu estamos olhando um álbum de fotografias de sua vida e que você acabou de abrir o álbum numa página com uma foto chamada "encontro com Janet". Pode me dizer como é essa fotografia?

Bill: Eu me lembro de tentar beijá-la. Isso foi, sim, isso foi, uh, isso foi uma coisa muito importante para mim (*risos*).

Dr. C.: Você estava nervoso, estava com medo?

Bill: Não. Não, não naquele momento. Eu só queria beijar. (*risos*) Eu tinha de pensar se, você sabe, eu poderia levar isso para outra etapa. Mas começamos a sair juntos, quando eu a levava para casa, estacionávamos do lado de fora da casa dela e, é claro, ficávamos nos beijando, até que a mãe dela apertava o interruptor. Era hora de entrar, você sabe, isso é o que eu me lembro.

Dr. C.: Parece que havia uma conexão entre vocês dois. O que havia na Janet que o fez "se ver como alguém de sorte"?

Bill: Hmm, acho que foi encontrar alguém, hã, que eu nunca tive na minha vida, hmm, na minha vida, sabe? Foi encontrar alguém que estava faltando.

Dr. C.: E você tinha como saber que ela era a peça que faltava, que era alguém que poderia preencher esse espaço?

Observe como o terapeuta usa a linguagem do paciente, mostrando assim que ele é um ouvinte atento e está em sintonia com a história de Bill.

Bill: Eu não sabia disso na época… Hmm, quero dizer, na verdade, hã, era apenas uma grande atração. Quero dizer, eu não analisei dessa forma. Hmm, mas, olhando para trás, eu não sabia que havia algo faltando em minha vida e ela certamente preencheu esse vazio.

Dr. C.: E você se lembra de como chegou à conclusão de que ela seria a parceira da sua vida?

Bill: Bem, entenda, hã, não foi um interruptor que apertei, hã… que mudou e eu disse: "É isso".

Dr. C.: Sim.

Bill: Não foi isso; foi apenas algo como se estivéssemos andando por aí e, de repente, foi como, bem, vamos nos casar.

Dr. C.: Hmm.

Bill: Então, e, hmm, hmm, hmm, oh, oh, você sabe que conversávamos sobre filhos e coisas assim, hã… mas não foi uma lâmpada que se acendeu. Foi apenas algo que desenvolvemos juntos. Foi isso, e tem sido basicamente assim desde então.

Dr. C.: Vocês continuam a crescer juntos.

Bill: Sim. Sim. Não que ela não quisesse me dar uma surra de vez em quando, mas, sabe, mesmo assim, ela era hum. Foi basicamente isso que aconteceu, sim. Eu, eu, eu.... não entendo as pessoas quando elas dizem, tipo, amor à primeira vista e todas essas coisas. Com certeza não foi o meu caso. Mas é como se eu nunca tivesse ficado sem ela.

Dr. C.: Talvez eu já tenha perguntado isso, mas havia coisas sobre a Janet que o atraíram? Talvez algo no modo de ser dela?

Novamente, o terapeuta está tentando obter mais detalhes sobre as lembranças de Bill sobre Janet e o relacionamento inicial entre eles.

Bill: Bem, somos opostos. Sabe como é?

Dr. C.: (*risos*) Às vezes, eles se combinam muito bem.

Bill: Sua personalidade, além de ser muito, querer ser muito organizada e...

Dr. C.: Certo.

Bill: E cuidar das coisas, e esse tipo de coisa. Mas sua personalidade, hã... era risonha, e eu me lembro que era, hã... e toda sua família era do mesmo jeito. Toda a família dela. Ela era a mais velha de oito filhos e morava numa casa pequena, mas era uma alegria ir à sua casa. Era divertido. Sempre foi. E ela, ela tinha isso, ela puxou esse jeito.

Dr. C.: Certo.

Bill: E isso é mais ou menos... além de sua mãe cozinhar bem, que é a outra, a outra coisa era sua personalidade.

Dr. C.: Certo. Quando você fala sobre aquela casa pequena e sobre a alegria, sinto que sua mente o leva de volta àquele lugar, que talvez você consiga imaginar como era estar lá naqueles momentos divertidos.

Bill: Bem, sim, porque era uma família muito diferente da minha.

Dr. C.: Então, se você se lembrar dessa época, há alguma imagem ou foto em particular que você se pega olhando... estando na casa da Janet, cheia de risos?

Bill: Penso que estou na cozinha.

Dr. C.: A cozinha.

Bill: Isso.

Dr. C.: O que você está vendo? O que está acontecendo?

Bill: Todos reunidos ali.

Dr. C.: Qual é a ocasião?

Bill: Não importa. Em todas as ocasiões, todo mundo acabava na cozinha.

Dr. C.: Certo.

Bill: Então, quando você tem uma família tão grande, que fica junta na cozinha, rindo, é disso que me lembro.

Dr. C.: Certo.

Bill: Sim.

Dr. C.: Portanto, não é uma ocasião específica, mas todas as ocasiões.

Bill: Sim. Eu me lembro dos jantares de domingo. Sempre íamos lá para o jantar de domingo.

Dr. C.: E como era isso?

Bill: Mais uma vez, era sempre todo mundo amontoado naquela cozinha, rindo e se divertindo.

Dr. C.: E do que vocês estavam rindo?

Bill: Qualquer coisa. Qualquer coisa e tudo mais. Tudo e mais alguma coisa. E foi… a mãe dela morreu de câncer e, hmm, hmm, ih, o, é uma coisa que eu disse no funeral, eu sempre me lembro da casa com risadas. Hmm. E isso eu ainda faço, a casa ainda está lá. O pai dela ainda mora na casa. Eu, essa é a maneira como aquela casa é lembrada. Com risadas.

Dr. C.: Parece que há muitas lembranças bonitas lá.

Bill: Naquela casa havia, sim.

Como Bill iniciou sua Terapia da Dignidade relembrando momentos que remontam aos seus 20 anos, o terapeuta, nesse momento, tenta explorar se há lembranças anteriores que ele gostaria de abordar.

Dr. C.: Sim. Voltando algumas páginas nesse álbum, você mencionou que sua vida era muito diferente da vida de Janet. Há algumas lembranças ou fotografias anteriores que você e eu possamos ver?

Bill: Bem, minha criação não foi a mais feliz das criações, então as lembranças que tenho são curtas. Principalmente porque as outras lembranças eu não fico remoendo, sabe, então eu me lembro de coisas como o carro velho, na verdade um Ford Modelo T. Eu me lembro disso. Agora ele está com meu irmão.

Dr. C.: (*risos*) Quantos anos você tinha nessa lembrança?

Bill: Oh, eu era apenas um garoto. Eu tinha dez, doze anos de idade.

Dr. C.: E você se lembra bem do carro?

Bill: Eu me lembro do carro. Lembro-me de dois carros.

Essa é uma oportunidade perfeita para fazer com que Bill se envolva numa memória, convidando-o a relatar o máximo de detalhes possível.

Dr. C.: Fale-me sobre eles. Do que você se lembra?

Bill: Bem, eu me lembro dos meus irmãos. Eles foram juntos e compraram, ah, o carro, o primeiro carro. Hmm... Tínhamos um campo ao lado de nossa casa e eles costumavam estacionar o carro no campo e ficavam parados como um bando de pavões, sabe? Sabe, se exibindo porque tinham um carro.

Dr. C.: (*risos*)

Bill: Mas eles, eu me lembro deles. Posso vê-los, parados ali, sabe, meus irmãos mais velhos. Eu era o mais novo de cinco irmãos, cinco meninos. He, he, he, e eles, eles apenas, há coisas assim, nas coisas ao redor do campo. Há, onde costumávamos jogar bola no campo, esse tipo de coisa. Esse tipo de coisas de que me lembro. Eu me lembro do meu cachorro.

Dr. C.: Qual era o nome do seu cachorro?

Bill: Skippy. Sim. Ele era um *cocker spaniel*. Sabe como é... Eu nem sequer acho que aquele cachorro... foi o primeiro cachorro realmente nosso. Era dos nossos vizinhos, mas nós o herdamos.

Dr. C.: Certo.

Bill: Nós o roubamos. (*risos*)

Dr. C.: (*risos*)

Bill: E eu tinha outro cachorro, o Prince, que era um cruzamento entre um *setter* irlandês e um labrador preto. Esse era meu amigo. Sabe como é. E eles tiveram de, depois que nos casamos, tiveram que sacrificar o cachorro.

Dr. C.: Hmm.

Bill: Sim, foi como o fim de uma era para mim e o início de uma nova, sabe?

O terapeuta não quer dar pouca importância à infância de Bill, evitando-a completamente (tendo em vista que Bill disse que essa foi uma época infeliz em sua vida). Portanto, o comentário a seguir é importante, pois oferece a Bill uma escolha sobre como ele pode proceder.

Dr. C.: Claro que sim. Bill, você sugeriu que há muitas coisas sobre esses primeiros anos – e essas primeiras fotografias – sobre as quais você não quer falar. E acho que já lhe disse hoje que isso precisa ser sobre você. Portanto, se há coisas que você preferiria não abordar, não é necessário. Mas se houver coisas que você queira contar ou que considere importante compartilhar, este é o momento de fazê-lo.

Bill: Bem, é que eu vim de uma família muito diferente daquela da Janet. Uma família totalmente disfuncional em muitos aspectos e não muito feliz.

Dr. C.: Hmm.

Bill: E acho que talvez o fato de querer me casar tenha sido em parte uma fuga disso, embora eu tivesse 24 anos, na época eu ainda morava em casa, embora não gostasse de morar lá.

Dr. C.: Então, encontrar a Janet foi realmente um ponto de virada para você.

Bill: Totalmente diferente. Totalmente. Um mundo totalmente diferente. E por mais que todos tenham coexistido, sabe, agora mesmo não sei onde está metade dos meus irmãos e esse tipo de coisa. Então, tem sido uma separação de muitos anos. Isso remonta a quando você era jovem, sabe?

Dr. C.: Sim. Parece que estamos tocando uma área de muita dor.

Um comentário como esse reconhece a dor anterior de Bill, aumentando ainda mais a conexão empática terapêutica. Embora outras abordagens psicoterapêuticas possam explorar as origens dessa dor e suas várias consequências, a Terapia da Dignidade permite que os pacientes incluam apenas as lembranças e recordações que desejam compartilhar com os outros. Isso não quer dizer que um psicoterapeuta não possa revisitar essas questões num momento posterior, mas isso não faz parte da agenda da Terapia da Dignidade.

Bill: Sim. E é lamentável que isso tenha pautado minha vida, em muitos aspectos.

Dr. C.: Hmm.

Bill: Demorei muito tempo para superar isso, superar [ ]. É como quando você é criado num ambiente e isso, isso, isso, algumas coisas grudam em você e é difícil se livrar delas.

Dr. C.: Aham.

Bill: E isso levou muito tempo e, sabe como é, isso afetou muito meus relacionamentos, entende?

Dr. C.: Até seu casamento, ou continuou a contaminar outros?

Bill: Continuou. Continuou. Sim. Tive de superar muitas coisas diferentes. Primeiro, tive de perceber que não conseguiria superá-las. Elas ditavam minha vida.

Dr. C.: Bill, hoje o dia precisa ser sobre você. Sinto que essas lembranças e detalhes são dolorosos para você. Mas você é capaz de dizer o que Janet e seu casamento o ajudaram a conquistar?

Esse comentário permite que o terapeuta, mais uma vez, toque na dor de Bill (e não a despreze), ao mesmo tempo em que se volta para a agenda da generatividade e para os pensamentos de Bill sobre Janet e o casamento deles.

Bill: Acho que a principal coisa, no casamento, com os filhos, hã... e tudo o mais, é que comecei a aprender a amar. E acho que isso foi uma grande realização para mim, que eu nem sabia, que me faltava, sabe. É fácil dizer "eu te amo", outra coisa é viver com isso.

Dr. C.: Sim.

Bill: E acho que isso é o mais importante.

Dr. C.: E você começou a aprender se conectando com sua esposa e, pouco tempo depois, os filhos entraram em cena, começando por Donna.

Ao introduzir as crianças, o terapeuta está tentando avançar cronologicamente a entrevista e, ao mesmo tempo, está atento a fatos importantes relacionados à agenda da generatividade.

Bill: Aham. É isso, sim.

Dr. C.: Por que não compartilha comigo algumas dessas lembranças, lembranças da paternidade e de ser um marido jovem, e como foi aprender a amar?

Bill: Bem, he, he... as crianças não olham para você no sentido de que estão vendo seus defeitos. Elas o veem como o papai, como o salvador da pátria, o que não é totalmente verdade, mas elas olham para você, para você, de uma forma diferente. Portanto, elas não se importam com seus problemas. He, he... É o que você está lhes dando em termos de honestidade, porque tudo o que conseguem ser é honestas.

Dr. C.: Sim.

Bill: Até uma certa idade. Mas elas, elas simplesmente não, elas não fazem joguinhos quando são pequenas.

Dr. C.: Sim.

Bill: Elas são apenas abertas e honestas, hã, e, sim, você não pode deixar de abraçá-las e é aí que entra a parte do amor. Quero dizer, você atravessaria uma parede por seus filhos. Não há dúvida quanto a isso.

Dr. C.: Sim... compartilhe uma foto comigo.

Bill: Aham.

Dr. C.: Leve-me de volta a algumas dessas lembranças que devem estar surgindo; você sabe, como um marido jovem, descobrindo novos sentimentos, filhos em sua vida. Leve-me de volta a uma ou duas fotos.

Bill: Comprando nossa primeira casa.

Dr. C.: O que você vê? Onde você está? Quem está na fotografia?

Bill: Hmm. (*risos*) A primeira é, nós dois coçando a cabeça.

Dr. C.: Você e a Janet.

Bill: Sim.

Dr. C.: OK. Vocês dois estão coçando a cabeça.

Bill: Sim, porque, uau, vamos comprar uma casa. Ela vai custar 13 mil dólares. Ah, hmm, uau. Como resolver isso? Como vamos conseguir o dinheiro para isso. Mas conseguimos. Sim, hmm.

Dr. C.: Presumo que suas habilidades contábeis tenham ajudado. (*leve risada*)

Bill: Bem, talvez (*risos*)

Dr. C.: (*risos*)

Bill: Mas foi a compra da primeira casa e, mais uma vez, pode parecer bobagem, mas alguns dos melhores momentos que passamos naquela casa foram as melhores festas que tivemos. Convidávamos as famílias e todo mundo. Fizemos algumas festas temáticas bem loucas, sim. Hmm.

Dr. C.: Vamos falar de suas festas mais loucas.

Bill: Fizemos uma, como a chamamos? Nós a chamamos de festa de Natal de julho, realizada em janeiro. E todos tinham de vir no meio do inverno.

Dr. C.: Certo.

Bill: Vestidos com, sabe, com roupa de verão. E eles tinham, nós, nós tínhamos uma piscina da Barbie, uma piscina infantil da Barbie. Nós a montamos na sala de estar e colocamos peixes dourados nela. Tínhamos mosquitos, insetos e moscas também, e todos tinham de vir com uma cadeira de jardim, e todos vieram e ocuparam toda a casa, e essa foi uma das melhores festas que já tivemos.

Dr. C.: As crianças estavam por perto?

Bill: Ah, sim. Todo mundo. As famílias. Todas as famílias. Toda a família da Janet e meus irmãos naquela vez vieram para cá. Todo mundo.

Dr. C.: E as crianças, estão todas no local? Quem teria nascido e qual seria a idade deles?

Bill: Nossos filhos e os dos irmãos e irmãs da Janet, hmm, hmm, têm a mesma idade, com poucos meses de diferença entre eles.

Dr. C.: Certo.

Bill: Então, todos eles se divertiam.

Dr. C.: Todos os primos.

Bill: Todos os primos e hmm, você sabe, os sobrinhos, hã, e os meus filhos eram chamados de tios, e há uma diferença de dois meses entre alguns deles. Portanto, esse é o tipo de família que se formou.

Dr. C.: Certo. Então, quando você pensa nessa festa, Donna, que agora tem 45 anos, teria...

Bill: Ela teria, hmm, bem, provavelmente uns 10 anos.

Dr. C.: OK.

Bill: Sim.

Dr. C.: Então, Ed teria cerca de 7 anos e David cerca de 5.

Bill: Sim.

Dr. C.: Isso é só para que eu possa ter uma ideia de quem estava no local naquela época.

Bill: Sim. Sim. Eles estavam, eles estavam, nós apenas, nós nos divertíamos muito e adorávamos nos divertir e Janet se tornou uma excelente cozinheira, como sua mãe.

Dr. C.: Certo.

Bill: E era assim, e esse é o tipo de coisa que quando, quando os eventos aconteciam, era a família que se reunia. Todas as famílias. Com exceção da minha.

Dr. C.: Eu ia dizer que, de certa forma, isso parece tão irônico, porque você veio de um lugar que não tinha muitas conexões familiares felizes.

Bill: Hmm.

Dr. C.: E, no entanto, a maior parte de sua vida adulta foi passada nesse ambiente maravilhoso com uma família amorosa e conexões familiares.

Bill: Sim, e é por isso que eu digo que assim descobri o que era o amor. Hmm.

Dr. C.: Então, ao falar sobre o amor e pensar em avançar pelo seu álbum de fotografias, para onde sua mente o leva em seguida? Que outras lembranças lhe vêm à mente ou outras coisas que gostaria de compartilhar?

Bill: Além de apenas viver, quero dizer, as coisas não eram, hmm, era apenas uma questão de estarmos todos juntos com a família, e isso era, isso era uma grande parte, essa era a coisa mais importante. Depois disso, é claro, foi ter netos, exceto nos anos da adolescência. As crianças, quando passam pela adolescência, é um campo minado que você precisa atravessar.

Neste ponto, dada a sua reticência em partilhar muitas memórias detalhadas, o terapeuta determinou que Bill poderia ter coisas a dizer sobre algumas das questões mais reflexivas e menos biográficas dentro da estrutura da Terapia da Dignidade. Como Bill acabou de mencionar o fato de ter que "trabalhar" no campo minado da criação de adolescentes, este pareceu ser um momento oportuno para perguntar a ele sobre as coisas que aprendeu com a vida.

Dr. C.: Há coisas que tenha aprendido durante esse período ou coisas que tenha descoberto enquanto caminhava pelo campo minado que ache que valha a pena pôr em palavras?

Bill: Aprendi coisas, hmm, sobre mim que eu, eu não sabia que tinha esse tipo de, hmm, capacidade de raciocínio. Quando se está lidando com adolescentes, é muito difícil chegar a isso, há muitas questões nebulosas. É muito fácil dizer "não faça isso" e "não faça aquilo", mas isso não se aplica se eles saírem da casa da família e fizerem o que bem entenderem. Meu único filho, ele era um pouco rebelde.

Dr. C.: Hmm.

Bill: Mas, hmm, a única coisa é que eles nunca. Minha esposa conseguia colocá-lo em seu devido lugar muito rapidamente. He, he. Ele era um garoto crescido, costumava ter seu próprio, hmm. Ele era um tipo de homem muito físico, mas hmm, ela ainda conseguia colocá-lo no seu devido lugar. Mas, comigo, foi mais do que isso. Eu me tornei, não percebi que estava me tornando amigo de meus filhos.

Dr. C.: Hmm.

Bill: Sabe como é.

Dr. C.: Você pode falar mais sobre isso?

Bill: Bem, eu levei a paternidade a sério e você, você, eu sempre tive, hmm, eu não, eu não sou amigo de meus filhos, eu sou pai. Eles podem fazer quantos amigos quiserem.

Dr. C.: Certo.

Bill: Mas eles só terão um pai e, hmm, só percebi isso mais tarde, quando eles ficaram mais velhos, e eles também me olhavam de forma diferente.

Dr. C.: Aham.

Dr. C.: Aham.

Bill: Que estávamos nos tornando amigos durante esse período de tempo e que a amizade não é algo fácil de dizer, você agarra a pessoa e diz sim, vamos ser amigos. Quero dizer, tenho pouquíssimos amigos. Mas meus filhos agora são meus amigos.

Dr. C.: Você disse há pouco que o papel de ser pai era algo que você levava muito a sério.

Bill: Aham.

Dr. C.: Presumo que seja um papel do qual você se orgulha ou que considera muito importante em sua vida.

Bill: Bem, sim, porque, vindo do ambiente que eu, que eu, eu vim, era importante para mim ter a família que eu estava ganhando, não a que eu já tinha. Foi importante para mim.

Dr. C.: Então, como você se descreveria como pai, ou como acha que seus filhos o descreveriam como pai?

Os leitores devem reconhecer que estamos passando para perguntas relacionadas a papéis e às coisas das quais os pacientes se orgulham.

Bill: Hmm, acho que eles sabiam que eu era um pouco mole, e acho que eles sabiam que, não importava o que acontecesse, eu estaria ali para eles, e eu estava. Eu realmente acredito que a única coisa que você pode dar aos seus filhos é amor e disciplina, e eu dei a eles os dois. Tudo isso com, hmm, com amor.

Dr. C.: Sim. Você parece ser um homem que tem pouco ou nenhum arrependimento em relação à questão da paternidade. Essa parece ser uma área em que você considera que acertou.

Ainda que esse comentário não tenha sido feito com o objetivo de levar o diálogo adiante, mais uma vez mostra que o terapeuta está ouvindo atentamente, compreende os valores fundamentais de Bill e aprecia suas realizações no âmbito da paternidade.

Bill: É provavelmente uma das únicas coisas que acertei (*risos*), sabe, e não que tenha sido fácil, mas é uma das coisas que provavelmente acertei, e digo isso por causa do meu relacionamento com eles agora.

Dr. C.: Sim.

Bill: Não, hmm, você não pensa nisso quando está fazendo. Mas quando você olha para trás, sim, houve algumas coisas que eu fiz de errado, mas eu fiz mais coisas certas do que erradas.

Dr. C.: Já que estamos falando de paternidade, você mencionou anteriormente que era avô.

A questão de "ser avô" é abordada devido à sua provável importância para a agenda da generatividade.

Bill: Sim.

Dr. C.: Você poderia pular para essa página do álbum e me contar um pouco sobre essa experiência. Como foi?

Bill: Tem sido uma troca constante de, hmm, é um, é amor numa dimensão diferente e num plano diferente. Você não sabe que, que. Não preciso, não preciso me preocupar em discipliná-los, e eles sabem disso. Eles me fazem de gato e sapato e, por mim, tudo bem.

Dr. C.: (*risos*)

Bill: Sim. E estar com eles é muito divertido. Não tenho de me preocupar em discipliná-los ou, você sabe, educá-los. E faço isso à maneira de um avô, mas não preciso me preocupar, não há pressão sobre mim, e eu apenas me divirto com eles.

Dr. C.: Quando você fala sobre eles, Bill, sua mente o leva a um lugar onde você pode se ver com eles? Talvez fazendo com eles coisas que lhe trazem o tipo de alegria de que você está falando agora?

Bill: Bem, quando costumávamos passar muitos fins de semana juntos durante o verão, e então a família se reunia em alguns em fins de semana, e essa é a alegria de ter toda a família reunida. E ter as crianças lhe dá uma nova energia.

Dr. C.: Sim.

Bill: Você sabe. E é o amor incondicional. Mais do que você imagina, até mesmo em relação a seus próprios filhos. Hmm. É apenas um nível diferente.

Dr. C.: Bill, não tendo vindo de um lugar onde pudesse aprender sobre esses tipos de relacionamentos amorosos, como você acha que aprendeu a ser o tipo de pai e avô que é?

Esse tipo de comentário, que convida os pacientes a refletir sobre as origens de uma característica ou atributo específico, geralmente funciona na Terapia da Dignidade, pois conecta as pessoas com experiências da sua formação (relacionamentos, lugares, eventos) que as tornaram quem são.

Bill: Talvez porque eu não tenha tido um modelo a seguir nesse sentido, acho que tive de aprender à medida que avançava, pois não havia nada que dissesse, sabe, passo 1, passo 2, passo 3.

Dr. C.: Então você foi improvisando tudo isso durante todos esses anos.

Bill: Fui improvisando (*risos*) completamente.

Dr. C.: Sim.

Bill: E, mas isso, he, he, he, mais uma vez, não é uma coisa ruim.

Dr. C.: Não.

Bill: É isso. Hã, acho que se olharmos para trás, para meu relacionamento com meus pais e, hã, para o relacionamento que tenho com meus filhos, acho que talvez haja mais valor, que eu precisava do valor de ser pai. Talvez seja isso, talvez seja isso, porque eu não tinha entendido antes. Eu, eu, eu talvez ao menos quisesse isso agora. Assim.

Dr. C.: Bill, é evidente que ser pai e avô foi importante para você. Existem outros papéis em sua vida que você considera importantes, que você valoriza ou de que se orgulha?

Bill: Hmm. (*longa pausa*) Na verdade, não encontro nada mais que seja realmente brilhante em minha vida, que, que tenha o mesmo valor que a família e os meus filhos, ou seja, não há nada que eu tenha conquistado que sequer chegue perto deles.

Dr. C.: Já que estamos falando de sua família, parece-me que o outro relacionamento importante que vale a pena considerar é o seu relacionamento com Janet.

Bill: Sim. Mas tive de aprender a transformá-lo no que é. Tive que, hã, que aprender. Minha criação não me deu um nível de confiança que eu pudesse ter com as pessoas e isso realmente afeta a comunicação. E isso sempre foi, sem dúvida, hmm, um problema para mim.

Dr. C.: Hmm.

Bill: É isso.

Dr. C.: Você estava mencionando como vocês dois se moldaram um ao outro. Onde você acha que vocês dois estão agora?

Bill: Hmm. Conforto.

Dr. C.: Confortáveis um com o outro.

Bill: Sim. Acho que isso pode parecer um pouco estéril de certa forma, mas não é. É, é hmm, eu sei quando não devo falar com ela. E ela sabe quando precisa falar comigo.

Dr. C.: Sim.

Bill: Sim. É isso. Então, isso é um, não é, é, não é tudo perfeito, mas nós, nós, nós passamos a nos sentir confortáveis um com o outro e nos conhecemos.

Dr. C.: Bill, hoje você e eu estamos fazendo a Terapia da Dignidade. Você tem a oportunidade de falar sobre coisas que desejar falar. Talvez dizer coisas que acha que precisam ser ditas. Então, voltando à Janet, você tem coisas que acha que ainda precisam ser ditas ou que talvez você queira dizer novamente?

Isso remete a uma questão, levantada no Capítulo 4, sobre "o momento atual". Enquanto Bill sugere que há coisas entre ele e Janet que não foram ditas, que estão implícitas ou que são compreendidas apenas intuitivamente, o terapeuta o lembra de que "esta é a hora" em que ele pode escolher um caminho diferente e dizer as coisas que sente que precisam ser ditas. Lembrá-lo de que essa é uma oportunidade rara e fugaz faz parte do papel do terapeuta.

> **Bill:** Não sei bem como responder a isso. Além de descobrir o amor, isso é, hã, de certa forma, ela sempre foi alguém que cuidou de mim e tudo o mais, sabe? Então, ela sempre fez esse esforço que eu nem sempre fiz. Manter as coisas separadas, você sabe, manter as coisas afastadas, não se aproximar demais.
>
> **Dr. C.:** Hmm.
>
> **Bill:** É contra isso que você passa a vida lutando. Não chegue muito perto.
>
> **Dr. C.:** De volta à questão da conexão.
>
> **Bill:** Então, é um grande passo para chegar ao amor, sabe? Mas eu tive de aprender que não há problema em dar esse passo.
>
> **Dr. C.:** Sim.
>
> **Bill:** Para, para, para, para confiar. Isso.
>
> **Dr. C.:** Você estava me dizendo há alguns dias, quando nos encontramos pela primeira vez, que essa sua doença era séria; que você e seus médicos estão preocupados que o tempo, seja ele qual for, possa ser limitado.
>
> **Bill:** Aham.
>
> **Dr. C.:** Estou voltando a essa pergunta sobre coisas que você ainda precisa dizer. Olhe, nenhum de nós sabe quanto tempo temos, mas se o tempo é limitado, há coisas que você acha que precisa dedicar tempo para colocar em palavras?

Isso talvez seja tão confrontador quanto um terapeuta pode ser na Terapia da Dignidade. Sabendo que Bill tem uma noção realista de seu prognóstico e que ele é naturalmente reticente em expressar seus sentimentos, o terapeuta sentiu que essa abordagem reconhecidamente confrontadora era apropriada. Como em qualquer situação terapêutica, a intuição e o julgamento clínicos devem ser o árbitro final de quando e como proceder.

> **Bill:** Apenas que o amor é algo precioso para mim e nem sempre o compartilho o suficiente. Certamente compartilho com minha família, mas nem isso é suficiente, sabe? O amor é uma coisa assustadora. Você sabe, entrar num relacionamento e assumir esse tipo de compromisso, estar espiritualmente conec-

tado. É, hmm, uma coisa assustadora para mim, sempre foi. Mas eu acho, eu acho que superei muito disso, mas não superei. Nunca vou me livrar totalmente disso. Você pode assumir um compromisso total com seus filhos. Isso, isso não é problema. Quero dizer, você morreria por eles, isso não é problema. Mas se apaixonar por alguém e viver com essa pessoa e querer estar com ela, apesar de suas falhas e das minhas falhas, sabe, isso é uma descoberta. Essa é uma longa jornada e acho que ainda não terminou. Portanto, posso dizer que amo minha esposa e meus filhos, mas amanhã é outro passo.

Dr. C.: É assustador, Bill, pensar que o tempo para dizer todas as coisas que você acha tão difícil dizer pode estar se esgotando?

Bill: Sem dúvida, totalmente. Uh, tempo, estou morrendo de medo de ficar sem tempo.

Dr. C.: Então, enquanto ainda há tempo, o que você quer que sua esposa o ouça dizer; o que você quer que seus filhos o ouçam dizer? Você é capaz de deixar de lado um pouco esse medo e dizer o que precisa dizer?

Bill: Posso dizer que os amo, mas, mas digo isso de qualquer maneira. E eles dizem o mesmo de volta. Portanto, não é uma busca por algo que eu nunca lhes tenha dito antes. Acho que a coisa mais difícil é perceber que não vou estar com eles.

Dr. C.: Hmm.

Bill: Que não vou conseguir cuidar deles. Que, hmm, é, sinto que os estou abandonando. Sim. E isso é algo com que não consigo lidar. Eu não sei como, eu não sei como lidar com isso. Eu não sei. Eu, eu, eu quero, eu quero protegê-los e não vou conseguir fazê-lo, não importa o que aconteça.

Dr. C.: Uma coisa que você está fazendo hoje, suponho que para protegê-los ou ajudá-los, é compartilhar suas palavras. É isso que você e eu estamos fazendo. É disso que se trata. Essa declaração tem o objetivo de reconhecer a dor do Bill e, ao mesmo tempo, lembrá-lo de que tudo o que ele é capaz de compartilhar na Terapia da Dignidade pode proteger e confortar sua família no futuro.

Bill: Hmm.

Dr. C.: Bill, há esperanças, desejos ou sonhos que você gostaria de compartilhar com eles? Talvez um conselho ou orientação que gostaria de lhes transmitir?

Bill: Oh. Olho para meus netos e penso: Não se subestimem. Vão em frente!

Dr. C.: É melhor você explicar a eles o que quer dizer com isso. Finja que eles estão ouvindo, porque em algum momento eles lerão isso.

Bill: Eles precisam viver uma vida fiel a eles mesmos. É isso, e é isso mesmo. Não podem, não podem vivê-la para os outros e, quando eu disse não se subestimem, vão em frente com o que vocês têm aqui. Todos vocês têm personalidades, todos vocês têm entusiasmo, todos vocês têm compaixão. Vocês têm, ih, todos são boas pessoas. É isso. Apenas tenham a confiança de que são boas pessoas e de que não precisam se subestimar diante de ninguém. Sejam honrados, sejam, sejam, uh, hmm, sejam honrados com todos os outros, mas sejam honrados principalmente com vocês mesmos e, com isso, vocês descobrirão o amor-próprio e a própria capacidade de viver. E meus filhos ficariam bem.

Dr. C.: Essas palavras são para todos os seus filhos ou você tem palavras específicas para cada filho?

Bill: Bem, cada filho, cada um, cada neto é diferente, eles são pessoas totalmente diferentes. Hã, personalidades diferentes e têm uma visão diferente da vida. Eu, eu , eu, digo que espero que eles consigam manter a inocência que têm agora e que a levem por toda a vida, porque eles se agarram, hã, a isso, a isso. Se puderem manter sua personalidade e sua, sua honra.

Dr. C.: Aham.

Bill: Eles serão, eles serão ih, você não pode, você não pode olhar para cada um deles separadamente e dizer.

Dr. C.: Sim.

Bill: Você sabe, passo 1, passo 2, porque eles têm personalidades diferentes. Quero dizer, a Lindsay tem uma personalidade, hmm, ela é uma, ela é uma criança engraçada e espero que ela consiga manter isso e espero que sim, você ih, ih isso, essa, essa porta pela qual ela está passando no início da adolescência, ano, anos que são, eles são tão difíceis para as crianças hoje em dia, mas, hmm, mas acho que só foram três deles.

Dr. C.: Então você está se referindo ao seu neto mais velho agora?

Bill: Minha neta mais velha, Samantha, ela é.

Dr. C.: Certo.

Bill: Ela está entrando na universidade ou já entrou na universidade. Ela está num momento, sabe, num momento diferente. Ela está enfrentando a vida em grande estilo agora e, apenas seja fiel a si mesma, você sabe que é isso, o que eles podem pagar...

Dr. C.: E quanto ao Jack e ao pequeno Cole?

Bill: Jack e o pequeno Cole, bem, eles são tão pequenos.

Dr. C.: (*risos*)

Bill: Isso, hmm, isso, isso seria a mesma coisa e, no mínimo, eu poderia esperar que eles continuem sorrindo.

Dr. C.: Hmm.

Bill: Eles são tão engraçados, tão cheios de vida e de risadas e adoram rir. Só espero que eles riam para sempre. É isso. Uh.

Dr. C.: E seus próprios filhos, esperanças, desejos e sonhos para cada um deles.

Bill: Eles se saíram tão bem que já alcançaram seu próprio nível. Eles.

Dr. C.: Você disse anteriormente que estava preocupado por não estar aqui para eles. Então, eu gostaria de saber se você tem algumas palavras específicas para eles.

Bill: Bem, novamente, nós nos amamos, então, acho que se eles não levassem o mundo tão a sério, deixassem o mundo vir até eles, não levassem o mundo tão a sério. Se eles, às vezes, carregam o mundo em seus ombros, eu sei que já passei por isso. Eles não precisam fazer isso.

Dr. C.: Hmm

Bill: Só, hmm, David é um cara engraçado, de grande personalidade. Ele se dá bem com todo mundo e é ótimo para sair e fazer com que as pessoas se animem, para um projeto ou qualquer outra coisa. E Donna dirige seu próprio negócio. Ela pode ser dura como aço às vezes, mas é tão vulnerável. E, mais uma vez, ela não precisa enfrentar o mundo se simplesmente relaxar.

Dr. C.: Ela saberá, ela saberá o que você quer dizer?

Bill: Ela saberá o que quero dizer.

Dr. C.: (*risos*) E Ed.

Bill: E Ed. Este é um cara que ama muito seus filhos e, às vezes, tem muito medo. Ele está apenas começando a aprender como seus filhos o amam.

Dr. C.: Hm.

Bill: E.

Dr. C.: Parece que ele lembra você.

Bill: Sim, acho que sim. Acho que ele tinha muito medo de assumir um compromisso, de se casar e, depois de assumi-lo, queria ser o melhor no que estava fazendo, e o fato é que ele era o melhor, não precisava. Não. Ele. Livre-se de seus medos. Ele teve alguns medos, teve algumas lutas, algumas.

Dr. C.: Hmm.

Bill: Pronto, pronto, pronto. Acho que seus filhos estão vencendo.

Dr. C.: Isso pode ser um exagero, mas sinto que você e Ed trilharam um caminho semelhante. Sendo assim, há lições que você aprendeu e que gostaria de lhe passar?

Bill: Oh, eu já lhe disse. Tivemos algumas conversas.

Dr. C.: Certo.

Bill: E, hmm, ele, hmm, ele simplesmente, sim. Ele está tão disposto a enfrentar o mundo que não precisa fazê-lo.

Dr. C.: OK.

Bill: Sim. E ele está aprendendo um pouco, hã, a não fazer isso.

Dr. C.: E, finalmente, Bill, o que você acha da Janet? Quais são suas esperanças para ela?

Bill: Bem, espero que ela possa dar uma festa.

Dr. C.: (*risos*)

Bill: Depois que eu for embora. Talvez, hmm, outro Natal. Natal de julho numa festa em janeiro.

Dr. C.: Certo.

Bill: E, hmm, convidar todo mundo e, então, eu sei que ela vai ficar bem. Ela pode cuidar de si mesma. Ela vai ficar bem, embora ela tenha cuidado mais de mim do que eu dela, então ela vai ficar bem. É isso. Eu a amo, e ela se tornou uma mulher maravilhosa. Hmm.

Dr. C.: E ao dizer que ela pode cuidar de si mesma, você tem palavras que possam ajudá-la a fazer isso?

Bill: Sabe, é que ela sabe que eu a amo.

Dr. C.: Aham.

Bill: Eu sei que ela me ama. Sei que ela sabe cuidar de si mesma e, não importa o que eu tente fazer, não há nada, então, é que depois de todos esses anos, você sabe quando, você está, eu odeio essa coisa de, nós estamos apenas, juntos, você sabe como é.

Dr. C.: Aham.

Bill: Estamos unidos, você sabe. Não há mais nada. Eu, ih, ih, me sinto culpado pelos erros que cometi com ela, mas sei que ela não, ela, ela, ela não fica remoendo.

Dr. C.: Hmm.

Bill: E eu, eu não tenho nada contra ela. Nós nos conhecemos.

Dr. C.: Tudo está perdoado.

Bill: Tudo está perdoado, sim. Oh, dez vezes mais, tudo está perdoado. Não há nada para perdoar.

Dr. C.: Alguma ideia sobre o que você espera que possa estar reservado para ela?

Bill: Bem, acho que eu ficaria chateado, mas se ela conhecer um cara, arranjar alguém rico e levá-la a lugares em que nunca fomos.

Dr. C.: Sim.

Bill: Mas espero que ela encontre, sabe, a vida depois. Não é isso. Não quero que isso acabe para ela. Ela tem uma vida para viver, mas quero que ela viva essa vida. A vida é para viver realmente.

Dr. C.: Sim. Bill, você já deve estar um pouco cansado. Já estamos nisso há cerca de uma hora. Como está se sentindo?

Houve muitas ocasiões, durante o decorrer da Terapia da Dignidade, em que os pacientes que estavam morrendo deram permissão explícita aos seus parceiros para encontrar outros parceiros de vida. Como parte de sua Terapia da Dignidade, um senhor disse: "Nossa vida juntos foi marcada pela felicidade; espero que ela compreenda que eu gostaria que ela encontrasse alguém depois que eu me for e que ela continuasse a ser feliz". Ainda que Bill não seja tão claro, à sua maneira, ele consegue oferecer à esposa esse presente de despedida, um presente que pode aliviar futuros sentimentos de culpa, à medida que ela tentar organizar a sua vida depois de Bill.

DOCUMENTO DE LEGADO DO BILL

Dr. Chochinov: Bill, você pode me contar um pouco sobre sua vida, principalmente sobre as coisas que você mais se lembra ou que gostaria que sua família soubesse?

Bill: Bem, acho que se olha para o que se fez na vida quando confrontado com tudo isso. Não sei ao certo se minha vida foi emocionante. Eu tinha cerca de 20 anos quando entrei para a contabilidade e essa foi minha profissão durante vários anos. Mais tarde, passei a prestar consultoria com minha própria empresa. A contabilidade não é uma carreira muito empolgante – é carregar papéis por aí. Quando eu tinha 24 anos, já era contador registrado, e me casei. Encontrar uma profissão e casar não foi algo que planejamos. Simplesmente aconteceu. Quando se é jovem, não se pensa sobre o futuro. Apenas no que você está fazendo no momento.

Vários segmentos de diálogo foram combinados no parágrafo anterior, ou seja: "A contabilidade não é uma carreira muito empolgante. É carregar papéis por aí" aparece mais tarde na conversa original, mas foi deslocado, a fim de se obter um documento mais simplificado e cronologicamente coerente.

O casamento foi a coisa mais importante que aconteceu comigo naquela fase da minha vida. A segunda coisa mais importante, que tem significado, foi ter tido filhos. Eu meio que tive sorte com a Janet, minha esposa, porque ela se interessou pelos meus sonhos pessoais e pela conquista de coisas. Janet e eu frequentávamos a mesma igreja – foi lá que nos conhecemos. Participamos de diferentes eventos sociais na igreja e começamos a sair juntos. Na primeira vez que eu saí com ela, convidei tanto Janet quanto outra garota para uma festa. Foi divertido, mas a outra garota não gostou muito disso!

Eu me lembro de tentar beijar a Janet. Isso foi muito importante para mim. Eu não estava nervoso nem assustado, não naquela fase. Eu só queria beijar! Tive de pensar se deveria levar isso adiante. Eu a levava para casa e estacionávamos em frente à casa dela. É claro que ficávamos nos beijando ali, até que a mãe dela apertava o interruptor da *luz*! Isso significava que era hora de entrar. Estamos casados há 45 anos.

A palavra "luz" foi adicionada a "interruptor" para maior clareza. A última frase foi retirada da conversa de estruturação com o terapeuta.

Entrevistador: O que em Janet fez você sentir que teve "sorte"?

Bill: Acho que foi encontrar alguém que nunca tive em minha vida, encontrar alguém que estava faltando. Na época, eu não sabia disso. Não analisei as coisas dessa forma. Na verdade, foi só uma grande atração. Olhando para trás, eu não sabia que havia algo faltando em minha vida, mas ela certamente preencheu esse vazio.

A frase: "Então, não foi uma luz que acendeu, que mudou e disse é isso", não foi incluída, pois não acrescentava nada para a clareza ou para o conteúdo.

Estávamos andando por aí e, de repente, pensamos: "Bem, vamos nos casar". Conversamos sobre filhos e coisas do gênero, mas não foi como se uma lâmpada tivesse se acendido. Foi algo que cresceu junto com a gente, e tem sido assim desde então. Não que ela não queira me dar uma surra de vez em quando! Não entendo as pessoas quando dizem que foi *amor à primeira vista*. Com certeza isso não aconteceu comigo, mas é como se eu nunca tivesse ficado sem ela. Somos opostos. Por causa de sua personalidade, ela ser muito organizada e cuidar das coisas. Mas sua personalidade também é alegre. Lembro que toda a família dela era assim. Ela era a mais velha de oito filhos, e eles moravam numa casa pequena que era um prazer frequentar. Era sempre divertido. Ela trouxe essa alegria e o jeito de cozinhar de sua mãe para o nosso casamento.

O participante usou a palavra "basicamente" várias vezes. Da mesma forma que a frase "é isso", isso pode interromper o fluxo da narrativa, mas, por outro lado, pode fazer parte do estilo de comunicação do participante. O terapeuta precisa decidir, durante a edição, quando incluir essas palavras, para manter a voz característica do paciente, e quando, por uma questão de clareza e fluidez, excluí-las.

A frase do participante, "Sua personalidade, além de ser muito, ser muito organizada e cuidar das coisas, e esse tipo de coisa" não ficava bem na narrativa. Esse é um exemplo da importância de "limpar" a transcrição e garantir que ela flua bem. Na versão final, a redação é: "Por causa de sua personalidade, ela ser muito organizada e cuidar das coisas".

Sua família era muito diferente da minha. Quando lembro daquela época, lembro de estar na cozinha. Todos se reuniam lá. Não importava qual era a ocasião. Em todas as ocasiões, todos acabavam na cozinha. Aquela família grande, andando pela cozinha, rindo, é disso que me lembro. Lembro que sempre íamos lá para o jantar de domingo. Novamente, era todo mundo amontoado naquela cozinha, rindo e se divertindo. Nós ríamos de tudo e de todos. A mãe de Janet morreu de câncer, e eu disse no funeral: "Sempre me lembro da casa com risadas". Ainda me lembro. A casa ainda está lá e o pai dela ainda mora na casa. Havia muitas lembranças lindas naquela casa.

O parágrafo anterior é uma síntese de duas páginas do diálogo original.

Dr. C.: Há alguma lembrança anterior sobre a qual você gostaria de falar?
Bill: Minha criação não foi das mais felizes, portanto, as lembranças que tenho daquela época são curtas. Na verdade, não fico remoendo aquela época. Eu era o mais novo de cinco meninos. Lembro-me de coisas como o carro antigo, um Ford Modelo T. Eu era apenas um garoto, com 10 ou 12 anos, quando meus irmãos se juntaram e compraram o carro.

Costumávamos jogar bola e esse tipo de coisa no campo. Lembro-me do meu cachorro Skippy, um *cocker spaniel*. Acho que esse cachorro nem era realmente nosso. Era do nosso vizinho, mas nós o herdamos. Nós o roubamos! Eu tinha outro cachorro, Prince, um cruzamento entre um *setter* irlandês e um labrador preto. Ele era meu amigo. Depois que nos casamos, Prince teve de ser sacrificado. Esse foi o fim de uma era para mim e o início de uma nova.

Eu vim de uma família totalmente disfuncional, em muitos aspectos, e não muito feliz. Acho que querer me casar era um jeito para fugir de tudo aquilo. Eu tinha 24 anos na época e ainda morava em casa, embora não gostasse de morar lá. Encontrar a Janet me mostrou um mundo totalmente diferente. Por mais que todos tenham convivido, agora não sei onde está metade dos meus irmãos. É uma separação que vem desde quando éramos jovens. É lamentável que minha vida familiar inicial tenha dominado minha vida em muitos aspectos. Levei muito tempo para superar isso. Quando você é criado num ambiente, algumas coisas ficam grudadas em você e é difícil se livrar delas. Isso afetou todos os tipos de relacionamentos que tive e continua afetando. Tive de superar muitas coisas diferentes. Primeiro, tive de perceber que não conseguia superá-las. Elas ditavam minha vida. Acho que a coisa mais importante com o casamento e os filhos é que comecei a aprender a amar. Acho que essa foi uma grande constatação para mim, de que me faltava saber como amar. É fácil dizer "eu te amo", mas outra coisa é viver com isso. Acho que isso é o mais importante.

Por exemplo, as crianças realmente não olham para você no sentido de que estão vendo seus defeitos. Elas o veem como o pai, como o salvador, o que não é exatamente verdade, mas elas o admiram de uma forma diferente. Eles não se importam com seus problemas. Você está lhes contando coisas de forma honesta porque tudo o que eles conseguem é serem honestos até uma certa idade. E eles não ficam fazendo joguinhos quando são pequenos. Eles são simplesmente abertos e honestos. Você só pode abraçá-los, e é aí que entra a parte do amor. Quero dizer, você atravessaria uma parede por seus filhos. Não há dúvida sobre isso.

Dr. C.: Há algumas fotos daquela época que lhe vêm à mente?

Bill: Comprando nossa primeira casa. A primeira imagem que vejo é a de Janet e eu coçando a cabeça, pensando: "Vamos comprar uma casa. Ela vai custar 13 mil dólares. Uau! Como vamos conseguir o dinheiro para isso?" Mas nós conseguimos. Alguns dos melhores momentos que tivemos naquela casa foram as festas que fizemos. Convidávamos todos os irmãos e irmãs de Janet, meus irmãos e todas as crianças. Elas tomavam conta da casa. Nossos filhos tinham mais ou menos a mesma idade, com poucos meses de diferença entre eles, portanto, todos brincavam juntos. Fizemos algumas festas temáticas. Uma delas chamávamos de "Festa de Natal de julho em janeiro". Todos tinham que vir no meio do inverno vestidos com roupas de verão, com uma cadeira de praia. Pegamos uma piscina infantil da Barbie, montamos na sala de brinquedos e colocamos peixes dourados nela. Havia mosquitos, insetos e moscas também. Essa foi uma das melhores festas que fizemos. Esse é o tipo de família que desenvolvemos. Nós nos divertíamos muito e adorávamos nos divertir. Janet tornou-se uma excelente cozinheira, como sua mãe. Quando acontecia algum evento, a família se reunia. É por isso que digo que foi lá que descobri o que era o amor. A família costumava se reunir em alguns finais de semana durante o verão. Mais uma vez, era a alegria de ter toda a família reunida. Além de viver, era uma questão de estarmos todos juntos com a família.

Dr. C.: Há coisas que você aprendeu durante esse período?

Bill: Aprendi coisas sobre mim mesmo. Eu não sabia que tinha essa capacidade de raciocínio. Quando se lida com adolescentes, há muitas questões nebulosas. É muito fácil dizer: "Não faça isso e não faça aquilo", mas isso não se aplica se eles saírem da casa da família e fizerem o que quiserem. Quando os filhos entraram na adolescência, era um campo minado que você tinha de atravessar. Meu único filho era um pouco rebelde e muito atlético, mas minha esposa conseguia colocá-lo em seu devido lugar rapidamente. Ela ainda consegue fazer isso com ele.

Ser pai tem sido muito importante para mim, porque, vindo do ambiente em que vivi, era importante para mim ter a família que eu estava *construindo*, não a que eu tinha. Acho que as crianças sabiam que eu era um pouco mole, e acho que elas sabiam que, não importava o que acontecesse, eu estaria lá para eles. Eu realmente acredito que a única coisa que você pode dar aos seus filhos é amor e disciplina, e eu dei os dois a eles. A paternidade é provavelmente uma das únicas coisas que acertei, e não foi fácil. Digo isso por causa do meu relacionamento com eles agora. Você não pensa nisso quando está passando por isso, mas quando olha para trás, vê que houve algumas coisas que fiz de errado, mas acertei mais do que errei.

A palavra "construindo" está em itálico para dar a devida ênfase.

Não percebi que estava me tornando amigo de meus filhos. Eu levava a paternidade a sério e não era amigo de meus filhos. Eu sou o pai. Eles podem fazer quantos amigos quiserem, mas só terão um pai. Só percebi mais tarde, quando eles ficaram mais velhos, que eles também me olhavam de forma diferente. A amizade não é algo em que você agarra a pessoa e diz: vamos ser amigos. Tenho pouquíssimos amigos, mas meus filhos agora são meus amigos.

Ser avô tem sido um amor num plano diferente. Nessa fase de sua vida, você entra numa estratosfera diferente. Não preciso me preocupar em discipliná-los ou educá-los, e eles sabem disso. Faço isso à maneira de um avô, mas não há pressão sobre mim, e eu simplesmente me divirto com eles. Eles me fazem de gato e sapato e, por mim, tudo bem. Estar com eles é muito divertido. Os netos lhe dão uma nova energia e um amor incondicional – mais do que seus próprios filhos. É um nível completamente diferente. Eu não tinha um modelo a seguir nesse sentido e tive de aprender à medida que avançava. Não há nada que diga: "Passo 1, passo 2, passo 3". Fui improvisando tudo, mas isso não é ruim. (Quando olho para trás e vejo meu relacionamento com meus pais e o relacionamento que tenho com meus filhos, acho que precisava do valor de ser pai. Talvez pelo fato de não ter isso antes, eu pelo meu pelo menos queria isso agora).

As duas últimas frases parecem um tanto vagas. Elas precisariam de esclarecimentos do Bill para permanecerem no documento final.

Dr. C.: Há outros papéis na vida dos quais você se orgulha?

Bill: Na verdade, não encontro nada mais fantástico em minha vida que tenha o mesmo valor que a família e meus filhos. Não há nada que eu realmente tenha conquistado que chegue perto disso. Tive de aprender a fazer do casamento o que ele é. Minha experiência particular não me deu um nível de confiança que eu pudesse ter com as pessoas, e isso realmente afeta a comunicação. Isso sempre foi um problema para mim.

O entrevistador fez uma pergunta entre a segunda e a terceira frase do participante. "...O outro papel importante e o outro relacionamento importante é o relacionamento com Janet." Para manter o fluxo da narrativa e garantir a clareza, o terapeuta pegou as palavras originais: "Mas eu tive de aprender a fazer isso também", e após a revisão ficou: "Eu tive de aprender a fazer do casamento o que ele é". Isso não altera o significado, mas certamente traz clareza, ao mesmo tempo em que elimina as palavras desnecessárias do terapeuta.

Neste momento, Janet e eu estamos confortáveis um com o outro. Isso pode parecer um tanto estéril, mas não é. Eu sei quando não devo falar com ela, e ela sabe quando deve falar comigo. Nem tudo é perfeito, mas nos sentimos confortáveis um com o outro e nos conhecemos.

Novamente, para garantir a clareza, as palavras do terapeuta foram acrescentadas às do participante. O terapeuta perguntou: "Onde você acha que vocês dois estão agora?" e o participante respondeu: "Conforto". O terapeuta responde: "Porque vocês se sentem confortáveis um com o outro?" e o participante responde: "Sim". O segmento de frase resultante é: "...nós passamos a nos sentir confortáveis um com o outro..."

Dr. C.: Há alguma coisa que gostaria de dizer ou dizer novamente para a Janet?

Bill: Não sei bem como responder a isso. Além de me ajudar a descobrir o amor, ela sempre foi alguém que cuidou de mim. Ela sempre fez esse esforço, o que eu nem sempre fiz. Sou uma pessoa que gosta de manter as coisas separadas, de manter as coisas afastadas e não me aproximar demais. É assim que você passa a vida lutando. "Não se aproxime demais." É um grande passo para o amor, mas tive de aprender que não há problema em dar esse passo – confiar.

O amor é algo precioso para mim, e nem sempre o compartilho o suficiente. Certamente compartilho com minha família, mas nem isso é suficiente. O amor é uma coisa assustadora de se assumir, de fazer esse tipo de compromisso e de estar espiritualmente conectado. É algo assustador para mim, sempre foi, mas acho que já superei grande parte disso. Nunca vou me livrar totalmente disso. Você pode assumir um compromisso total com seus filhos. Isso não é problema. Você morreria por eles. Mas se apaixonar por alguém, viver com essa pessoa e querer estar com ela, apesar de suas falhas, é uma descoberta. Essa é uma longa jornada, e não acho que tenha terminado. Posso dizer que amo minha esposa e meus filhos, mas amanhã é outro passo. Estou morrendo de medo de estar ficando sem tempo.

Dr. C.: Há coisas que você gostaria de dizer aos seus filhos?

Bill: Posso dizer que os amo, mas digo isso de qualquer maneira, e eles dizem o mesmo de volta. Portanto, não é uma busca por algo que eu nunca tenha lhes dito antes. Acho que o mais difícil é perceber que não estarei com eles. Não conseguirei cuidar deles. Sinto que os estou abandonando, e isso é algo com que não consigo lidar. Não sei como lidar com isso. Quero protegê-los e não conseguirei fazê-lo, não importa o que aconteça.

"Eu não vou conseguir" foi mudado para "não conseguirei" – mais uma vez, as revisões do texto são uma consideração/presunção importante para o terapeuta. Usar uma forma coloquial nesse caso parecia que poderia prejudicar esse momento profundamente pungente.

Dr. C.: Há algum desejo que você tenha para seus netos?

Bill: Olho para meus netos e penso: "Não se subestimem. Vão em frente com o que vocês têm aqui dentro – no coração". Eles precisam viver uma vida fiel a si mesmos. É isso. Não podem vivê-la para os outros. Eles têm personalidade, cordialidade e compaixão. Todos eles são boas pessoas. Apenas tenham a confiança de que são boas pessoas e de que não precisam se subestimar diante de ninguém. Sejam honrados com todos os outros, mas sejam honrados principalmente com vocês mesmos e, com isso, vocês descobrirão o amor-próprio e a própria capacidade de viver.

Para fins de clareza, as palavras "no coração" foram adicionadas à segunda frase; quando ele disse essas palavras, fez o gesto de segurar a mão sobre seu coração.

Em todo o documento original, o participante usa a segunda pessoa do plural, "vocês", e a terceira pessoa do plural, "eles", para se referir à sua família. Para ser consistente, o documento editado se refere à família na terceira pessoa do plural, "eles".

Você não pode olhar para cada um deles e dizer: "passo 1, passo 2, porque eles têm personalidades diferentes. A Lindsay tem uma personalidade. Ela é uma criança engraçada, e espero que ela consiga se manter assim durante a adolescência, que está apenas começando para ela. É muito difícil para as crianças hoje em dia. Dorie...*

* O nome de Dorie foi mencionado na conversa de enquadramento, mas não foi feita nenhuma menção a ela nessa parte da transcrição. O terapeuta deve chamar a atenção do participante para esse fato e perguntar o que ele gostaria de acrescentar sobre Dorie. Os nomes, a ortografia exata e a imparcialidade na atenção dada aos indivíduos podem ser importantes para aqueles que estão recebendo a transcrição.

Dr. C.: Quais são suas esperanças e desejos para seus filhos?

Bill: Eles se saíram muito bem. Já atingiram seu próprio nível. Nós nos amamos. Eu lhes diria para deixarem o mundo vir até eles e não levarem o mundo tão a sério. Às vezes, eles carregam o mundo em seus ombros. Eu sei; já passei por isso. Eles não precisam fazer isso. Donna, nossa mais velha, tem 45 anos e dirige seu próprio negócio. Às vezes, ela pode ser dura como o aço, mas é tão vulnerável. E, mais uma vez, ela não precisa enfrentar o mundo. Se ela pudesse simplesmente relaxar, ela saberá o que quero dizer. Ed tem 42 anos. Esse é um cara que ama muito seus filhos e, às vezes, tem muito medo. Ele está apenas começando a aprender como seus filhos o amam. Acho que ele tinha muito medo de assumir um compromisso, de se casar. Depois de assumi-lo, queria ser o melhor no que estava fazendo. O fato é que ele era o melhor, não precisava tentar. Ele teve alguns medos, algumas lutas, mas acho que seus filhos estão vencendo. Eu lhe diria para se livrar de seus medos. Eu já lhe disse essas coisas. Tivemos algumas conversas. Ele está tão disposto a enfrentar o mundo, e não precisa. Ele está aprendendo a não fazer isso. David tem 40 anos e é um cara engraçado, com grande personalidade. Ele se dá bem com todo mundo e é ótimo para sair e fazer com que as pessoas se animem, para um projeto ou qualquer outra coisa.

Cada filho, cada neto é uma pessoa totalmente diferente, com personalidades diferentes e uma visão diferente da vida. Espero que eles consigam manter a inocência que têm agora e que a levem para a vida toda. Espero que consigam manter sua personalidade e sua honra.

Dr. C.: Quais são seus desejos para a Janet?

Bill: Bem, espero que ela possa convidar todo mundo para uma festa depois que eu for embora. Talvez outra *festa de Natal de julho em janeiro*. Sei que ela vai ficar bem. Ela sabe cuidar de si mesma. Ela cuidou de mim mais do que eu cuidei dela, então ela vai ficar bem. Ela se tornou uma pessoa maravilhosa. Eu a amo e sei que ela me ama. Estamos unidos. Não há mais nada. Eu me sinto culpado pelos erros que cometi com ela, mas sei que ela não fica remoendo. Eu não tenho nada contra ela. Tudo está perdoado. Não há nada para perdoar.

Bem, acho que eu ficaria chateado, mas se, ela conhecer um cara, arranjar alguém rico que pode levá-la a lugares em que nunca fomos. Espero que ela encontre. Não quero que isso acabe para ela. Ela tem uma vida para viver, e quero que ela viva essa vida. A vida é para viver realmente.

Durante a entrevista, Bill – ainda no personagem – teve as seguintes reflexões para compartilhar sobre sua experiência.

Ao terminar, estou me sentindo um pouco tranquilo e talvez até satisfeito. Acho que é preciso parar e fazer uma retrospectiva de sua vida num determinado momento. Acho que quando estamos com um problema grave de saúde, somos forçados a fazer isso. Eu não sabia aonde essa jornada nos levaria. Estou surpreso com o lugar aonde fomos. Há lugares aos quais nunca fomos e aos quais não iríamos. A pior parte com que tive de lidar é algo que eu recuperei – minha criação. Quando olho para ela, ela me ajuda a entender quem eu sou, mas não resolve nenhum dos problemas que tive ou que persistiram. Acho que essa história vai precisar de um pouco de dinamite. Acho que o maior medo é ir até lá e não saber o que você vai descobrir. Mas minha família é a coisa mais importante e foi sobre ela que mais conversamos.

Como ficou claro nos dois exemplos anteriores, as transcrições literais fornecem a matéria-prima para o que o editor transforme numa narrativa pura aquilo que chamamos de *documento de legado*. Obviamente, diferentes editores tomarão diferentes decisões para determinar como moldar o documento da melhor forma possível. Entretanto, desde que os princípios básicos de edição sejam seguidos, conforme descrito no capítulo 5, a história e a essência da mensagem que o paciente tem a transmitir devem permanecer inalteradas. O que acontece com o tempo, com a prática e a experiência, é que as transições entre as várias facetas das respostas do paciente se tornam mais suaves, e o processo em si parece menos assustador.

Também vale a pena observar como os documentos originais e os editados são diferentes, um do outro. As histórias e o conteúdo geral que o documento original e o documento final editado devem transmitir são idênticos e, no entanto, a experiência de lê-los é profundamente diferente. Em geral, a diferença entre o documento original e o final se intensifica à medida que o paciente e sua capacidade de responder às perguntas com espontaneidade, energia e profundidade diminuem diante da deterioração da saúde. Enquanto o editor permanecer comprometido com o contrato terapêutico, ou seja, ajudar os pacientes a transmitirem tudo o que desejam em sua Terapia da Dignidade, a edição continuará sendo um elemento substantivo para oferecer a eles uma ajuda importante.

7

Avançando

Eu sei um pouco sobre muitas coisas, mas não sei o suficiente sobre você.
— Peggy Lee, 1946

A Terapia da Dignidade, por si só, é uma história que continua a evoluir. Colegas de todos os cantos do mundo me mantêm informado sobre como a estão usando. Alguns entram em contato comigo para pedir conselhos sobre como incorporá-la às iniciativas de pesquisa, enquanto outros escrevem para me contar que a utilizam regularmente desde que me ouviram falar ou participaram de um de meus *workshops*. Por exemplo, um colega da Nova Zelândia, Dr. Peter Huggard (*Faculty of Medicine and Health Science*, Auckland), entrou em contato recentemente para me informar que, desde minha visita, há quase cinco anos, o cuidado para a preservação da dignidade foi incorporado em seu curso de graduação em comunicação terapêutica e em outros cursos de ensino com profissionais da saúde. Uma equipe de biógrafos que trabalha no Mercy Hospice, em Auckland, adotou a estrutura de questionamento da Terapia da Dignidade em seu trabalho com pacientes que se aproximam do fim da vida, com os quais não é possível realizar um processo de história de vida completo, com várias entrevistas nas quais eles escrevem suas histórias pessoais. Nos últimos dois anos, o San Diego Hospice contratou a Dra. Lori Montross como terapeuta da dignidade em tempo integral.

Outro colega, Yasunaga Komori, que conheci na última vez que estive no Japão, me convidou para que juntos escrevêssemos um livro sobre casos, tendo como base suas experiências clínicas da aplicação da Terapia da Dignidade em pacientes que estavam se aproximando do fim da vida. Esse livro foi publicado recentemente no Japão e uma tradução para o coreano também acaba de ser lançada.[1,2] Outros colegas na Dinamarca e no Quebec mantiveram contato regular nos últimos anos, informando sobre suas pesquisas da Terapia da Dignidade e o progresso que fizeram. Em ambos os casos, os resultados já foram publicados e fornecem mais evidências da eficácia dessa terapia.[3,4] Outra publicação, que fornece uma visão geral da Terapia da Dignidade, apareceu num livro intitulado *IPOS* (International Psycho-Oncology Society) *Handbook of Psychotherapy in Cancer Care*.[5] Essa rápida disseminação gera algumas perguntas importantes, perguntas que devem ser consideradas à medida que clínicos e pesquisadores em vários contextos analisam como fazer a Terapia da Dignidade avançar.

HÁ EVIDÊNCIAS SUFICIENTES PARA APOIAR A APLICAÇÃO DA TERAPIA DA DIGNIDADE?

Conforme indicado anteriormente, as evidências que apoiam a Terapia da Dignidade continuam crescendo. Estudo após estudo indicam que os pacientes gostam e se sentem satisfeitos com ela, e relatam que ela aumenta seu senso de dignidade, de significado e de propósito, além do bem-estar espiritual e da qualidade de vida. Além disso, há evidências que mostram que os familiares sentem que ela oferece benefícios, tanto na maneira como eles percebem a ajuda dada a seu ente querido já falecido quanto no conforto que ela proporciona durante o período de luto.

Colegas de Copenhague, incluindo Lise Jul Houmann, Morten Aagaard Petersen e Mogens Groenvold, publicaram um estudo sobre a Terapia da Dignidade e, assim como em nosso próprio estudo de fase I, eles descobriram que a maioria dos pacientes que se aproximam do fim da vida a considerava útil e acreditava que ela ajudava seus familiares.[3] Eles também relataram que ela parecia aumentar o senso de propósito, a dignidade e a vontade de viver dos pacientes. Esse estudo específico também incluiu uma avaliação de acompanhamento, um mês após a devolução do documento. Embora a saúde dos pacientes tenha se deteriorado durante esse intervalo de tempo, alguns parâmetros de bem-estar existencial – incluindo senso de dignidade e de significado – mostraram melhoras.[3]

Outro estudo da Terapia da Dignidade, realizado na cidade de Quebec com um grupo de pacientes de cuidados paliativos que falam francês, foi publicado recentemente.[4] Esse estudo, realizado pelo Dr. Pierre Gagnon e outros, relatou um forte apoio adicional à Terapia da Dignidade como uma intervenção no final da vida. A maioria dos pacientes considerou que a Terapia da Dignidade foi útil e aumentou o senso de significado, de propósito e de senso geral de dignidade. É importante observar que esse estudo em particular também revelou evidências sobre a potência da Terapia da Dignidade como uma intervenção de luto. A maioria das famílias sentiu que foi um componente importante do tratamento paliativo de seu ente querido falecido, e a recomendaria a outros pacientes e famílias que enfrentam circunstâncias de fim de vida. Um membro da família disse o seguinte: "Sem ela [a Terapia da Dignidade], acho que eu não teria passado [pelo luto]. Ela me ajudou muito".

No entanto, mesmo com todos esses resultados favoráveis, é necessário fazer uma observação cautelosa. Todos os estudos realizados até agora, inclusive o nosso,[6] forneceram a Terapia da Dignidade para populações de cuidados paliativos em geral. Nenhum estudo ainda tentou usá-la exclusivamente no contexto de grande sofrimento. Embora os estudos realizados até o momento tenham demonstrado uma satisfação quase universal e uma melhora na experiência do fim da vida, o que podemos dizer sobre os pacientes que passam por um grande sofrimento, ou talvez até estejam clinicamente deprimidos? Nesses casos, a Terapia da Dignidade é uma intervenção apropriada e comprovada? Atualmente, até que mais dados sejam coletados, acredito que a resposta seja não. Isso não quer dizer que ela não possa ser usada em conjunto com outras abordagens padronizadas. No entanto, oferecer a Terapia da Dignidade no lugar do tratamento convencional para a depressão seria levar a prática para além das evidências atuais. E quanto aos pacientes que estão solicitando suicídio assistido ou eutanásia? Considerando que esses pacientes geralmente experimentam uma sensação de perda de significado e de propósito, essa seria uma população intrigante para a Terapia da Dignidade. Todavia, sua eficácia nessas circunstâncias ainda não foi estabelecida. Sem dúvida, futuros estudos clínicos esclarecerão as várias oportunidades e as limitações dessa nova abordagem psicoterapêutica.

COMO ME QUALIFICAR?

Como qualquer nova psicoterapia, nenhum livro ou seminário de treinamento pode torná-lo totalmente capaz. Novas habilidades e abordagens levam tempo para serem aprendidas e incorporadas à prática, e ainda mais tempo para adquirir um senso de maestria. Aqueles de nós que estão fazendo a Terapia da Dignidade há muitos anos perceberam que a experiência é um professor maravilhoso. Com humildade, que é nossa coterapeuta sempre presente, continuamos a aprender com nossos pacientes e ficamos admirados com as coisas que eles conseguem dizer e realizar por meio da Terapia da Dignidade.

Como em todas as psicoterapias, qualquer forma de supervisão é uma maneira maravilhosa de aprimorar as habilidades e de refletir sobre a qualidade e a eficácia de seu trabalho. Encontrar alguém com mais experiência do que você pode ser difícil, já que a Terapia da Dignidade ainda é bastante nova no cenário dos cuidados paliativos, mas há maneiras de acelerar seu aprendizado. Em primeiro lugar, talvez você queira considerar a possibilidade de participar de um *workshop* de Terapia da Dignidade. Nosso grupo de pesquisa agora oferece *workshops* anuais intensivos de treinamento em Terapia da Dignidade em Winnipeg, no Canadá. Ainda é cedo para dizer quantas vezes eles serão realizados, e muito dependerá da demanda por treinamento. Os leitores que consideram essa opção poderão consultar www.dignityincare.ca, onde oportunidades de treinamento atualizadas serão publicadas regularmente. O suporte entre colegas também é uma forma útil de aprendizado. Ele oferece uma rica oportunidade de ver como os outros estão realizando esse trabalho, assim como eles, por sua vez, podem ser informados sobre como sua prática da Terapia da Dignidade está se moldando.

Uma vantagem distinta que a Terapia da Dignidade oferece para o aprimoramento das habilidades é que as sessões são gravadas. Isso significa que há um registro muito claro de como você está aplicando a Terapia da Dignidade. Além disso, desde que esteja usando o rastreamento durante todo o processo de edição, há uma documentação muito acurada sobre seu progresso como editor da Terapia da Dignidade. Mais uma vez, esses documentos demonstram o potencial para o ensino da Terapia da Dignidade. Todas as três versões das transcrições (não editadas, editadas com rastreamento e edição final) podem ser compartilhadas com colegas, seja pessoal ou eletronicamente. Esse último traz a possibilidade de intercâmbios internacionais de supervisão entre aqueles que incorporam a Terapia da Dignidade à sua prática. Fóruns de discussão, *blogs*, Facebook, todas essas são formas de criar comunidades virtuais com interesse em praticar, discutir e se tornar mais hábil na Terapia da Dignidade (os leitores podem visitar www.dignityincare.ca para saber mais sobre essas oportunidades de treinamento).

QUANTO CUSTA A TERAPIA DA DIGNIDADE E COMO ENCONTRAR RECURSOS PARA APOIÁ-LA?

Ao longo dos anos, as pessoas têm se perguntado sobre a questão do custo. A maioria dos sistemas de saúde está sobrecarregada, pressionada a fazer mais com menos. Sem dúvida, a ideia de acrescentar mais custos, seja qual for a finalidade, pode parecer insustentável. Antes de nos precipitar, vamos dar uma olhada nos custos reais da Terapia da Dignidade. Os programas ou instituições que já oferecem atendimento psicossocial cobrirão, na maioria das circunstâncias, o tempo do terapeuta. Esse tempo é dividido da seguinte forma: cerca de meia hora para o terapeuta explicar o procedimento, responder a perguntas, fornecer ao paciente o protocolo de perguntas sobre dignidade e marcar um horário para a entrevista gravada; uma hora para a sessão gravada da Terapia da Dignidade, com uma meia hora extra ou mais para preparar e fazer o relatório; é necessário também de meia hora a uma hora de tempo presencial com o paciente para revisar o documento editado e tomar nota de quaisquer alterações que necessárias.

Se o tempo do terapeuta for coberto pelos recursos existentes para o apoio psicossocial, quais são os custos adicionais ou administrativos para a realização da Terapia da Dignidade? Primeiro, há o custo da transcrição em si. É claro que isso varia, dependendo de quanto tempo os pacientes falam e de vários fatores que podem influenciar o ritmo e a clareza de sua fala. O orçamento é de cerca de 200 dólares canadenses por transcrição. A outra atividade, que achamos que é melhor ser feita pelo terapeuta, é a edição. Assim como a Terapia da Dignidade, a edição é uma habilidade adquirida, isto é, você se tornará melhor e mais eficiente com a prática. No entanto, deve-se reservar cerca do dobro do tempo necessário na condução da entrevista propriamente dita. Para não subestimar os recursos implicados, vamos supor que sejam necessárias de duas a três horas para editar uma transcrição da Terapia da Dignidade. Para fins de comparação, vamos supor ainda que o tempo de um terapeuta seja de 100 dólares canadenses por hora, variando, é claro, dependendo da afiliação disciplinar dos terapeutas e dos acordos financeiros de seu contrato (por exemplo, taxa por serviço, subsídio governamental etc.). Isso elevaria o custo administrativo da Terapia da Dignidade, incluindo taxas de transcrição para 400 a 500 dólares canadenses.

Quais são os desafios para encontrar os recursos necessários ao apoio da Terapia da Dignidade? Primeiro, há a questão não negligenciável de superar um preconceito dominante de que as intervenções psicossociais, mesmo aquelas que funcionam, não devem ter custo algum. Considere por um momento a rapidez com que um pedido de 500 dólares canadenses seria atendido se a discussão fosse o lançamento de um novo produto farmacêutico que comprovadamente melhora a sensação de bem-estar, o humor e a qualidade de vida. Se fosse esse o caso, esses custos seriam considerados insignificantes. Em relação ao custo da maioria dos tratamentos paliativos de quimioterapia ou radioterapia, o da Terapia da Dignidade é, de fato, muito barato.

Levando em conta as evidências que apoiam a Terapia da Dignidade, há um forte argumento a favor de sua inclusão nos serviços de cuidados paliativos de ponta. Desde que os programas estejam comprometidos em se amparar em abordagens baseadas em evidências, eles precisarão identificar uma fonte para esses novos e modestos recursos. Alguns hospitais e instituições podem absorver esse custo, outros podem recorrer a fundações de saúde ou filantrópicas para obter apoio. Talvez o papel das organizações de cuidados paliativos possa ser o de apoiar a tarefa de transcrição da Terapia da Dignidade por meio de financiamento ou de voluntários capacitados. Seja qual for o modelo de financiamento, investir numa intervenção barata e eficaz que pode proporcionar conforto aos pacientes e às famílias e que tem o potencial de causar um impacto multigeracional é algo excelente e de bom senso econômico.

E SE MEMBROS DA FAMÍLIA OU VOLUNTÁRIOS QUISEREM ASSUMIR ESSE TRABALHO? ISSO É POSSÍVEL?

Há cerca de um ano, tive a oportunidade de oferecer um *workshop* de Terapia da Dignidade em Sydney, Austrália. Bem no começo do dia, fui abordado por uma participante que estava muito entusiasmada com a perspectiva de a Terapia da Dignidade ser administrada por voluntários. Ainda que eu não tivesse muito tempo para responder à ideia, meu tom deve ter me denunciado. Perto do final do *workshop*, quando conseguimos nos encontrar novamente, ela disse: "Entendo por que você estava hesitante". E, na verdade, hesito em sugerir que a terapia da dignidade seja algo que os voluntários ou a família possam realizar.

Sem dúvida, as famílias e os voluntários desempenham um papel importante dentro do espectro do apoio no fim da vida. Há muitos elementos do Modelo de Dignidade capazes de informar como eles podem atender às necessidades psicológicas, espirituais e existenciais de alguém cuja doença está avançando para a morte. Com base nesse modelo, sabemos que encontrar meios de valorizar e afirmar o senso de personalidade de um paciente é um elemento vital para a qualidade dos cuidados no fim da vida. Fazer perguntas às pessoas sobre si mesmas, sobre seu passado, com o que elas se importam – de fato, muitas das perguntas do protocolo da Terapia da Dignidade – são meios maravilhosos de passar a mensagem de como é valioso saber quem elas são e o que elas ainda têm a dizer. Esse valor é transmitido de uma forma muito simples e tangível por meio da presença, da atenção e da apreciação que o ouvinte dá às revelações que lhe são compartilhadas.

No entanto, vejo vários obstáculos em ter voluntários e familiares aplicando a Terapia da Dignidade. O primeiro é o simples fato de que essa terapia, como qualquer outra forma de psicoterapia, requer um conjunto de habilidades que deve ser cuidadosa e ponderadamente aperfeiçoado com o tempo. Muitas vezes, as pessoas presumem que a Terapia da Dignidade envolve simplesmente a leitura de uma lista de perguntas (o protocolo de perguntas da Terapia da Dignidade) e o registro passivo das respostas da pessoa. Seria ótimo se fosse tão simples. Os leitores deste livro devem compreender que, embora as perguntas forneçam uma estrutura, o terapeuta deve ser altamente qualificado para obter respostas, identificar questões importantes, engajar os pacientes no processo e mitigar possíveis resultados negativos, reunindo as revelações dos pacientes para transformá-las num documento de legado coeso e significativo.

O que não significa que seja necessário ser psiquiatra, psicólogo ou psicoterapeuta treinado para realizar a Terapia da Dignidade. Treinei assistentes sociais e enfermeiros de cuidados paliativos para se tornarem terapeutas da dignidade muito habilidosos. Os membros da família têm um desafio adicional que, em minha opinião, tornaria particularmente difícil realizá-la com seus entes queridos. Qualquer pessoa que tenha perdido alguém que ama conhece a sensação intensa e dolorosa de ver uma pessoa próxima – talvez alguém cuja vida moldou e ajudou a definir a sua própria – caminhar para a morte. Essa experiência desencadeia uma avalanche de sentimentos – angústia, dor, desorientação, luto – mas uma coisa que ela não traz é objetividade. Para fazer a Terapia da Dignidade, um grau de objetividade é importante. Os terapeutas precisam estar atentos ao processo geral. Eles devem monitorar o relógio, certificar-se de que os pacientes são capazes de concluir o protocolo dentro de um prazo que não exceda os limites de sua energia e das capacidades atuais. Os terapeutas precisam monitorar se os pacientes estão se desviando ou se afastando de uma agenda de generatividade. Eles devem ser sempre gentis, mas preparados para serem objetivos, sempre a serviço de ajudar os pacientes a atingirem suas metas da Terapia da Dignidade.

Embora talvez não seja óbvio, o terapeuta da dignidade opera um ato de equilíbrio hábil que, mais uma vez, vai além do que se poderia razoavelmente esperar que um membro da família possa fazer. Por um lado, o terapeuta deve fornecer informações no aqui e agora; por outro, eles devem estar atentos ao fato de que há uma oportunidade limitada para que os pacientes abordem os vários conteúdos que desejam incluir em seus documentos de legado. Um terapeuta habilidoso é capaz de alcançar esse equilíbrio, sem nunca sacrificar a qualidade da interação terapêutica. A capacidade de compreender a psicologia do motivo pelo qual a revelação de certas mensagens de generatividade podem ser difíceis também é muito útil. Essas mensagens geralmente estão enraizadas em relacionamentos conflituosos ou em questões intrapessoais não resolvidas.

Por exemplo:

Um senhor de 63 anos revelou logo no início de sua entrevista que seus pais eram muito reservados emocionalmente e não demonstravam afeição em relação aos filhos, nem entre eles. Essa reticência em demonstrar sentimentos era uma característica que ele também havia adquirido. Agora, no final de sua vida, ele estava usando a Terapia da Dignidade para compartilhar memórias, esperanças e sonhos com sua esposa e as duas filhas. Ainda que fosse capaz de fornecer histórias e uma biografia rica sem muito esforço, suas mensagens continham menos conteúdo emocional em relação à sua família. Ao notar isso, o terapeuta comentou: "Peter, parece que você sempre teve dificuldade em dizer à sua família exatamente o que sentia por ela. Você acha que hoje, já que esta é a sua Terapia da Dignidade, você é capaz de fazer isso de forma diferente?" Oferecer essa formulação, embora gentilmente apresentada, foi uma manobra terapêutica bastante provocativa. No entanto, nas mãos de um terapeuta habilidoso, ela pode apontar para aberturas e oportunidades, deixando ao paciente a responsabilidade de como proceder. Nesse caso, Peter foi capaz de responder: "Quero que elas saibam que eu as amo, que as amei, que me esforcei muito e que fiz o melhor que pude".

A TERAPIA DA DIGNIDADE PODE SER FEITA POR UM TERAPEUTA QUE CONHECE BEM O PACIENTE?

Na verdade, essa pergunta surgiu num *workshop* recente da Terapia da Dignidade. Os terapeutas que dele participaram perguntaram se o fato de conhecerem o paciente poderia criar uma dinâmica diferente, em comparação com os pacientes que o nosso grupo viu no contexto da pesquisa. Como pesquisadores, não temos conhecimento prévio de quem está sendo encaminhado para nossos estudos, nem temos uma conexão médica anterior ou contínua com o paciente. Portanto, em comparação com um paciente que está sendo considerado para a Terapia da Dignidade em seu consultório, as circunstâncias são bem diferentes. A questão, no entanto, é se essas diferenças alteram a capacidade de realizar a Terapia da Dignidade e, em caso afirmativo, como?

A diferença mais óbvia é que o paciente que já é profissionalmente atendido por alguém será bem conhecido, ou pelo menos relativamente bem conhecido, em comparação com a pessoa que faz isso como parte de um estudo de pesquisa. Os leitores se lembrarão de que parte do trabalho de um terapeuta da dignidade é "colocar os pontos", ou seja, dar aos pacientes pistas apropriadas que lhes permitam construir mais facilmente suas respostas à estrutura das perguntas. Conhecer o histórico do paciente, antes de realmente fazer a Terapia da Dignidade, talvez ofereça ao terapeuta algumas vantagens claras. Lembre-se de que a maioria dos pacientes usa uma parte de sua Terapia da Dignidade para compartilhar histórias ou reminiscências que consideram importantes ou que gostariam que seus familiares conhecessem. O conhecimento de algumas dessas informações antes da Terapia da Dignidade pode garantir que os terapeutas não negligenciem essas lembranças importantes. Ao contrário dos pesquisadores, que nada sabem, o clínico informado pode estar atento a omissões significativas, de modo que pontos cuidadosamente escolhidos possam ser dados para ajudar os pacientes na direção de revelações significativas. É possível que o conhecimento seja uma faca de dois gumes. Talvez, se o terapeuta souber que o paciente teve uma vida difícil, ele não se sinta inclinado a oferecer a Terapia da Dignidade. Isso seria lamentável, uma vez que, embora nossa inclinação talvez seja a de facilitar a narração de histórias "boas", contar as histórias "tristes" – histórias de arrependimento, de traição, de adversidade ou de conflito – também pode ser importante, ainda que mais difíceis de serem compartilhadas.

Alguns terapeutas se perguntam se o fato de conhecer o paciente e de saber algo sobre os problemas dele diminuirá a força da Terapia da Dignidade. Em outras palavras, se você já sabe algo sobre a pessoa, sobre seus valores fundamentais e suas principais mensagens, a repetição dessas mensagens parecerá redundante ou até mesmo artificial? Embora o tempo e a experiência possam dizer, minha suspeita é que esse não será um problema significativo. Como terapeutas, embora tenhamos consciência do histórico geral do paciente, tendemos a nos concentrar nas áreas de conflito intrapsíquico e interpessoal. Ainda que alguns elementos da Terapia da Dignidade sejam, sem dúvida, extraídos dessas fontes específicas, é extremamente improvável que elas constituam os domínios exclusivos do que orienta a Terapia da Dignidade.

Há também algo sobre a ideia de criar um registro permanente que permeia toda a experiência da Terapia da Dignidade. Saber que essas conversas são registradas e que servirão de base para documentos de legado muda a forma como os pacientes abordam o compartilhamento de suas histórias, sentimentos e reflexões. A palavra falada tem o objetivo de transmitir um significado no aqui e agora, e só é conhecida por aqueles que a ouvem. O registro das palavras do paciente muda tudo. Ainda que o terapeuta já tenha ouvido algumas dessas revelações, facilitar a permanência significa transcender o aqui e agora e criar a possibilidade para um público amplo e até mesmo multigeracional. A ideia de que "suas palavras podem ressoar ao longo do tempo, mesmo depois de sua morte" torna a experiência de fazer a Terapia da Dignidade única e profunda.

Outra questão é se os terapeutas podem realizar a Terapia da Dignidade e, de alguma forma, gerenciar a tensão entre os métodos interpretativos e de descoberta e uma abordagem cujos ingredientes principais são a generatividade e a afetividade. Embora a separação entre eles pareça plausível, o verdadeiro teste vem quando se enfrenta isso na prática. Suponha, por exemplo, que no decorrer da Terapia da Dignidade um paciente revele um grande trauma de vida, por exemplo, um histórico de abuso sexual. A resposta terapêutica correta, a única resposta terapêutica aceitável, é deixar de lado a Terapia da Dignidade e mudar o foco da atenção para essa revelação, guiada pelos desejos e pela capacidade do paciente de fazer isso. Reconhecer um trauma tão profundo, mas tentar seguir em frente com a Terapia da Dignidade (ou com qualquer outra programação, aliás), pode ser visto como uma agressão ao paciente e uma violação substancial da confiança.

Por outro lado, instâncias mais sutis de ter de escolher entre as atividades terapêuticas tradicionais e a Terapia da Dignidade são provavelmente muito mais frequentes. Por exemplo, um paciente da Terapia da Dignidade revelou recentemente, logo no início de sua sessão, que havia tido uma infância infeliz. O psicoterapeuta pode se sentir tentado a prosseguir com isso, explorando os detalhes dessa infelicidade e como ela influenciou o desenvolvimento psicossocial desse homem. No entanto, o terapeuta da dignidade, sempre atento à generatividade e à necessidade de dar confiança, deve descobrir como reconhecer e validar essa revelação e, ao mesmo tempo, levar a Terapia da Dignidade adiante. A decisão de um terapeuta menos experiente pode ser a de evitar totalmente a questão, convidando o paciente a compartilhar memórias que surgem exclusivamente após a tristeza da infância. Ainda que isso possa parecer uma maneira razoável de buscar "boas" histórias, também pressupõe que essa direção esteja de acordo com os desejos do paciente. A abordagem que o terapeuta usou, com bons resultados nesse caso, foi a seguinte: "Fazer a Terapia da Dignidade deve ser sobre você e precisa ser exatamente o que você quer que ela seja. Se você não quiser que visitemos sua infância, não o faremos. No entanto, se houver episódios ou lembranças da juventude que o(a) senhor(a) queira, ou ache importante, fazer parte da sua Terapia da Dignidade, este seria o momento de falarmos sobre eles". Nesse momento, o paciente compartilhou algumas lembranças comoventes da infância, lembrando-se de como havia trabalhado como aprendiz de seu pai num clube da comunidade local.

AINDA HÁ O QUE SER ESTUDADO SOBRE TERAPIA DA DIGNIDADE? COMO PESQUISADORES PODEM INICIAR ESSE TRABALHO?

Embora tenha havido vários estudos sobre a Terapia da Dignidade, há muito mais a ser feito e conhecido. Entre as perguntas mais urgentes estão estas: Para quem ela pode ser mais benéfica? Qual é a natureza dos efeitos terapêuticos exercidos por ela? Como se pode medir sua influência e seus benefícios?

Alguns médicos já estão começando a aplicar a Terapia da Dignidade de forma mais ampla do que apenas no estágio final do câncer. Isso implica que o próprio Modelo de Dignidade é aplicável para além do câncer e, possivelmente, para além dos cuidados do fim da vida. Os leitores se lembrarão de que os temas e subtemas contidos no Modelo de Dignidade são bastante universais, incluindo influências no corpo (preocupações relacionadas à doença), o ambiente social (inventário da dignidade social) e a psique e o espírito dos pacientes que estão se aproximando da morte (repertório da conservação da dignidade). Embora isso não signifique que o modelo possa ser aplicado indiscriminadamente, em termos de confiabilidade, ele certamente parece ressoar num amplo espectro da experiência humana. Nosso próprio grupo de pesquisa conduziu a Terapia da Dignidade num grupo de idosos vulneráveis residentes em casas de repouso. Esse piloto foi lançado por causa da sobreposição das questões existenciais, que ressoam nos pacientes de cuidados paliativos e nos idosos vulneráveis. Enquanto os pacientes de cuidados paliativos estão morrendo, os idosos vulneráveis estão se aproximando do fim da vida. Embora nossas descobertas (que em breve serão relatadas na literatura de revisão por pares) sugiram que há diferenças na forma como a Terapia da Dignidade funciona para os idosos vulneráveis, ela parece ser um procedimento viável e válido para essa população.[7]

Também temos alguma experiência no uso da Terapia da Dignidade em pacientes com esclerose lateral amiotrófica (ELA). Embora a capacidade de falar seja, muitas vezes, um fator importante e limitante, a paciência, a criatividade e a acomodação – como o uso de algum tipo de facilitador da comunicação – podem permitir que esses pacientes tenham uma experiência positiva com a Terapia da Dignidade. Por exemplo, um senhor com ELA que ainda tinha destreza manual para digitar recebeu sua transcrição da Terapia da Dignidade eletronicamente. Isso permitiu que ele digitasse alterações editoriais e, assim, completasse o documento de acordo com suas especificações. Colegas na Austrália, atualmente financiados pela *Motor Neurone Disease (MND) Association of Western Australia*, estão estudando como a Terapia da Dignidade pode ser aplicada em pacientes que vivem com MND. E embora muitas pessoas tenham sugerido que veem aplicabilidade, ou que estejam usando a Terapia da Dignidade em circunstâncias paliativas menos agudas (por exemplo, mulheres com câncer de mama em estágio III ou IV), não tenho conhecimento de nenhum estudo clínico financiado que analise seu papel nessas populações específicas de pacientes.

Um dos desafios mais importantes enfrentados pelos pesquisadores que tentam estudar a Terapia da Dignidade é a questão da concepção e da seleção das métricas de resultados. Nosso estudo de controle randomizado recentemente concluído usou várias abordagens para discernir diferenças entre os grupos de estudo.[5] No entanto, é difícil mostrar mudanças significativas num amplo espectro de métricas psicométricas ao examinar pacientes com baixas taxas iniciais de sofrimento. Em outras palavras, enquanto os protocolos dependerem da demonstração da mudança pré-intervenção *versus* pós-intervenção em várias dimensões da experiência do fim da vida, a capacidade de provar a eficácia poderá depender do grau de sofrimento inicial que a amostra do estudo contiver. Fazendo uma comparação médica, a demonstração da capacidade de um agente de atenuar a febre ou de promover a cicatrização óssea é altamente dependente da presença de febre ou de um osso quebrado, respectivamente.

Há casos, como depressão clínica concomitante, *delirium* ou transtorno de ansiedade, em que, de fato, algo está *quebrado*, precisando de tratamento e reparo. Essas complicações se prestam bem à investigação empírica, seguindo abordagens convencionais que empregam estudos clínicos, métricas de resultados validadas e métodos estatísticos padrão. No entanto, há desafios que os pacientes que estão morrendo enfrentam e que, metaforicamente, não se equiparam prontamente a algo que está *quebrado*. Um coração pesado, uma alma pesarosa, angústia diante da perda – essas são realmente complicações no caminho para a morte ou manifestações de nossa humanidade e inevitável vulnerabilidade? Em vez de problemas a serem resolvidos ou complicações a serem curadas, talvez nossas respostas terapêuticas precisem adotar noções de testemunho, de validação e de cura.

Ainda que essas considerações possam parecer essencialmente filosóficas, as implicações para os pesquisadores são amplamente pragmáticas. Alguns participantes da Terapia da Dignidade disseram que esse processo os ajudou a alcançar uma sensação de paz com a aproximação da morte; outros deram permissão aos cônjuges para encontrar novos parceiros de vida após suas mortes. Uma paciente pediu o perdão da filha por não ter revelado a identidade do pai até que fosse tarde demais. Outra filha nos disse que a única vez que seu pai indicou que a amava e se orgulhava dela foi em seu documento da Terapia da Dignidade. Esses resultados são difíceis de quantificar, especialmente com nosso arsenal de medidas psicométricas. No entanto, são resultados profundos e reais. Os pesquisadores que examinam a Terapia da Dignidade devem se esforçar para captar esse tipo de dado, embora isso possa não ser facilmente alcançado dentro de um paradigma exclusivamente quantitativo. Abordagens qualitativas e métricas que tentam captar noções de autoestima, sensação de paz ou de calma, dignidade, significado, bem-estar espiritual ou sofrimento existencial são importantes considerações de protocolo.

E QUANTO AOS OUTROS MODOS DE LEGADO?

A Terapia da Dignidade não pretende, de forma alguma, substituir qualquer outra forma de legado que os pacientes e as famílias considerem adequada.

Como em muitas coisas na vida, o importante é saber se a abordagem e o usuário são compatíveis. Criar filmes ou gravações em áudio para os pacientes que gostam de manter um diário ou escrever uma série de cartas para parceiros, filhos e amigos também são formas de tentar preservar a memória de alguém que está prestes a morrer. As palavras não são o único modo de generatividade. Lembro-me de um piloto de avião que estava morrendo de mieloma múltiplo e as esculturas em madeira, em vez de palavras, eram sua maneira de tentar deixar uma parte de si para trás. Outra paciente que estava se aproximando da morte discutiu as várias pinturas que havia produzido e para quem de sua amada família ela achava que seria mais adequado deixá-las. Também vale a pena observar que a necessidade de se concentrar na generatividade varia de um indivíduo para outro. Algumas pessoas podem satisfazer suas necessidades de generatividade através de suas famílias, do trabalho de suas vidas e de qualquer outra coisa que tenham feito, grande ou pequena. A importância e a necessidade de uma fonte de legado deve ser determinada caso a caso.

E QUANTO ÀS CRIANÇAS TERMINAIS? A TERAPIA DA DIGNIDADE TEM UM PAPEL A DESEMPENHAR?

Embora essa pergunta tenha sido feita muitas vezes, não posso respondê-la a partir da perspectiva da experiência. Nossa própria pesquisa, e a de colegas do mundo todo, viu a Terapia da Dignidade ser aplicada exclusivamente em pacientes com 18 anos ou mais. Dada a nossa tendência a seguir indícios empíricos, limitá-lo a adultos simplesmente reflete o fato de que o próprio Modelo de Dignidade é baseado em pacientes idosos com câncer em estágio terminal. Portanto, não se pode presumir que o modelo se aplica bem a outros grupos demográficos além desse.

Nossa experiência com a Terapia da Dignidade até o momento oferece algumas pistas sobre se ela pode ter aplicações entre pacientes que estão morrendo mais jovens. A percepção existencial e o desejo de generatividade são motivações importantes para a maioria dos participantes da Terapia da Dignidade. Sem isso, ela geralmente não ressoa como um projeto significativo. Portanto, antes de determinar um papel ampliado para a Terapia da Dignidade, é preciso compreender a percepção existencial e as necessidades de generatividade, e como elas encontram expressão em grupos de pacientes mais jovens que estão morrendo. Assim como a consciência da morte, a natureza desses construtos é de desenvolvimento e evoluem e amadurecem com a idade. O trabalho clínico futuro e o estudo cuidadoso determinarão se a Terapia da Dignidade tem um papel a desempenhar e quais ajustes de protocolo serão necessários para torná-la adequada e apropriada à idade (por exemplo, usando fotografias, desenhos, co-criação com os pais, além de possíveis papéis auxiliares para irmãos e outros parentes e amigos próximos).

E QUANTO À QUESTÃO DA CULTURA E A TERAPIA DA DIGNIDADE?

Conforme indicado anteriormente, a Terapia da Dignidade foi introduzida e/ou estudada em muitos países do mundo. Foram realizados *workshops* em vários centros no Canadá e nos Estados Unidos. Também foi apresentada a públicos na China, Japão, Taiwan, Cingapura, Austrália, Nova Zelândia, Israel, Cuba, Brasil, Argentina e em muitos centros da Europa (Suíça, Portugal, Espanha, Itália, Suécia, Áustria, Escócia, Inglaterra, Dinamarca, Holanda e Noruega).

As experiências a partir de dois contextos, onde estudos formais estão sendo realizados atualmente, são dignas de nota com relação a considerações interculturais. Nossos colegas na Dinamarca, que têm usado e estudado a Terapia da Dignidade desde 2003, descobriram que ela funciona bem entre os pacientes dinamarqueses que estão chegando ao fim da vida. No entanto, eles descobriram que a ideia de *se orgulhar de si mesmo* ou de suas realizações não é uma adaptação cultural boa ou confortável. Para os dinamarqueses, o orgulho é semelhante à jactância ou arrogância. Endossar um senso de orgulho, dada a sensibilidade dinamarquesa, é visto como grosseiro e imodesto. As implicações para a Terapia da Dignidade, no entanto, são mínimas. Um ajuste sutil fez com que os terapeutas dinamarqueses perguntassem aos pacientes sobre suas realizações, em termos do que eles consideravam mais importante ou significativo, em vez de enquadrar essa pergunta em termos de orgulho pessoal.

Colegas de Hong Kong, incluindo a Dra. Ceci Chan, a Dra. Pamela Leung, o Sr. Andy Ho, a Dra. Rainbow Ho e o Dr. Xiaolu Wang, apontaram outra nuance cultural interessante com implicações para a Terapia da Dignidade. No decorrer da análise do Modelo de Dignidade, esses pesquisadores da Universidade de Hong Kong estudaram a noção chinesa de *face* e o que isso significa no contexto da proximidade do fim da vida. A *face* refere-se ao modo como os chineses tendem a preservar seu respeito próprio e sua autoidentidade. Conceitualmente, está intimamente relacionada às relações sociais e à rede de contatos, juntamente com a ideia oriental de autonomia coletiva. Embora ainda estejam estudando o modelo, essa perspectiva cultural profundamente arraigada sem dúvida se manifestará de alguma forma – talvez na escolha do conteúdo e na forma como os entes queridos serão abordados – durante a realização da Terapia da Dignidade.

Não obstante essas observações interessantes, a Terapia da Dignidade parece ser aplicada de forma fácil e significativa em muitas culturas diferentes. Os leitores devem estar cientes de que a estrutura de perguntas deve ser flexível e aplicada na medida em que os pacientes considerem que ela os orienta na direção de uma Terapia da Dignidade satisfatória. Talvez seja por isso que a pressão do protocolo nunca seja um problema, já que, independentemente das circunstâncias, da agenda ou do contexto cultural do paciente, a Terapia da Dignidade pode ser moldada com base exatamente no que o paciente quer e precisa que ela seja.

COMO A TERAPIA DA DIGNIDADE DEVE SER AVALIADA?

A resposta a essa pergunta depende muito do contexto em que a avaliação está sendo feita. Já abordei essa questão para aqueles que pretendem fazer mais pesquisas sobre a Terapia da Dignidade. No entanto, o que acontece com os médicos que planejam introduzir em sua prática? Embora eles não sejam obrigados a fazê-lo, é aconselhável utilizar algum método de rastreamento que monitore a frequência com que a Terapia da Dignidade é usada, as circunstâncias dos pacientes participantes e as respostas tanto do participante quanto da família. Em nível local, esse tipo de registro em papel pode fornecer informações valiosas como objetivo de garantir a qualidade. Dependendo do peso da evidência, essa documentação também poderia fornecer a justificativa para estratégias de financiamento para apoiar a Terapia da Dignidade.

Os médicos que estão realizando a Terapia da Dignidade estão convidados a visitar o *site* www.dignityincare.ca. É somente reunindo e compartilhando nossa experiência coletiva que a área avançará e nos ajudará a compreender melhor as vantagens e limitações dessa nova e inédita abordagem terapêutica.

CONSIDERAÇÕES FINAIS

No início deste livro, prometi descrever o primeiro paciente que concluiu a Terapia da Dignidade. Terminar dessa maneira parece justo, já que a Terapia da Dignidade evoca tão prontamente reminiscências que vão do nascimento à morte e ao círculo da vida. É hora de fechar o círculo da notável história desse senhor em particular.

Quando você o conheceu no capítulo 1, ele foi identificado como sr. G., um senhor de 68 anos, casado, com uma doença maligna gastrintestinal em estágio terminal. Ele havia feito greve de fome, já que seu corpo não estava mais cooperando com as muitas coisas que ele ainda desejava fazer. Os leitores devem se lembrar que, quando o encontrei pela primeira vez para uma consulta psiquiátrica, ele me cumprimentou com as palavras, "Se estivéssemos morando num determinado país europeu e eu pudesse apertar o botão agora mesmo, eu o faria!" Nós dois sabíamos exatamente a que botão ele estava se referindo.

Como ele não sofria de nenhum distúrbio psiquiátrico específico que eu pudesse identificar, ofereci a ele a Terapia da Dignidade. Depois de explicar cuidadosamente o protocolo (foi a primeira vez que fiz isso com um paciente real), ele fez uma longa pausa antes de dizer que parecia "interessante" e que queria participar. Os leitores também devem se lembrar de que, antes de deixá-lo, e depois de combinar que voltaria no dia seguinte para fazer a gravação, perguntei ao sr. G. se ele ainda queria "apertar o botão agora". Sua resposta influenciou de forma indelével os sete anos seguintes do meu programa de pesquisa em cuidados paliativos. "Não", disse ele, "eu gostaria de fazer isso primeiro".

No dia seguinte, cheguei ao seu quarto, no meio do dia, com um gravador na mão. Ele não estava tendo um dia muito bom e deixou isso claro. Ele parecia mais desconfortável do que no dia anterior e, de certa forma, menos tranquilo. Sugeri que poderíamos adiar essa sessão para outro momento, pois eu queria que ele estivesse com boa disposição para embarcar nesse empreendimento conjunto. Enquanto eu começava a me movimentar para ir embora, ele viu o gravador e sugeriu que "tentássemos". Assim que a gravação de áudio começou, o sr. G. se sentou na cama e, durante a hora seguinte – gentilmente guiado por minhas perguntas – compartilhou uma vida inteira de lembranças, abrangendo o que foi uma vida rica, complexa e muito plena. Ele contou a história de sua família na Rússia, perto da virada do século XX, compartilhou lembranças de seus amados pais, há muito falecidos, e o trauma inesquecível da violência e da Revolução. Em seguida, descreveu o árduo processo de imigração para o Canadá, seu casamento e a experiência de ser pai e criar uma família. Como a maioria das pessoas, sua vida foi marcada tanto por grandes tragédias quanto por realizações maravilhosas. Ao se aproximar da conclusão de sua Terapia da Dignidade, ele ofereceu bênçãos individuais a cada um de seus filhos e expressou seu amor e desejos para sua esposa.

Dado o protocolo que estabelecemos desde o início deste trabalho, e a necessária rapidez ética, fizemos com que sua entrevista completa fosse transcrita num prazo não superior a dois dias, voltamos ao seu leito com o documento finalizado. A essa altura, porém, sua condição havia se deteriorado ainda mais e ele não conseguia dar nenhuma resposta verbal. No entanto, sua esposa, que sabia sobre o estudo, estava com ele, sentada ao lado de sua cama. Ao pegar o documento de legado que lhe entreguei, com lágrimas nos olhos e uma voz trêmula, ela disse: "Isso será uma bênção para nossa família".

Sempre considerei que cuidar de pacientes terminais e de suas famílias é um privilégio e uma bênção. Antes da Terapia da Dignidade, parecia-me totalmente incompreensível que uma breve intervenção psicoterapêutica pudesse aumentar o senso de significado, de propósito e de dignidade de um paciente, oferecer conforto aos que estão de luto e ter o potencial de causar um impacto em várias gerações. E, no entanto, nosso grupo de pesquisa e outros no exterior mostraram que a Terapia da Dignidade é capaz de realizar todas essas coisas. As portas terapêuticas que ela abriu e as oportunidades de proporcionar conforto, mitigar o sofrimento e promover a cura são únicas e eficazes.

Embora a morte seja inevitável, não se deve morrer mal. Na tradição do movimento moderno de cuidados paliativos, a Terapia da Dignidade representa mais uma maneira dos médicos melhorarem a qualidade de vida dos pacientes que estão se aproximando da morte. A Terapia da Dignidade não é, de forma alguma, uma panaceia e nem todo mundo vai querer ou precisar dessa abordagem de validação para o paciente e de aumento do significado. No entanto, para os pacientes e familiares que assim o desejarem, não tenho dúvidas de que ficarão impressionados e motivados diante do que a Terapia da Dignidade pode ajudá-los a alcançar. Seus pacientes, os entes queridos sobreviventes e talvez as gerações futuras serão eternamente gratas.

REFERÊNCIAS BIBLIOGRÁFICAS

1. Komori, Y. & Chochinov, H. M. *Introduction to Dignity Therapy*. Kongo Shuppan. 2011 (Japan)
2. Komori, Y. & Chochinov, H, M. *Introduction to Dignity Therapy*. Korea Hakjisa Publisher ISBN 978-89-6330-682-7. 2011.
3. Houmann, L. J., Rydahl-Hansen, S., Chochinov, H. M., Kristjanson, L. J., Groenvold, M. Testing the feasibility of the Dignity Therapy interview: adaptation for the Danish culture. *BMC Palliat Care*. 2010;9:21.
4. Gagnon, P., Chochinov, H. M., Cochrane, J., Le Moignan Moreau, J., Fontaine, R., Croteau, L. Psychothérapie de la Dignité: Une Intervention pour Réduire la Détresse Psychologique Chez les Personnes en Soins Palliatifs. *Psycho-Oncologie*. 2010;4:169-175.
5. Watson, M., Kissane, D. *Handbook of psychotherapy in cancer care*. Wiley. 2011.
6. Chochinov, H. M., Kristjanson, L. J., Breitbart, W., McClement, S., Hack, T. F., Hassard, T., Harlos, M. Effect of dignity therapy on distress and end-of-life experience in terminally ill patients: a randomised controlled trial. *Lancet Oncol*. 2011 August;12(8):753–62
7. Chochinov, H. M., Cann, B., Cullihall, K., Kristjanson, K., Harlos, M., McClement, S. E., Hack, T., Hassard, H. Dignity Therapy: A Feasibility Study of Elders in Long-term Care. *Journal of Palliative and Supportive Care. BMC Palliative Care*. 2014 March, 12.

Índice remissivo

A

abandono 16, 31
abordagem 47, 52
aceitação 22, 23
acuidade 8, 108
afiliação 143
a hora é agora 107
à idade 209
álbum de fotografias 175
amizade 176, 189
amor 180, 186
Anatole Broyard 114
Antoine de Saint-Exupery 135
aparência 5
  pessoal 6
apoio social 4
aprender a amar 173
aprovação 67, 77, 130
arrependimento 50, 96
atitudes 22, 45
autonomia 36
  controle 20

B

Bauby 21
Betty Ferrell 49
Breitbart 55

British Medical Journal 33

C

Canadá francês 56, 66
Cancer Council Centre for Palliative Care
  Cottage Hospice 49
câncer de mama 12, 49
câncer de pulmão 50
câncer gastroesofágico em estágio terminal
  57
cansaço da vida 3
Carl Rogers 45
carro 170, 171
casamento 186
casos 195
China 135
compaixão XVI, 182
comportamento 97
  dos médicos 54
conexão 172, 180
confiança 179, 204, 205
conforto 71
conselhos 17, 37, 47, 65, 85, 96, 157, 181, 195
conteúdo 17, 41
continuidade do eu 14, 43, 46
controle 62, 138
conversa sobre a morte 22

Índice remissivo

correção 128
  de sequências temporais 128
crianças 53
  terminais 208
critério de exclusão 1 66
critério de exclusão 2 68
critérios de elegibilidade 49
cronologia 166
cuidado centrado 56
Cuidado Centrado no Paciente (CCP) 55
cuidados paliativos 114
cultura 92
cura 96, 212
custos 199

D

deficiências de longo prazo 11
dependência 5, 9
dependências íntimas 10
depressão 197
descoberta 52
desconforto 6
descrição 109, 115, 135
desejos 192
  de morrer XV, 2
destinatários 52, 53, 67
detalhes 6, 167, 169, 171, 172
diálogo 160
dificuldade 107, 202
dignidade 14, 22, 40
dilema 67, 147
Dinamarca 56, 66, 112
documento de generatividade 45, 67
  do Bill 185
dolorosos 172

E

edição 67, 99, 111
Edmonton Symptom Assessment Scale 56
emoções 50, 89, 102, 103
empático 55
empiristas 54
energia 65

enfrentamento 28
equilíbrio 202
Erik Erikson 16
esclarecimentos 190
esclerose lateral amiotrófica (ELA) 64, 206
escuta ativa 88
esperança XI, 95
espírito de luta 8
espiritualidade 27
esposa 166
estágio terminal 50, 64
exclusão 53
expressão 4, 35

F

face 209
família 75, 78
fardo para os outros 3, 35
fé 95
filhos 173, 174, 192, 193
fim de vida 69, 115
financiamento 200, 210
fotografias 209

G

generatividade 16, 17
  ou legado 16
genuinidade 46
grandes tragédias 212
grande sofrimento 197
gravadas em áudio 17, 47, 70
gravar áudio/vídeo 43

H

habilidades 70, 115
Hipócrates 40
Holanda 209
Hong Kong 209

I

idade 188
ideação suicida 19
identidade 9, 14

Ilhas Salomão 140
incompleta 109
individualidade 15
infância 143
de Bill 171
início 188
insatisfação 53
Inventário da dignidade
do paciente 55
social 205
irmão 154, 155

K
Katherine Cullihall 122, 123

L
Lancet Oncology 56
leitura 100
lembranças 172
lições 183
ligar os pontos 91
Lise Jul Houmann 196
luta 146
luto 53, 59

M
mantendo a normalidade 26
manutenção do orgulho 8, 14, 18
MDEL 2
memórias 17, 106
MND 206
Mogens Groenvold 196
momentos
cruciais 58
de contato 25
morrer 208, 212
morte
iminente 51
precoce 3
Morten Aagaard Petersen 196

N
não verbais 120

National Institutes of Health 55
netos 17, 53, 181, 190, 192
nível de independência 20, 43
noção chinesa 209

O
O escafandro e a borboleta 21
omissões 203
orgulho 101

P
pais 129, 153
palavras 187
declaradas 99
do paciente 163, 204
finais 157
parceiro 155
partes 123
Passo 1 61
Passo 2 69
Passo 3 70
Passo 4 79
Passo 5 82
Passo 6 82
paternidade 173, 176
patienthood 11, 14, 15, 32
Paul van der Maas 3
pedido de desculpas 72, 85, 102, 161
perdão 207
perdoar 184, 193
perguntas amplas 105
pergunta sobre a dignidade do paciente
(PDP) 34
permissão para a esposa seguir em frente
193
perspectiva de fim de vida 51
pesquisa 122, 195
empírica 84
Peter Huggard 195
piada 99
Pierre Gagnon 197
Platão 1
pontualidade 117

Índice remissivo

práticas de preservação da dignidade 25
preferências 45, 72, 80
preocupações com o pós-morte 8, 37
primeira
  casa 188
  vez XI, 40
privacidade 8, 119
processamento de texto e compatibilidade
  de programas 121
proteger 181
protocolo de perguntas 72, 79

Q
qualidade 33
  de vida 36
questões intrapessoais não resolvidas 202

R
Ralph Waldo Emerson 63
realizações 151, 164, 177, 209
relacionamentos conflituosos 202
repertório da preservação da dignidade 29,
  40
resiliência 6, 8, 24

S
seguir em frente 95
sequenciamento de tempo 100
Silver Chain Hospice Care Service 49
Simpósio Internacional de Terapia da
  Dignidade 166

sintomas de sofrimento 9
suicídio assistido 2-4, 36, 197
suposições 62, 63

T
telemedicina 56
tempo 173
terapeutas 45
terapia da dignidade do Bill 166
terceiro encontro 111
The Lancet 45
tom de positividade 45
tonalidade do cuidado 89
transcrição 50, 66, 74
  incompleta 67
transcritor 117, 118
tristeza 58
tumor
  cerebral 6
  maligno no cérebro 13

V
vida comum 90
viver o momento 25
voluntários 118, 200
vontade de viver XV, 36, 49
voz 187, 212

W
William Osler 84
workshops 136, 195